孤独症谱系障碍"言外之意"的理解缺陷与隐喻研究

UNDERSTANDING "IMPLICIT MEANING" AND A STUDY ON
METAPHOR IN AUTISM SPECTRUM DISORDERS

李骋诗　胡金生　著

南闻大学出版社

天　津

图书在版编目(CIP)数据

孤独症谱系障碍"言外之意"的理解缺陷与隐喻研究/
李骋诗,胡金生著. —天津:南开大学出版社,
2022.5
ISBN 978-7-310-06243-0

Ⅰ.①孤… Ⅱ.①李… ②胡… Ⅲ.①孤独症—言语
障碍—研究 Ⅳ.①R749.99

中国版本图书馆 CIP 数据核字(2021)第 273397 号

孤独症谱系障碍"言外之意"的理解缺陷与隐喻研究
GUDUZHENG PUXI ZHANG'AI "YANWAIZHIYI" DE LIJIE QUEXIAN YU YINYU YANJIU

南开大学出版社出版发行
出版人:陈 敬
地址:天津市南开区卫津路 94 号 邮政编码:300071
营销部电话:(022)23508339 营销部传真:(022)23508542
https://nkup.nankai.edu.cn

天津市蓟县宏图印务有限公司印刷 全国各地新华书店经销
2022 年 5 月第 1 版 2022 年 5 月第 1 次印刷
230×170 毫米 16 开本 15 印张 2 插页 253 千字
定价:76.00 元

如遇图书印装质量问题,请与本社营销部联系调换,电话:(022)23508339

目　录

第一章　孤独症谱系障碍非字面语言理解概述

第一节　孤独症谱系障碍语言发育的一般特点

一、孤独症语言发育障碍的表现

　　孤独症又称自闭症，其英文为 Autism。这一词的来源可追溯到希腊语 autor，其原意为"自我"。"孤独症"主要被中国大陆的医学界以及特殊教育界使用；"自闭症"则为日本、新加坡、马来西亚等国家和中国台湾、香港等地区所使用。从词源角度可以看出，孤独症者的突出特征之一是自我兴趣。

　　有科学资料记载的孤独症儿童案例可追溯到 1943 年。当时儿童精神科医生卡纳（Leo Kanner）发表了第一篇关于孤独症的学术论文。文章当中列举了 11 个儿童的病例，其中包括 8 个男孩儿和 3 个女孩儿。在卡纳报告的儿童当中，第一例病例是一个名字叫唐纳德（Donald）的 5 岁的男孩儿。他被视为迄今第一个被诊断为孤独症的儿童。卡纳医生对唐纳德的表现做了以下描述：每当他一个人的时候，总会感觉自己无比幸福，他很不愿意有其他人打搅他的独处；在和母亲出门的时候，他几乎不会哭闹；当爸爸回家的时候，他也不会看爸爸一眼；父母带他走亲访友的时候，他也和其他儿童表现得不一样，总是自己一个人带着微笑思考一些东西，手指经常做一些刻板重复性的动作；每当他把一些东西旋转起来的时候会特别的高兴；语言文字对于他来说，有着特定的和难以改变的寓意；每当被带进一间屋子的时候，他会忽视其他人的存在，并贴近屋里面的某些物品。

随后，在 1944 年，儿科医生阿斯伯格（Hans Asperger）也描述了在他诊所中见到的 4 个具有独特性儿童，包括 6 岁的弗芮茨（Fritz）。阿斯伯格描述道，弗芮茨在婴幼儿期就已经很早开始学说话，且很快学会用句子表达他的想法，再接着，他讲话时就宛如一个大人了，并且，他从不参与其他儿童的活动或和他们进行互动。更不可思议的是，弗芮茨对于尊重毫无概念，且漠视成年人的权威，缺乏距离感，和陌生人谈话也丝毫不害羞。监护人无法教会他如何礼貌地称呼别人。另外，还有一个奇怪的现象，就是他时常出现刻板性的动作和重复性的行为。卡纳和阿斯伯格报告的这些病例具体生动地描述了当今被称为"孤独症"或"孤独症谱系障碍"个体的表现。孤独症谱系障碍（Autism Spectrum Disorder，ASD）是一个广义的定义，包括了卡纳综合征、阿斯伯格综合征（Asperger Syndrome，AS）以及雷特（Rett）综合征和儿童瓦解性障碍。其中，卡纳综合征和 AS 的主要区别在于后者没有明显的语言发育障碍和智能障碍。

根据《精神障碍诊断与统计手册（第五版）》（DSM-V）的界定，孤独症是一种神经系统失调导致的发育障碍，该障碍的突出表现为发育早期不能进行正常的语言表达和社交活动，并且患儿常会出现一些刻板性、重复性和限制性的动作和行为。例如，有的孤独症儿童特别喜欢看某个电视节目，甚至哭闹要求家长反复播放，不允许家长切换节目。某些年龄较大的孤独症儿童经常会表现出重复性的自言自语等行为。此外，孤独症者表现出非典型性的认知特征，如社会知觉功能和社会认知功能受损、执行功能障碍等。异常的信息感知和信息处理是这种非典型性认知特征的主要表现。导致这些特征的根本原因是该群体的非典型性神经发育。这些非典型性的认知特征，对孤独症语言发育的影响是潜移默化的。探讨孤独症语言发育问题须先归纳孤独症的致病因素，总体上，孤独症的成因可能来自以下几个方面。

其一，遗传因素。遗传因素决定了孤独症儿童先天的神经基础发育异常，出生后的成长环境则进一步影响他们的认知及语言问题的形成。在孤独症儿童的家族中，孤独症者和语言障碍者会明显多于一般人群家族，甚至其兄弟姐妹中患孤独症的概率较普通群体高数倍以上。遗传与发育的早期环境因素相结合，在孤独症的病因中发挥了关键作用。（Li，Guo，Ioffe，Hu，Zhou，2021）从生物学和统计学角度来说，对于孤独症最终形成的异常发育状态，效应较大的罕见神经发育突变和效应较小的常见神经发育突变均可带来患病风险。

其二，免疫系统缺陷。孤独症者人群中的大部分儿童在自身免疫方面存在 T 淋巴细胞数量、辅助 T 细胞和 B 细胞数量逐渐减少，诱使身体内部发生抑制性 T 细胞缺乏，自然杀伤细胞活性降低等症状，有学者认为孤独症者很有可能是一种自身免疫性疾病（Gent，Heijnen，Treffers，2010；Lungba，Khan，Ajibawo-Aganbi，Bastidas，Cancarevic，2020）。

其三，脑发育问题。有结构性脑成像研究者发现孤独症儿童的大脑总体积和左右侧脑室体积均显著大于正常儿童，而脑干及右侧前扣带回的体积明显小于普通儿童。这些脑发育的异常极有可能导致孤独症儿童的智力不及普通儿童，进而无法为孤独症儿童提供认知及语言发展的必要物质基础。

其四，围生期发育异常。围生期（Perinatal），也称作围产期，主要指孕妇围绕生产过程的一段特殊时期，一般指从怀孕第 28 周到出生后 1 周这段时期，总体可分为产前，产时和产后三个阶段。孤独症患儿在围生期更可能存在各种并发症。例如，在围生期，孤独儿童的产伤、宫内窒息等比率明显高于普通儿童。

其五，体内生化指标异常。激素研究者发现孤独症者脑内阿片类物质含量过多，这很可能与他们的孤独、情感麻木、难以建立情感联系有关。也有研究发现血浆中内啡肽的水平与刻板运动的严重程度有关。因此，专家们推测，孤独症者的症状表现很有可能归因于身体内部的一些生化指标异常。

关于孤独症的致病因素医学界还有很多理论观点进行了探讨，但却并没有得到唯一的定论。无论出于某一种原因，抑或是多种原因导致其神经发育的异常严重地影响了孤独症群体的认知和语言的发展。语言是大自然赋予人类的宝贵财富，它将人类和其他动物区分开来。虽然灵长类哺乳动物甚至是鸟类也会通过声音或者肢体传达信息，例如南非卡拉哈里沙漠中生存的狐獴，在危险到来之时通过尖叫来提醒同伴撤离。但显然，动物的所谓"语言"是匮乏的。而人类的语言不仅具备了一般意义上的信号传递，还会表达内在情感和需求。语言是人类完成社交的必要手段，哪怕通过肢体语言或者手语。目前，孤独症语言的一般特点已经较为清晰，无论是医学领域、特殊教育领域，还是神经语言学领域都将以语言缺陷为典型的社交障碍作为孤独症诊断的重要指标性特征。

孤独症的语言发育具有非典型的特点，可概括为如下几个方面。

1. 无语言

无语言是很多孤独症幼儿时期语言状态的主要特征。普通儿童一般在 1 岁左后开始咿呀学语，发育缓慢的会在 2—3 岁开始出现简单的语言现象。孤独症儿童的无语言可体现为幼儿期的语言现象出现较晚或者根本没有语言。也可体现为持续的无语言，即直到青少年期甚至成年期也没有发展出语言能力。此处提及的无语言具体是指孤独症者没有产生有意义的语言。例如，有个别儿童会"咿咿呀呀"或者发出奇怪的叫声，伴随刻板僵硬或者古怪的肢体动作，因而很容易被当作智力障碍的儿童加以区分和对待。个别孤独症儿童的症状较为严重，以至于成长到青少年期仍旧采用儿童期的发声方式，口腔发音笨拙，声音可能带有强烈的情绪内容，但却无法表达真实的语义信息。这些现象都可以被归为无语言现象。对于孤独症者来说，无语言是他们的障碍之一，通常会被误认为是单纯的语言发育障碍、听力障碍或失语症等问题。在确定孤独症儿童的无语言问题时需要综合考虑孤独症者对社交行为的寻求和需要，结合其眼神、注意力、肢体行为等多方面综合判定其无语言状态。

案例：爱"怪叫"的壮壮

壮壮 7 岁，是一个胖胖的可爱的男孩儿，据监护人反映，壮壮在 2 岁之前未见生理缺陷和其他异常。但在 2 岁左右，周围的儿童或多或少都可以说话，而壮壮却无法说出完整句子。随后的一年时间里，壮壮在幼儿园很少和其他儿童一同玩耍，在任何人多的场合或与同龄儿童在一起的时候几乎不与其他人交流。随着年龄的增长，这种特点更加明显，当想要获取某个东西的时候，壮壮不会用语言表达出自己的内心想法，而是用小手拉着大人的手走到自己想要的东西前。壮壮平时很喜欢一个人摆弄积木玩具，习惯摆好之后推倒，再摆好再推倒，反复进行。一个人经常玩 2—3 个小时。在此期间，父母和他说话他几乎不予理睬。父亲开始以为壮壮先天性耳聋，于是带着他到耳科医院就诊，进行了系统的听力检查，但未发现异常。随后又检查了咽喉和语言发声音系统，均没有发现异常，后权威医院诊断为孤独症。到了 9 岁，壮壮仍旧不说话，当遇到有情绪需要发泄时，壮壮会不自觉地发出怪叫或者哭泣，但仍旧不会说出完整的一句话。

2. 仿说

仿说是某些孤独症儿童的语言特点，即模仿他人言语。具体表现为，当听到他人对话，或在电视广播等媒体当中听见语音时，他们会不自觉地进行模仿。但模仿通常不具有感情色彩。相比被模仿的语音，有变化的仿说被认为是孤独症儿童在表达沟通的意图，而没有变化的直接仿说则通常不具有沟通意图，由于模仿发声的机械性和直接性，该行为通常被称作"鹦鹉式学语"。另外，某些孤独症者的仿说会存在固着性，即不管情境如何变化，都重复地念着某句话。

案例：喜欢学说话的淘淘

淘淘是一个 5 岁的孤独症男孩儿，在 3 岁半被诊断为孤独症。确诊前不久开始出现语言表达频繁的现象。其话语有几种特点。首先，淘淘习惯性地机械重复他人的话，这种现象被称为即时仿说。例如，当妈妈对他说："妈妈带你吃冰激凌吧。"他会即时重复妈妈的话"妈妈带你吃冰激凌吧"。当爷爷和他说："你是个小淘气。"他也会说："你是个小淘气。"起初家人并未觉得这种仿说现象有异常，认为淘淘是在学习说话。几个月后淘淘的仿说现象发生了变化，除了即时仿说之外，他会说不符合当前场合的话，而这些话可能是前几日在另一场合时大人说过的或他从媒体中听到的。例如，他会在家人聊天时，突然看着爸爸妈妈说："把冰箱收拾一下"或者"今天的新闻联播就播放到这里"，而说话当时，并没有人在冰箱旁边，对话时间也没有发生在新闻联播播放之后。由于这种仿说的模仿时间并未发生在被模仿话语发生的相继时间内，而是经过一定的时间延迟，因而被称为延宕仿说。其特点是在一段时间之后喋喋不休地重复某些文字、成语、句子、整首诗词或是歌曲，这种行为通常和孤独症者感受到的情境、压力有所联系。个别孤独症者会因为环境感到不安而加重表现出重复话语的行为。

除了这两种具有代表性的仿说现象，淘淘还表现出了主观意志参与相对薄弱的说明叙述现象。当看到或听到他熟悉的物品或事件的时候，淘淘会直接对其进行简单的言语陈述。例如，有人骑共享单车从身边走过，他会指着单车说"自行车"，看到爷爷在扫地，他会说"爷爷扫地"。这种机械性的叙述实施表面看起来并非一种异常现象，但是由于出现的频率较高，也会成为鉴别孤独症儿童语言异常的重要参考，其实质仍旧是言语对客观现象的刻板重复。

3. 话语音调、音量、韵律异常

感知觉异常是孤独症的典型特点之一。在语言方面也有明显的异常表现。他们可能表现为说话时语音语调怪异，语音没有声调的起伏，语言表达过于结构化甚至呈现出 "打官腔" 的特点。另有孤独症者说话时如同木偶或机器人一般，声调僵化，无法通过语音的音调、节奏、抑扬顿挫来表现情绪或是感受，也不能在不同的情境中使用不同的音量。语调的单调往往被认为是孤独症在用语言表达情绪上存在明显的缺陷。他们说话只是在告诉你一件事情，而不是和你谈话，也没有像普通人聊天说话时的一问一答、一来一往的模式产生。个别人会存在强迫性的发问行为，但这种发问行为也是通过表面的、刻板的、不分情境的重复性语句来完成。

声调的不同意味着不同意义的差异。尤其对于依靠声调来区分语义的文字更是如此。对汉语孤独症儿童而言，阴平（一声）的习得较为容易且出错频率较低，上声（三声）的习得最为困难，其次是阳平（二声）和去声（四声）。因此，大多数汉语孤独症儿童会用一声代替其他几个声调。如在 "爸爸，我要玩具熊" 这个句子中，他们会用一声代替所有的声调，发出类似机器人的平平的声调。这表明汉语自孤独症儿童对于汉语声调的习得存在一定程度的障碍。

韵律作为超音段的特征之一，起着调控和增强语音信号的作用。相对于孤独症儿童的其他语言特征而言，语言韵律失调的康复治疗难度更大。要组成连贯的话语，表现出声音的抑扬顿挫，就必须有一个或一个以上的音节被强化突出才可以。与普通儿童相比，孤独症儿童在韵律感知和韵律表达方面表现出明显的差异。说话平淡无味，语调机械，音高使用不足，不存在 "抑扬顿挫"，较难控制音量以至于有时突然发出尖锐的叫喊声都是孤独症儿童经常出现的与韵律信息加工失败有关的行为特点。他们在难以理解他人的话语或无法用语言表达自己的需求时，也常常表现出情绪失控，有时还会采取危险的自残行为（吴铭，2018）。

案例：爱 "打官腔" 的小宇

小宇，15 岁，男生。经权威医疗机构诊断并确定为高功能孤独症。日常自我行为管理良好，在父母和学校的支持下在某初中随班就读。起初父母担心他的日常行为出现异常，因此给小宇聘请了一位看护者陪同参与融合教育。经过 3 年的时间，小宇可以完成学校日常生活安排并可以和学校师生进行交流。由于小宇在幼年时接受了较为系统的干预训练，他孤独症的症状表现水平较轻。除会有个别刻板行为之外，结构性语言基本完好。但小宇在说话过程中仍旧表现出一些和同学不同的特点。例如，他喜欢"打官腔"。

在一次孤独症干预经验交流会上，来自多地的孤独症儿童家长和专家共同向小宇的父母请教培养经验。会议期间，主持人安排小宇和大家聊聊天。会议的氛围比较融洽和轻松。这时大家都把目光投到了小宇身上。只见他并未表现出紧张或者不安而是直接开始了自己的演讲式的陈述："尊敬的各位来宾，女士们，先生们好！有幸在此与各位谈话……"同时，大家发现他说话的语音语调比较平坦机械，当时有几个家长表现出了惊讶的表情。过了一段时间，大家逐渐适了他的说话方式。

4. 语言发育的其他问题

孤独症还存在着对语义、语法、语用等多个层面语言信息的加工问题。多音字理解困难是其中的一个重要特征。他们无法区分多音字由于含义的不同而导致的读音不同。例如，无法区分"角色"和"豆角"。他们会机械地固着于多音字的一种读音和字义，以替代其他的读音和语义。有研究者认为这是因为孤独症者的浅显的词义深度所致（刘洁、徐胜，2018）。词义深度是衡量是个体掌握词汇的质量的指标，更深的语义深度意味着个体能够深入理解并准确适用词汇。以往研究发现孤独症儿童可以掌握大量词汇，个别孤独症儿童的词汇广度甚至超过了普通对照组个体，但是他们对词汇的理解深度却落后于普通对照组儿童。有研究者针对高功能孤独症儿童语料的调查研究也发现，尽管他们可以恰当地使用某个词汇，却难以根据上下文和情景准确解释词汇在句子中的具体含义，这种现象在一定程度上反映出孤独症儿童的表达性语言能力发育比理解性语言更好。（Kjelgaard，Tager-Flusberg，2001）

代名词反转问题也在孤独症群体当中普遍存在。代词的理解需要上下文的支持。孤独症儿童有明显的语用障碍（LSSSY Yan，2012），他们缺乏对语上下文语义的有效利用能力，所以常常出现代词反转（Fay，1979）或回避（Meier，et al.，2015）的情况。以往研究发现，在语言叙述过程中，孤独症儿童倾向于重复先前话语中提及的名词，而较少使用代词去保持前后语篇的连贯性（Arnold，Bennetto，Diehl，2009；Colle，et al.，2008），他们生成的代词通常缺乏明确的指称对象（Novogrodsky，

Kama，2013），这种情况说明他们对代词的偶尔使用是盲目的。具体而言，孤独症儿童无法从根本上区分第一、第二、第三人称的真实含义，而通常会把三种人称混淆对待。例如，某孤独症儿童在代名词转换初期的干预训练任务中，对干预者给出的问句"我把糖给你吃，那我是把糖给了谁？"，孤独症儿童回答"把糖给了你"。干预者又问："谁吃了糖？"儿童回答："你吃了糖。"孤独症这种代名词反转的问题发生的可能原因是他们识人识物能力的不足，他们无法有效地确定外在事物和自己的界限，也不能很好地区分自己和他人的关系。因此这种问题的根本症结可能并非出现在语言层面，但确实对语言的运用和理解产生了严重的影响。

很多孤独症儿童无法理解肯定句式和否定句式表达的语义。他们当中有的习惯于使用否定语义，例如，经常习惯性地使用"不"，而较少使用甚至不会使用"是"或"好"。而另外一些孤独症儿童不管问什么都习惯性地给予肯定性回答。产生这种问题的主要原因是孤独症儿童对概念的理解存在缺陷，尤其对肯定和否定概念缺乏根本的认知，进而无法区分"是"和"否"的根本意思。因此，当被问："你是水果吗？"有些孤独症儿童会随意且直接地回答："是。"

语法结构涣散和连词使用错乱也是孤独症者语言使用过程中的常见问题。与普通儿童相比，孤独症儿童生成的句法结构更加简单（Zhou，et al.，2015）。多数可以使用少量语言的孤独症儿童通常会形成自己的"独创性"语言结构和风格。这种独特结构的语言通常只有经常陪伴他们的亲密接触者和监护人才能够真正了解其所隐藏的含义。这类似于幼儿语言产生初期表现出来的"自说自话"。但是二者又存在显著的不同。普通幼儿的语言虽然会省略一些连接词，或者存在发音不准确的情况，但语言的基本结构逻辑比较清楚。而孤独症的"独创性"语言可能"指此而言他"。例如，某孤独症儿童无论在哪都要抱着自己睡觉的枕头，并把自己的枕头叫作"多多"。当父母在吃饭时对他说"多吃一点"时，他会抱着枕头说"多多吃"。

连词使用失败也常见于孤独症群体中，即使是高功能孤独症也是如此。语用缺陷使孤独症儿童常常表现出刻板的语言行为。弱中央统合的认知风格可能使他们在叙事中会比较容易忽视整体语篇的连贯性，缺乏衔接手段的使用。Diehl 等（2006）对 17 例高功能孤独症儿童的回述故事和叙事文本进行了匹配对比分析。该研究发现：虽然高功能孤独症儿童在故事长度或句法复杂性方面和典型发育儿童不存在显著差异，但他们在叙事的连贯性上要明显弱于典型发育儿童。他们发现孤独症儿童似乎并不能很好地利用故事片段中的要点来组织逻辑通顺的叙事语言。Sah 和 Torng（2015）进一步对 18 例高功能孤独症儿童叙事语篇中的因果关系衔接进行了分析。他们的研究也发现 ASD 儿童的叙述中因果关系较少，且故事片段之间的逻辑连贯性比典型发育组儿童的表现要差。也有研究发现孤独症儿童在连词加工上存在障碍，在因果性连词的理解和使用方面表现得无所适从。例如，对于使用"因为""所以""因此""如果"等词汇连接句子对于他们来说变得很困难。这种障碍甚至会持续到青年时期，尤其是联合连词的使用缺陷在青年时期依然比较明显。（Morsanyi，Handley，Evans，2010）

孤独症儿童的语用障碍主要在言语交流行为、会话技能和语篇能力三个方面表现出来。在言语交流行为方面，孤独症儿童在言语行为类型的习得和使用上普遍存在双相困难，他们缺乏社会意义的言语行为。虽然在表达自己的需求上能像正常儿童一样运用语言，但却极少使用社会指向性言语行为类型，例如，鲜见孤独症儿童有评论、展示、感谢听者、要求信息等行为类型。他们极少评论正在进行或过去进行的行为，更不善于表达自己的内心趋向，就某一话题进行讨论也极其少见。大多数孤独症者在语言发展的过程中，具有很强的被动性，通常只有在大人的反复督促下或催促问话时才说话，社会交流的意图也表现出倒退现象。

会话技能的欠缺和语篇能力低下也是孤独症语用障碍的典型表现，孤独症儿童虽然在会话中也能产生话轮转换效应，但经常会出现不回应或者不恰当回应的现象，他们会用缄默、尖叫、哭闹等行为代替。由于他们的答非所问常常违背"质量准则""数量准则""关联准则""方式准则"等会话基本准则，因而常常难以维持正常的会话。此外，由于他们的情境叙事能力存在缺陷，对交流对象和情境的敏感性会比普通儿童低，更易出现违背语用的情况，说话常常含糊其词，产生大量的与话题无关的话，使听者理解很困难。

二、孤独症筛查工具对语言发育障碍的阐释

语言发育障碍是 ASD 典型表现之一。语言发育障碍的存在严重地影响孤独症者社交活动的正常进行。不同年龄层的孤独症者的语言发育障碍具有不同的表达水平。各筛查工具主要从语言交流方面入手对孤独症特异性的语言能力异常或不足进行粗略的评价和描述。其主要的功能是为孤独症进一步的诊断提供必要的参照和前提。以下内容将介绍几种经典的孤独症筛查工具对孤独症言语发育障碍的外在阐释。

（一）幼儿孤独症筛查工具

1. 孤独症特质早期筛查量表（ESAT）

孤独症特质早期筛查表（Early Screening of Autistic Traits，ESAT）是由 Swinkels 等（2006）发展的一个孤独症筛查工具，适用年龄为 14—15 个月的幼儿。该筛查表包含 19 个潜在的筛查项目，形成了孤独症特征早期筛查量表的最初版本。这个版本涵盖了假装游戏、共同注意力、对他人的兴趣、眼神接触、言语及非言语交流、刻板印象、关注力、对感官刺激的反应、情绪反应和社交互动等领域。其中和幼儿言语发展直接有关的是第 14 项和第 15 项。具体内容如下。

第 14 项：当别人和你的儿童交流时（如观察、倾听、微笑、交谈或开玩笑），他/她是否会有回应？

是/否

第 15 项：你的儿童是否会说一些单词或者发出各种奇怪的声音？

是/否

由于 ESAT 适用的年龄范围比较靠前，因此对于语言发展的内容涉及不多。关于语言发展内容主要聚焦于儿童对于语音是否有回应和一般的单词学习情况。虽然这些内容不能作为筛查孤独症儿童的有力指标，但是可以作为一个初级的筛查工具和其他筛查或诊断工具配合使用。

2. 语言行为里程碑评估及安置程序（VB-MAPP）

语言行为里程碑评估及安置程序（Verbal Behavior Milestones Assessment and Placement Program，VB-MAPP）又称为语言行为里程碑评价法，是美国心理学家马克·L. 桑德伯格（Mark L. Sundberg）博士经历了 30 多年研究与发展而完成的语言评估与干预的工具。该程序是专门针对孤独症及其他发展障碍儿童语言和社会能力的系统性评估程序，在国内外具有较为广泛的应用。从事孤独症研究工作的人员或孤独症监护人均可通过 VB-MAPP 的评估对孤独症语言行为进行直接且较为全面的评估，为描述孤独症者的具体情况和针对性干预提供全面准确的数据。

VB-MAPP 总体上包括 5 个部分：里程碑评估，障碍评估，转衔评估，任务分析和技能追踪，个别化教育计划的建议目标。该程序中，与语言直接有关的项目分布在各部分当中。其中，与语言发展和语言障碍评估直接有关的内容分布在前两个部分。由于第二部分是在第一部分的基础上对儿童言语发展和社交行为等问题进行了定量评估，我们将着重分析第一部分内容。

第一部分：里程碑评估

这一部分包括 170 个重要的学习和语言里程碑，跨越 0—18 月、18—30 月、30—48 月共三个发展阶段。评估方法：正式的测试（T），观察（O），以上两者任选其一（E），计时观察（TO）。[①]

第一个阶段（0—18 月）

第一阶段包含 9 个测试领域，与语言能力直接有关的是：提要求，命名，听者反应，仿说，自发性发声行为。

① 提要求——儿童是否能用语言、手语或图片要求所想要的物件或活动？1M 表示第一个里程碑。

1M：能发出 2 个话语、手语或图片，但可能需要仿说、模仿或其他辅助，但不需要肢体辅助。（E）

　　1 分：2 个　　1/2 分：1 个

2M：在无辅助条件下提出 4 个不同的要求，所要的物件可在眼前。"你想要什么""你想干什么"是可以的。

　　1 分：4 个　　1/2 分：3 个

3M：能将一个强化物泛化于 2 个人、2 个环境与 2 个不同的例子（材料），从而成为 6 个要求。（E）例如：对妈妈要求饼干，对老师要求饼干；在教室要求饼干，回到家要求饼干；对妈妈要求黑色奥利奥饼干，对妈妈要求白色苏打饼干。

　　1 分：2+2+2　　1/2 分：1+1+1

4M：自发性地（没有口头辅助）提出 5 个要求，所要的物件可在眼前。（时段观察 TO：60 分钟）

　　1 分：5 个　　1/2 分：2 个

5M：在无辅助条件下提出 10 种不同的要求，所要的物件可在眼前（E），可以辅助"你想要什么""你想干什么"。

---

① 该工具中，个别备选答案中出现"4+4"式的表达方式是在询问对于题干当中的情景，儿童实际的完成能力情况。例如，"4+4"代表前后两个情景的内容，儿童均可完成 4 个；"2+0"则表示儿童在第一个情景中完成 2 个，第二个情境中没有完成；"10/0+10/10+0"则表示该项得分为是 10 分，可能是"情景一 0 分，情景二 10 分"或者"情景一 10 分，情景二 0 分"。情景个数可为多个，"/"代表"或"的关系；"+"代表"并"的关系；"*"代表乘法关系。具体几分规则可参考原版 VB-MAPP 指导手册。

1分：10个　　1/2分：8个

② 命名——儿童是否能命名人、物体、身体部位或图片？

1M：在仿说或示范辅助下能对 2 个强化物进行命名（T），"你看到了什么""这是什么"。

　　1分：2个　　1/2分：1个

2M：在没有仿说或示范辅助下，能够对任何 4 个物件命名（T），"你看到了什么""这是什么"。

　　1分：4个　　1/2分：3个

3M：命名6种非强化物（T），"你看到了什么""这是什么"。

　　1分：6个　　1/2分：5个

4M：自发命名2种不同物件（TO：60分钟），没有语言提问。

　　1分：2个　　1/2分：1个

5M：能命名10个物件（T）。

　　1分：10个　　1/2分：8个

③ 听者反应——儿童是否注意与回应他人所说的话？

1M：能有5次注意讲者的声音并将目光转向讲者。（E）

　　1分：5次　　1/2分：2次

2M：在听到自己名字后能做出反应并达到5次。（T）

　　1分：5次

3M：当家庭成员、宠物或其他强化物以两个一组呈现时，能正确地看向、触摸或指向5个不同的强化物。（E）

　　1分：5个　　1/2分：2个

4M：在没有视觉辅助下，能依据指令完成 4 个不同的粗大动作。（T）

　　1分：4个×2次　　1/2分：2个×2次

5M：在4个一组的组合中，选择20个不同的物件或图片。（T）

　　1分：20个　　1/2分：15个

④ 仿说——儿童是否能立即重复（仿说）元音和辅音（韵母和声母）因素，单一单词或词组？

早期仿说能力分测验（EESA）：五组。第一组单音和元音；第二组两个音节的组合，就是 2 个字的词；第三组三个音节的组合，就是 3 个字的词；第四组韵律，包括口语表达的一个重音（评分标准：1 分，1/2分，0 分）；第五组也是韵律，包括其他的一些语境、音高、音量或长度

（评分标准：1分和0分）。得1分：既能正确发音，并且模仿的音节的数量也是正确的。1/2分：儿童的反应是可以辨认的，但是过程中有不正确的或者缺少一些辅音（声母），例如"妈妈"发音"啊啊""爸爸""妈妈妈"。0分：如果示范了一个音节，儿童没有办法对这个音节做出一个正确的反应，或者没有反应，例如"妈妈"发音"bubu""妈"。第四组中重音在不同的位置，例如"我的妈妈"，发音一致则1分，重音在不同位置1/2分，没有重音变化则0分。第五组中能正确模仿音高、音量或音长，给1分，否则0分。

　　1M：在EESA分测试中至少得2分。（T）

　　　　1分：2分　　1/2分：1分

　　2M：在EESA分测试中至少得5分。（T）

　　　　1分：5分　　1/2分：3分

　　3M：在EESA分测试中至少得10分。（T）

　　　　1分：10分　　1/2分：7分

　　4M：在EESA分测试中至少得15分。（T）

　　　　1分：15分　　1/2分：12分

　　5M：在EESA分测试中至少得25分（第一组中至少得20分）。（T）

　　　　1分：25分（第一组中得20分）　　1/2分：20分（第一组中得15分）

　　⑤自发性的语音行为——儿童自发性的发声频率是多少，发生的性质是什么？

　　1M：平均每小时自发性地发出5次声音。（TO：60分钟）

　　　　1分：5次　　1/2分：2次

　　2M：自发性地发出5种不同的声音，平均每小时共发出10次声音。（TO：60分钟）

　　　　1分：5个不同的音，10次　　1/2分：3个不同的音，10次

　　3M：自发性地用多变的语调发出10种不同的声音，平均每小时共25次。（TO：60分钟）

　　　　1分：10种不同的声音，共25次　　1/2分：5种不同的声音，共25次

　　4M：自发性地发出5种不同且近似的完整词语（TO：60分钟），有意义的词语

1 分: 5 个   1/2 分: 3 个

5M: 能自发地发出 15 个完整的字或词语的发音, 音调和节奏都要恰当。(TO: 60 分钟)

1 分: 15 个   1/2 分: 8 个

第二个阶段 (18—30 个月)

第二阶段包含 12 个测试领域, 与语言能力直接有关的是: 提要求, 命名, 听者反应, 社会行为和社会游戏, 仿说, 功能、特性、类别的听者反应, 对话, 教室常规和集体技能, 语言结构。

① 提要求——儿童是否表现出频繁且自发的和主要受控于动机的要求?

6M: 在无辅助下, 能要求 20 种不同的缺少的东西 (E), "你想要什么"可以有。

1 分: 20 个   1/2 分: 10 个

7M: 能要求他人发出 5 种不同的行动以享受渴望的活动 (E), 秋千上说"推""推我"。

1 分: 5 个   1/2 分: 2 个

8M: 能够提出 5 个不同要求, 其中要包含 2 个或 2 个以上的单词 (TO: 60 分钟), "开门""没有果子""该我了", 不包含"我要""我想要"。

1 分: 5 个   1/2 分: 2 个

9M: 自发地提出 15 个不同的要求。(TO: 30 分钟)

1 分: 15 个   1/2 分: 8 个

10M: 没有经过特别的训练就能提出 10 个新的要求。(O)

1 分: 10 个   1/2 分: 5 个

② 命名——儿童是否命名名词和/或动词?

6M: 当别人问"这是什么?"时, 能命名 25 个物品。(T)

1 分: 25 个   1/2 分: 20 个

7M: 能对 50 中物品的各 3 个不同的例子进行泛化命名 (T), 红色的能命名杯子, 蓝色则不行。

1 分: 50×3   1/2 分: 25×3

8M: 当别人问"我在干什么?"时, 能命名 10 个动作 (T), 熟悉的, 经常可以接触到的。

1 分: 10 个   1/2 分: 5 个

9M：能命名 50 个动名词或名动词组合（T），看见一个小朋友在荡秋千，说"弟弟荡秋千"或者说"小猫喝水"。

　　　1 分：50 个　　1/2 分：25 个

10M：能够命名总数为 200 个的名词或动词（或其他语言成分）。（T）

　　　1 分：200 个　　1/2 分：150 个

③ 听者反应——儿童是否在学会更高级的听者技能？

6M：能从每次展示的 6 种物品中（凌乱地排序），总共选择 40 个不同的物品或图片。（T）

　　　1 分：40 个　　1/2 分：25 个

7M：能从 8 件物品的组合中，泛化 50 种物品的 3 种不同的形式。（T）

　　　1 分：50 个×3　　1/2 分：30 个×3

8M：能在指令下执行 10 个指定的动作。（T）

　　　1 分：10 个　　1/2 分：5 个

9M：能遵循 50 个名动词或动名词组成的指令。（T）

　　　1 分：50 个　　1/2 分：30 个

10M：能从书、图片场景、自然环境中选择共 250 个物品或图片。（T）

　　　1 分：250 个　　1/2 分：150 个

④ 社会行为和社会游戏——儿童是否自发地参加与其他儿童的活动以及自发地与他们进行言语互动？

6M：发起与同伴的形体互动 2 次（TO：30 分钟），负面的如推人不计分。

　　　1 分：2 次　　1/2 分：1 次

7M：自发地向同伴提要求 5 次（TO：60 分钟），任何类型。

　　　1 分：5 次　　1/2 分：2 次

8M：在没有大人的辅助或强化下，能持续地与同伴们进行社会游戏 3 分钟。（TO：30 分钟）

　　　1 分：3 分钟　　1/2 分：2 分钟

9M：自发地回应来自同伴的要求 5 次。（E）

　　　1 分：5 次　　1/2 分：2 次

10M：能自发地要求同伴一起参与到各种活动和社会互动 2 次。

（TO：60 分钟）

　　1 分：2 次　　1/2 分：1 次

　　⑤ 仿说（EESA）——儿童是否立刻仿说特定的单词或短语？

　　6M：在 EESA 分测试中得至少 50 分（第二组别中至少 20 分）。（T）

　　1 分：50 分（第二组别中至少 20 分）　　1/2 分：40 分（第二组别中至少 15 分）

　　7M：在 EESA 分测试中得至少 60 分。（T）

　　1 分：60 分　　1/2 分：55 分

　　8M：在 EESA 分测试中得至少 70 分。（T）

　　1 分：70 分　　1/2 分：65 分

　　9M：在 EESA 分测试中得至少 80 分。（T）

　　1 分：80 分　　1/2 分：75 分

　　10M：在 EESA 分测试中得至少 90 分（在第四组别和第五组别中至少得 10 分）。（T）

　　1 分：90 分（在第四组别和第五组别中至少得 10 分）

　　1/2 分：85 分（在第四组别和第五组别中至少得 10 分）

　　⑥ 功能、特性、类别的听者反应（LRFFC）——儿童是否能作为一个听者而理解那些根据功能、特性或类别而描述或修饰名词和动词的单词？

　　6M：在没有辅助的情况下，能够根据声音从一组 3 张图片中正确地选择 5 种动物或物品（T），猫叫、狗叫、救护车的声音。

　　1 分：5 种　　1/2 分：2 种

　　7M：在 5 个物件或图片的组合中，根据"你吃＿＿"和"你喝＿＿"的语言填空指令下，选择 5 种不同的食物或饮料。（T）

　　1 分：5 种　　1/2 分：2 种

　　8M：从 8 个物品的组合中，根据关于功能、特性、类别的指令下，选择正确的物品完成 25 个填空（T），你踢＿＿?

　　1 分：25 个　　1/2 分：12 个

　　9M：从 10 个物品的组合中，根据功能、特性、类别，在"什么""哪个""谁"的问题下，正确选择 25 件物品。（T）

　　1 分：25 个　　1/2 分：12 个

　　10M：在 50% 的关于功能、特性、类别的听者反应的任务中，能自发地命名目标物（O），"你在用什么写字？"。50 个问题中有 25 个能够边指认边命名得 1 分。

　　1 分：50%　　1/2 分：25%

　　⑦ 对话——儿童是否会用语言回应他人的话语？

　　6M：能完成 10 个不同的短语填空（T），儿歌"一闪一闪"接"亮晶晶"。

　　1 分：10 个　　1/2 分：5 个

　　7M：当别人问"你叫什么名字？"时，能说出自己的名字。（T）

　　1 分：能说出名字

　　8M：能完成 25 个不同的短语填空（T），日常的对话，"鞋子""袜子"，"预备""开始"。

　　1 分：25 个　　1/2 分：12 个

　　9M：能回答 25 个不同的关于什么的问题（T），颜色、形状、特性、功能，避免名称。

　　1 分：25 个　　1/2 分：12 个

　　10M：能回答 25 个不同的关于谁或哪里的问题。（T）

　　1 分：25 个　　1/2 分：12 个

　　⑧ 教室常规和集体技能——儿童是否能遵循教室常规并恰当地参与集体活动及在集体教学的形式中有所回应？

　　6M：能在餐点或午饭时坐在桌边 3 分钟而没有不好的行为。（O）

　　1 分：3 分钟　　1/2 分：1 分钟

　　7M：在 80%的情况下，只用一个语言辅助，就能放好个人物品，排队或走到桌子边。（O）

　　1 分：1 次语言辅助　　1/2 分：2 次以上的辅助

　　8M：仅需一个手势或语言辅助，就能进行活动间的转换。（O）

　　1 分：1 次手势语言辅助　　1/2 分：2 次或更多的辅助

　　9M：在 80%的情况下，能在小组中坐下 5 分钟，并且没有扰乱行为或试图离开小组。（O）

　　1 分：3 人或以上的小组，5 分钟　　1/2 分：3 人或以上的小组，2 分钟

　　10M：在 80%的情况下，能在小组中坐 10 分钟，有 50%的时间能注意老师和材料，并能对老师的 5 个指令做出反应。（O）

　　1 分：3 人或以上的小组，10 分钟，50%，5 个指令

1/2 分：3 人或以上的小组，10 分钟，33%，2 个指令

⑨ 语言结构——儿童的发音是否越来越清晰？讲者与听者词汇是否在增长？儿童是否开始发展出 2 个或 3 个字词组成的句子或短句？

6M：儿童表达了 10 个命名，熟悉的大人没有看到所命名的物品也能明白儿童表达的意思。（T）

    1 分：10 个   1/2 分：5 个

7M：有 100 个听者反应词汇量。（T）

    1 分：100 个   1/2 分：50 个

8M：每天能发出 10 个除仿说以外的任何形式的 2 个词的短语（O），"红的气球""小汽车""推高点"。

    1 分：10 个   1/2 分：5 个

9M：一天内在 5 个情境下发出具有功能意义的语音（O），通过语音、语调、重音的变化来显示自己当下的情感。

    1 分：5 个   1/2 分：2 个

10M：具有 300 个讲者词汇量。（E）

    1 分：300 个   1/2 分：200 个

第三个阶段（30—48 个月）

第三阶段包含 13 个测试领域，与语言能力直接有关的是：提要求，命名，听者反应，社会行为与社会游戏，阅读，书写，对功能、特性、类别的听者反应，对话，教室常规和集体指令，语言结构，算数。

① 提要求——儿童是否能要求信息，用说话的不同部分提要求，以及给他人指令？

11M：能够用特殊疑问句自发地提 5 个不同的关于信息的要求。（TO：60 分钟）

    1 分：5 个   1/2 分：2 个

12M：能在 5 种不同的环境中有礼貌地要求停止不喜欢的活动，或去除任何引起反感动机的条件。（E）

    1 分：5 个   1/2 分：2 个

13M：能用 10 个不同的形容词、介词或副词提要求。（TO：60 分钟）

    1 分：10 个   1/2 分：5 个

14M：能够指出、说明或解释如何做某件事或如何参与一个活动达 5 次。（O）

　　　　　1 分：5 次　　　1/2 分：2 次

　　15M：要求他人注意自己的对话行为达 5 次。（O）

　　　　　1 分：5 次　　　1/2 分：2 次

　　② 命名——儿童是否能进行各种命名，他们是否包含一些说话的不同部分？

　　11M：对随机的 5 个物件，儿童能够就它们的颜色、形状和功能进行 15 个命名（T），圆形的、黑色的奥利奥饼干，方形的、黄色的海绵，"这个饼干是什么颜色的？""这个海绵可以用来干什么？"

　　　　　1 分：5×3　　　1/2 分：5×2

　　12M：能命名 4 个不同的介词和 4 个代词。（E）

　　　　　1 分：4+4　　　1/2 分：2+2/0+4/4+0

　　13M：能命名 4 个不同的形容词和 4 个副词（E），不包括颜色和形状，主要是高、矮、大、小、新、旧、冷、热等。

　　　　　1 分：4+4　　　1/2 分：2+2/0+4/4+0

　　14M：能用含有 4 个以上词的完整句子命名，共 20 次（E），"那是大的红色星星"。

　　　　　1 分：4 个及以上，20 次　　　1/2 分：3 个及以上，20 次

　　15M：能命名 1000 个词汇。（T）

　　　　　1 分：1000 个　　　1/2 分：750 个

　　③ 听者反应——儿童是否能够理解包含说话不同部分的复杂的字和句子？

　　11M：能从 6 个一组相似的刺激物中根据颜色和形状来选择 4 种颜色和 4 种形状。（T）

　　　　　1 分：4+4　　　1/2 分：2+2

　　12M：能够听从包含 6 个不同的介词和 4 个不同代词的 2 个指令。（T）

　　　　　1 分：(6+4)×2　　　1/2 分：(3+2)×2/6×2/4×2

　　13M：能在一组相似的刺激物中根据 4 对形容词选择物品，并能根据 4 对副词做出动作。（T）

　　　　　1 分：4+4　　　1/2 分：2+2/4+0/0+4

　　14M：能执行 10 个不同的三步指令（T），"你把娃娃放到箱子里，再把盖子盖好，最后把箱子放到床底下"。

　　　　　1 分：10 个　　　1/2 分：5 个

15M：能理解 1200 个词汇。（T）

④ 社会行为与社会游戏——儿童是否能自发地参与游戏并与同伴有交互性的语言对话？

11M：自发地与一个同伴合作以达到一个具体的目标 5 次。（E）

    1 分：5 次   1/2 分：2 次

12M：自发地使用特殊疑问句向同伴提要求 5 次。（TO：60 分钟）

    1 分：5 个   1/2 分：2 个

13M：能回答同伴的 5 个不同的问题或陈述。（E）

    1 分：5 个   1/2 分：2 个

14M：不需大人的辅助就能与同伴进行想象性的社会性游戏活动达 5 分钟（O），假装看病的游戏。

    1 分：5 分钟   1/2 分：2 分钟

15M：就 5 个主题，能与同伴进行各 4 个回合的语言交流。（O）

    1 分：5 个主题，各 4 个回合   1/2 分：5 个主题，各 2 个回合

⑤ 阅读——儿童是否能对词汇或书籍表现出兴趣、命名和听辨字母，阅读和理解一些词汇？

11M：当大人为儿童读书时儿童能有 75% 的时间注意书籍。（TO：3 分钟）

    1 分：75%   1/2 分：50%

12M：能从 5 个字母中选择正确的大写英语字母或汉语拼音字母，共 10 个。（T）

    1 分：10 个   1/2 分：5 个

13M：能在听到指令后命名 10 个大写字母。（T）

    1 分：10 个   1/2 分：5 个

14M：能读自己的名字。（T）

    1 分：能读出自己的名字

15M：能从 5 个一组的图片、实物或字中，完成 5 个字或实物、图片的配对。（T）

    1 分：5 个组合，5 个   1/2 分：3 个组合，3 个

⑥ 书写——儿童是否能画画、临摹字母和数字，独立书写自己的名字？

11M：在大人用书写工具和书写平面进行示范时，儿童能够模仿 5 个不同的书写动作。（T）

1分：5个　　1/2分：3个

12M：能在80%的情况下，独立描摹5个不同的几何图形，并且描线与原线间距离不大于0.6厘米。（T）

1分：5种，不超过0.6厘米　　1/2分：5种，不超过1.2厘米

13M：能够仿写10个端正可读的字母或数字。（T）

1分：10个　　1/2分：5个

14M：能拼写自己的名字并可辨认。（T）

1分：清晰正确地拼写　　1/2分：近似地拼写

15M：能仿写26个大小写字母达到可辨读的程度。（T）

1分：清晰地仿写　　1/2分：近似地仿写

⑦ 对功能、特性、类别的听者反应——儿童是否能作为一个听者理解那些据其功能、特性或类别而描述或修饰名词和动词的复杂话语？

11M：能从包含有3个相似刺激的10件物品的组合中，根据25个特殊疑问句的任务选择正确的物品。（T）

1分：25个　　1/2分：15个

12M：能根据2个语言成分选择25个与功能、特性、类别有关的任务（T），"你能找一找哪个是会飞的动物吗？"

1分：25个　　1/2分：15个

13M：能根据3个语言成分从书上或自然环境中选择25个与功能、特性、类别有关的任务（T），"哪一种水果是长在树上的？"

1分：25个　　1/2分：15个

14M：能就25个主题，根据每个主题的4个功能、特性、类别的问题，从书中或自然环境中选择正确的目标物品（T），回答也要指认。

1分：25×4　　1/2分：15×4

15M：儿童能表现出1000个不同的关于功能、特性和类别的听者反应。（T）

1分：1000个　　1/2分：750个

⑧ 对话——儿童是否能对他人的话语内容做出语言反应？

11M：自发地发出20个对话性的评论。（O）

1分：20个　　1/2分：10个

12M：能表现出300个不同的对话性反应。（T）

1分：300个　　1/2分：200个

13M：在听完25段各15个字的小故事后，能就每段故事回答2个问

题（T），避免将同样的问题颠倒提问。

　　　　1 分：25 段，15 个字，各 2 个问题

　　　　1/2 分：25 段，10 个字，各 1 个问题

　　14M：能用 8 个以上的字描绘 25 个不同的事件、视频、故事等。（T）

　　　　1 分：8 个字，25 个　　　1/2 分：5 个字，12 个

　　15M：能就 10 个主题回答 4 个不同的特殊疑问句（T），10 个主题各 4 个问题。

　　　　1 分：10 个主题，4 个问题　　　1/2 分：5 个主题，3 个问题

　　⑨ 教室常规和集体指令——儿童是否能遵循教室常规和在集体教学形势下的学习？

　　11M：仅在语言辅助下就能够使用厕所并且洗手。（O）

　　　　1 分：在语言辅助下　　　1/2 分：需形体辅助

　　12M：能在 3 个或更多儿童的小组中执行 5 个集体指令或对问题做出反应，而不需要辅助。（O）

　　　　1 分：3 个或 3 个以上，5 个问题

　　　　1/2 分：3 个或 3 个以上，2 个问题

　　13M：能在集体中独立工作 5 分钟，并且 50%的时间能做规定的任务。（O）

　　　　1 分：3 个或 3 个以上，5 分钟，50%

　　　　1/2 分：3 个或 3 个以上，2 分钟，50%

　　14M：能在 5 个或更多的儿童的集体教学中，15 分钟的课程能学会 2 个新的行为（T），课程结束后 5 分钟进行测试。

　　　　1 分：15 分钟，5 个或以上，2 个

　　　　1/2 分：15 分钟，5 个或以上，1 个

　　15M：能在 5 个或更多的儿童的集体教学中，20 分钟内没有破坏性行为，并回答 5 个对话性的问题。（T）

　　　　1 分：5 个或以上，20 分钟，5 个

　　　　1/2 分：5 个或以上，20 分钟，2 个

　　⑩ 语言结构——儿童是否能通过正确使用复数、所有格、时态、动词或名词的修饰语，表现出更为复杂的句法和语言结构？

　　11M：能够结合 10 个词根名词与其附属后缀，和结合 10 个常跟名词与其所有格后缀而发出名词之变形（E），单数、复数形容名词，描述物

体的所属。

　　　　1分：10+10　　1/2分：10/0+10/10+0

　　12M：能够结合10个词根动词及其规则过去时后缀，和10个词根动词及其将来时连缀而发出动词之变形（E），用相关的副词对过去发生的事情做一些界定，用相关的副词对之后将来要发生的事情做一些界定。

　　　　1分：10+10　　1/2分：10/0+10/10+0

　　13M：能够发出10个不同的其中包含至少3个单词和2个修饰字的名词词组（E），"我有一个红色的大的球"，"这是我的大球"，"这是我的巧克力冰激凌"。

　　　　1分：10个　　1/2分：5个

　　14M：能运用10个不同的包含至少3个单词，其中包含2个修饰词的动词词组（E），"我重重地踢球"。

　　　　1分：10个　　1/2分：5个

　　15M：能够将名词词组和动词词组连接起来从而产生10个不同的句法正确而且其中包含至少5个字的从句或句子（E），"我的球掉在地上了"。

　　　　1分：10个　　1/2分：5个

　　⑪ 算数——儿童是否能表现出初步的算数技能，包含数字、数量、计数和衡量？

　　11M：能在5个一组的数字组合中，对数字1—5做出正确的听者反应。（T）

　　　　1分：1—5　　1/2分：1—3

　　12M：能命名数字1—5。（T）

　　　　1分：1—5　　1/2分：任意3个数字

　　13M：能按数取物1—5（T），准备多余5个的材料。

　　　　1分：1—5　　1/2分：1—3

　　14M：能对8组衡量的比较做出正确的听者反应。（T）

　　　　1分：8组　　1/2分：6组

　　15M：能进行数字与数量的配对，1—5。（T）

　　　　1分：1—5　　1/2分：1—3

　　VB-MAPP第一部分体现了评估的"里程碑"特点。从多个方面考察了儿童正常发育过程中应该具备的言语和社交技能。随着年龄的不断增长，需要具备的言语技能也会更加丰富，外界交往的需要也给儿童提出了更高的要求。例如,"社会行为与社会游戏"测试领域,就在第二和第三阶段中加入了言语回应的内容。从行为指标的覆盖范围上来看,第一部分的内容体现了儿童言语发展的渐进性。

总体上,VB-MAPP 的评估具有明显的优势。语言发展问题是孤独症儿童的核心障碍之一,VB-MAPP 的评估和训练具有"点对点"的优势。同时 VB-MAPP 经过丰富的现场测试,具有充分的实证支持和坚实的理论基础,确保了评估的有效性,科学性和标准化。

3. 婴幼儿孤独症筛查量表修订版(M-CHAT)

婴幼儿孤独症筛查量表修订版(Modified Checklist for Autism in Toddlers,M-CHAT)共有 23 个项目,每个项目陈述或列举了某些日常生活中儿童经常出现的行为,对于每个项目列出"从不""偶尔""有时""经常" 4 个选项。该量表属于他评量表,由父母或监护人根据儿童的实际情况填写。适用的测试年龄范围从 18 个月到 48 个月。主要功能是幼儿孤独症的一般性筛查。该量表具有比较好的信效度和区分度,以及较高的操作灵敏性。目前,该量表在各个国家中均被推荐用于孤独症,或者是孤独症谱系障碍儿童的早期筛查。该量表中和语音等形式的语言交流有关的项目共有 3 个,分别是第 14、第 20 和第 21 项。具体项目内容如下:

第 14 项:当您叫儿童的名字时,他(她)会有反应吗?

第 20 项:你是否曾经怀疑你的儿童听力有问题?

第 21 项:您的儿童理解别人说的话吗?

第 14 项主要考查的是儿童在社交场合对自己名字的语音信息的处理能力。第 20 项主要考察的是在日常生活中,儿童是否对他人的语音呼唤有响应。通常情况下,孤独症儿童由于对他人的呼唤没有响应,而被误认为听力有问题。第 21 项直接从语言理解角度评估儿童对他人的话语是否可以理解,考察儿童语义理解能力。从这三个测试项目可以看出 M-CHAT 主要从日常交流场景角度考察儿童对语音信息是否有基本的注意唤起和注意偏向,这是对孤独症早期筛查的重要内容。

4. 量化的婴幼儿孤独症筛查量表(Q-CHAT)

量化的婴幼儿孤独症筛查量表(Quantized Checklist for Autism in Toddlers,Q-CHAT)也是在婴幼儿孤独症筛查量表(CHAT)的基础上进行完善的版本。Q-CHAT 共有 25 个项目,每个项目陈述或列举了某些日常生活中儿童可能出现的行为。选项调整为李克特式的选项呈现方式。选项个数可能根据题目的不同而不同,一般为 4—6 个。选项总体上体现出对应行为发生的频率从多到少，从有到无。例如，有的题目选项为 5 个："一天很多次""一天几次""一周几次""每周少于一次""从不"。该量表也是由父母或监护人根据儿童的实际情况填写的他评量表。适用的测试年龄范围主要集中在 18－24 个月的幼儿。主要功能是对儿童进行行为学筛查，区分儿童存在的孤独症特点，为诊断提供前期筛选和参考。Q-CHAT中与儿童语言发展直接有关的共有 6 个项目，分别为第 1、4、8、9、17、18 项。具体项目内容如下：

第 1 项：当你叫他/她的名字时，他/她看着你吗？

- 总是
- 通常
- 有时
- 很少
- 从不

第 4 项：别人能容易地听懂你的儿童的话吗？

- 总是
- 通常
- 有时
- 很少
- 不
- 我的儿童不会说话

第 8 项：你的儿童能说多少个单词？

- 没有/他还没有开始说话
- 少于 10 个单词
- 10－50 字
- 51－100 字
- 100 字以上

第 9 项：你的儿童会假装（比如喜欢洋娃娃，用玩具电话打电话）吗？

- 一天很多次
- 一天几次
- 一周几次
- 每周少于一次
- 从不

第 17 项：你会把你儿童说的第一句话描述为

- 非常典型的
- 很典型
- 稍微不寻常
- 很不寻常
- 我的儿童不会说话

第 18 项：你的儿童是否会重复他/她听到的东西（例如你说的话、歌曲或电影中的台词和声音）？

- 一天很多次
- 一天几次
- 一周几次
- 每周少于一次
- 从不

Q-CHAT 相比 CHAT 有了一定的变化，尤其体现在选项从 "是、否" 变成了李克特式的程度或者频率选择。这样使量表更加具有精确性和适用性。在涉及语言发展的项目中，Q-CHAT 的考察要点主要集中在儿童早期阶段的简单语言模仿、词汇的使用和语言生成方面。这可以给监护人或评估者提供一个被评估儿童的基本语言能力的画像。对于区分语言具有明显的孤独症特点的儿童具有直接性、简便性和有效性的特点。

（二）大龄儿童和青少年孤独症筛查工具

1. 社会沟通问卷（SCQ）

社交沟通问卷（Social Communication Questionnaire，SCQ）是 1999 年由 Rutter 和 Lord 两位专家共同编制，该问卷基于 ASD 诊断金标准工具——ASD 诊断访谈量表（Autism Diagnostic Interview-Revised，ADI-R）编制，由 40 个条目，3 个维度（社交沟通领域、沟通领域以及重复刻板行为领域）组成。总分大于等于 15 分，提示初筛阳性，适用于智力年龄大于 2 岁的儿童进行 ASD 的筛查。

SCQ 当中和儿童语言发展有关项目包括：第 2 项，第 11 项，第 13—16 项，第 18—24 项，第 28 项和第 39 项。项目的选项为 "是/否" 形式。具体内容如下：

第 2 项：你叫儿童名字时他/她是否有回应（口头回应或动作回应均可）

第 11 项：日常会话中有不恰当的情绪表现

第 13 项：缺乏重复词句的能力

第 14 项：原来会讲的话、会的词，后来不会了

第 15 项：发出不寻常的声音、噪音

第 16 项：讲话声音过大

第 18 项：讲话时语调平、没有起伏

第 19 项：经常使用杂乱语或别人听不懂的话

第 20 项：在表达需求和渴望上存在困难

第 21 项：生气时很难与他/她交流

第 22 项：不恰当地使用词、短语等

第 23 项：记不住父母/老师教给他的词或句子

第 24 项：难以理解简单的指令

第 28 项：讲话时流口水

第 39 项：无法在对话中跟随对方的节奏

相比低龄的孤独症筛查工具 SCQ 当中有关儿童语言发展的方面体现了更多的和情绪有关的内容，包括声音语调、情绪起伏、说话状态等言语本身之外的信息的搜集和考察。这些非言语信息和儿童非字面语言加工息息相关。对言语信息的洞悉和共情是非字面语理解和生成的关键。这也为孤独症儿童非字面语言能力的研究提供了思路和辅助工具。中文版的 SCQ 问卷由徐秀等于 2009 年 6 月引进。在幼儿园选取了 867 名幼儿作为调查对象进行问卷的信效度调查，其结果发现，SCQ 总分呈正态分布，通常情况下作为心理测量量表，其资料为等级资料，数据应为偏态分布，正态分布说明该问卷对于区分正常和病例的能力较差。该研究结果提示：SCQ 问卷可能不适合作为 ASD 的一级筛查工具，在流行病学调查中单独使用 SCQ 作为一级筛查工具应当谨慎，但可联合其他问卷作为二级筛查工具。

2. 社交反应量表第一版/第二版（SRS/SRS-2）

社交反应量表（Social Responsiveness Scale，SRS）由 Constantino 和 Gruber 于 2005 年编制，适用于 4—18 岁儿童，将社交能力量化，用来评估儿童社交能力情况。SRS-2 与第一版内容基本一致。该量表具有以下几种用途：第一，当临床医生诊断儿童为 ASD 时，评估儿童的社交损害程度；第二，辅助诊断 ASD，特别是孤独症症状较轻的 ASD；第三，可作为常规筛查 ASD 的工具；第四，可用于教育与训练前后的 ASD 社交能力评估，了解训练效果；第五，用于开展关于 ASD 症状学的研究。SRS

由 5 个亚量表共 65 个项目混编组成，都是关于儿童日常社交情况的描述，内容包括正面描述和孤独症症状描述，涵盖了社会交往中的行为、沟通和孤独症重复刻板的行为方式等几个方面。每个项目均提供 1、2、3、4 共 4 级评分，1 代表"没有"，2 代表"有时"，3 代表"经常"，4 代表"总是"。5 个亚量表分别为社交知觉（Social Awareness）、社交认知（Social Cognition）、社交沟通（Social Communication）、社交动机（Social Motivation）及孤独症行为方式（Autistic Mannerisms）。社交知觉是指抓住社交线索的能力，代表社交行为的感觉方面。社交认知是指理解、解释社交线索的能力，代表社交行为的认识、解释方面。社交沟通是指对社交线索反应的能力（例如表达），是社交行为的"运动"方面。社交动机是指参与社交活动的倾向程度，包括社交焦虑、拒绝社交等。孤独症行为方式包括重复刻板行为和狭隘的兴趣。量表可以由了解儿童的父母亲、其他抚养者、监护人或教师填写。量表的内容简单，操作方便。一般可在 15－20 分钟内完成。

　　SRS 当中和儿童语言发展有关项目包括：第 2、10、12、13、15、19、35－37、44、48、51－53 项。项目的选项为"是/否"形式。具体内容如下：

　　第 2 项：面部表情与当时说话的内容不符

　　第 10 项：只能理解他话的字面意思，不能理解其真正含义

　　第 12 项：能够向别人传达他的感受

　　第 13 项：与同伴交流时显得笨拙，比如在谈话中不懂得轮流说话

　　第 15 项：能理解别人的语调及面部表情的意思

　　第 19 项：在谈话中理解别人的意思时受挫

　　第 35 项：不能维持正常的交谈

　　第 36 项：与成人交流有困难

　　第 37 项：与同龄人交流有困难

　　第 44 项：不能理解事件的关系（如因果关系），但同龄人可以

　　第 48 项：有幽默感，可以理解笑话

　　第 51 项：不能直接回答问题，或答非所问

　　第 52 项：会觉察他/她正在大声说话或制造了噪音

　　第 53 项：用奇怪的语调与人谈话（如像机器人谈话或像在演讲）

　　相比其他幼儿或儿童孤独症筛查工具，SRS 当中涉及了较为典型的非字面语义理解内容。例如，第 10 项直接指出儿童是否能理解他人说话

的真正含义；第 15 项直接指出儿童理解他人语调或面部表情说传达的潜在语义内容；第 48 项考察儿童是否具有幽默感，是否可以理解笑话。此处值得说明的是，在孤独症语用研究中，幽默也是一种典型的非字面语义现象，幽默通常也包含着字面含义和非字面含义。由此课件 SRS 在考察儿童语言能力时注重考察儿童对潜在非字面语义的加工能力，具有一定的代表性。

3. 孤独症谱系问卷（AQ）儿童版

孤独症谱系问卷（Autism-Speatrum Quofient，AQ）儿童版由 Baron-Cohen 等人于 2008 年编制。该问卷是父母评定问卷，适用于 4—11 岁儿童孤独症的筛查。在结构上，问卷分为 5 个维度，包括社交技巧、注意转移、注意细节、交流及想象力。在项目设置上，问卷共包含 50 个项目，每个项目采用 0—3 分 4 级评分，选项的形式一致，均分为"非常同意""有些同意""有些不同意""非常不同意"。问卷总分 0—150 分，总分越高表明被评估者的孤独症症状越重。AQ 儿童版当中，涉及语言发展内容的项目共有 13 条，具体内容如下：

第 8 项：当他/她在读故事时，很容易想象一下这些角色看起来像什么

第 10 项：在一个社会群体中，他/她可以很容易地追随几个不同的人的谈话

第 14 项：他/她觉得编故事很容易

第 17 项：他/她喜欢社交聊天

第 18 项：当他/她说话时，别人总是不容易插话

第 20 项：当他/她读一个故事时，他/她很难理解人物的意图或感觉

第 21 项：他/她并不特别喜欢虚构的故事

第 26 项：他/她不知道如何与自己的同伴继续交谈

第 27 项：当发现别人对他/她说话时，她/他很容易"领会言外之意"

第 33 项：当在讲电话时，他/她不确定什么时候轮到她/他说话

第 35 项：他/她常常是最后一个明白笑话要点的人

第 38 项：他/她擅长社交闲聊

第 45 项：他/她发现很难弄清人们的意图

AQ 儿童版当中，以上的这些项目主要考察儿童的语言能力发展或社交过程当中语言运用能力发育的情况。其中值得强调的是第 8 项。该项表面看来与语言内容并非直接相关。但第 8 项涉及了一个儿童在表象和想象

过程当中寻找事物之间共同特征的能力。这一能力是完成隐喻映射的重要机能，因此在这里做了列举。其他项目均归属于儿童语言或社会交流范畴。其中的第 20 项、第 27 项和第 35 项均不同程度涉及非字面语言加工能力。这种能力包含对他人言语当中蕴含意图的理解，对言外之意的领会和对幽默潜在含义的获取。

4. 高功能孤独症谱系筛查问卷（ASSQ）

高功能孤独症谱系筛查问卷（High-Functioning Autism Spectrum Screening Questionnaire，ASSQ）是一份由非专业人士填写的 27 个项目的检查表，最初是由 Ehlers 和 Gillberg 在 1993 年开发的一个项目用于以教师为目标打分者的初级筛查工具，主要用于高功能患儿的筛查，而这些患儿的语言发育迟滞不明显，其典型症状常在学龄期才表现出来，故 ASSQ 的适用年龄设定在 7－16 岁。问卷当中的每个项目下均有格式相同的三个选项，供答题者选择。体现的是对应项目中涉及的行为表现在被评估者身上是否发生，分别为"否""有时"和"是"。ASSQ 中，涉及语言能力有关的内容分别为第 4－8 项，第 11 项和第 13 项。具体内容如下：

第 4 项：是否在某些问题上积累事实（死记硬背），但不能真正理解意思

第 5 项：是否对模糊语义和隐喻的语言有字面上的理解

第 6 项：是否采用正式、挑剔、守旧或者说出"机器人式"语言等异常沟通风格

第 7 项：是否自己创造独特的词语和表达

第 8 项：是否有自己不同的声音或语言

第 11 项：是否可以自由使用语言但不能适应社会环境或适应不同听者的需要

第 13 项：说些幼稚而尴尬的话

ASSQ 作为一个针对高功能孤独症青少年的筛选工具不仅加大了对语言障碍的筛选内容比例，也着重强调了被评估者对他人语言背后的真正意义和意图的理解。例如问卷的第 5 项特别强调了对模糊意义和隐喻语言的理解能力。隐喻是孤独症语言障碍研究中最具代表性的非字面语言现象，也是本书介绍的重点内容。目前已有大量的研究表明孤独症群体隐喻理解存在异常的现象。在接下来的内容当中，隐喻孤独症隐喻加工问题将是讨论的重点。

（三）成年孤独症筛查工具

1. 孤独症谱系问卷（AQ）成人版

AQ 成人版由 Baron-Cohen 等人于 2001 年编制。该问卷是被评估者自我评定问卷，适用于 16 岁以上孤独症的筛查。AQ 成人版在结构上分为 5 个维度，包括社交技巧、注意转移、注意细节、交流及想象力。在项目设置上，问卷共包含 50 个项目，每个项目采用 0—3 分 4 级评分，选项的形式一致，均分为"非常同意""有些同意""有些不同意""非常不同意"。问卷总分 0—150 分，总分越高表明被评估者的孤独症症状越重。AQ 成人版当中，涉及语言发展内容的项目共有 13 条，具体内容如下：

第 7 项：虽然我自认为很有礼貌，但还是经常被告知我说了不礼貌的话

第 8 项：当阅读故事时，我可以轻易地想象故事人物的样子

第 17 项：我喜欢社交闲谈

第 18 项：当我说话时，别人不是很容易能插得上话

第 20 项：当我阅读故事时，去猜测故事中人物的意图对我而言很困难

第 21 项：我并不特别喜爱阅读小说

第 26 项：我经常发现我不知如何使对话持续下去

第 27 项：与人谈话时，我能很轻易地察觉对方的言外之意

第 31 项：我知道如何辨别别人是否已厌倦听我说话

第 33 项：当我讲电话时，不太确定什么时候该我接话

第 35 项：我常常是最后一个理解笑话笑点的人

第 38 项：我擅长社交闲谈

第 39 项：我常被告知总是重复地说同样的事

与 AQ 儿童版类似，AQ 成人版当中也有较大比重涉及了语言发育的内容，同时体现了非字面语言理解的重要性。在这些项目中，第 8 项体现了语义加工伴随的抽象思维和想象能力；第 20 项涉及心理理论等对他人意图的推理能力；第 35 项考察被评估者对笑话背后潜在语义的理解能力。这些能力对理解隐喻等语义信息至关重要。

此外，AQ 成人版的编制具有几个重要意义，主要体现在以下几个方面：其一，直到 1992 年 ICD-10 及 1994 年 DSM-Ⅳ才把孤独症的诊断标准纳入，应该有很多成年人在儿童期错过了诊断机会；其二，高功能孤独症的诊断通常比典型孤独症（Classical Autism）困难，临床医师也常难以确定；其三，比起典型孤独症，AS 或高功能孤独症更为普遍，但转介的

数量却没有很好地反映出来这一点；其四，是疑似 AS 者的家庭医生
（Primary Care Physician）需要能自主辨认出他们的特质并加以适当转介。
对这些问题的解决，AQ 成人版起到了很好的辅助作用。

三、孤独症诊断工具对语言发育障碍的阐释

（一）里特沃孤独症阿斯伯格综合征诊断量表修订版（RAADS-R）

里特沃孤独症阿斯伯格综合征诊断量表（Ritvo Autism Asperger
Diagno- stic Scale-Revised，RAADS）的设计最初是为了解决孤独症谱系
障碍成人筛查服务问题。事实上，随着孤独症患病率的增加，成年人被推
荐或自我寻求服务进行孤独症诊断的案例越来越多，临床医学界需要一个
针对高功能孤独症成年人的个体诊断工具。RAADS-R 是 RAADS 的修订版
（Ritvo, et al., 2008）。与 RAADS 一样，RAADS-R 是一种自我报告的诊
断工具，专为智商典型发育或高于平均水平的成年人（18 岁以上）设
计。修订后的 RAADS-R 共 80 个项目，包括 64 个孤独症的症状项目和
16 个非症状的项目。量表分为左右两个栏目，左边栏目写明"一些生活
中的经验或者人格特点会和你的实际情况匹配"，右边栏目为 4 点计分选
项，分别为"我小时候和现在都如此""只有现在如此""我 16 岁之前如
此""从不如此"。RAADS-R 当中，涉及语言能力有关的项目共有 13
项，具体内容如下：

第 2 项：我经常使用在电影或电视当中看到的单词或短语

第 7 项：我在理解一些短语的时候很吃力，例如"你是我的掌上明珠"

第 27 项：我理解事情通常停留在字面上，所以我经常误解人们说话
的真实意图

第 33 项：我用一种正常的韵律说话

第 35 项：短语"我把你藏在心里了（I have got you under my skin）"
使我非常不舒服

第 43 项：我喜欢和我的朋友讨论事情

第 49 项：我曾被告知说话声音不正常，例如说话采用平淡、单调或
者高音的语调

第 56 项：当我和别人说话时，很难改变话题。如果别人这样做，我
可能会非常不安和困惑

第 58 项：我可以和他人闲聊

第 60 项：当我和别人说话时，我很难分清该轮到我说话还是该轮到

我听

第 62 项：我通常用正常的语调说话

第 66 项：我无法理解短语"他很坦率（He wears his heart on his sleeve）"这句话的意思

第 68 项：我能分辨出某人说一件事但是暗指另一件事

RAADS-R 当中同样有很大比例的项目涉及了孤独症语言能力的内容，包括结构性语言问题和语用及非字面语言理解问题。其中第 2 项、第 35 项、第 66 项均通过举例的形式考察了被评估者是否能够理解惯用语的非字面语义理解能力。第 27 项直接指明了评估者在理解他人的话时，是否能够透过字面意思理解到话语背后的非字面意思。这些项目是在结构性语言的基础上针对智力水平较高的成年人进行语用学层面的语用能力考察。可见，对于非字面语义理解能力的考察已被作为孤独症诊断的重要标准之一。

（二）儿童孤独症评定量表（CARS）

儿童孤独症评定量表（Childhood Autism Rating Scale，CARS）是一个具有诊断意义的标准化的量表，是由 E. Schopler、R.J. Reichler 和 B.R. Renner 于 1980 年所编制的。量表分为 15 个评分维度，分别是：1 人际关系，2 模仿（词和动作），3 情感反应，4 躯体运动能力，5 与非生命物体的关系，6 对环境的适应，7 视觉反应，8 听觉反应，9 近处感觉反应，10 焦虑反应，11 语言交流，12 非语言交流，13 活动水平，14 智力功能，15 总的印象。

评分标准为：总分低于 30 分，初步判断为无孤独症；30－60 分，有孤独症；30－37 分为轻到中度孤独症；37－60 分并至少有 5 项的评分高于 3 分，重度孤独症（量表总分为 60 分）。可有 1.5、2.5 等分数，介于 1 和 2 之间的症状评为 1.5 分，以此类推。

该量表中，第 11 个评分维度是语言交流，4 个评分等级如下：

1 分　与年龄相当：适合年龄的语言

2 分　轻度异常：语言迟钝，多数语言有意义，但有一点模仿语言或代词错用

3 分　中度异常：缺乏语言，或有意义的语言与不适当的语言相淆（模仿言语或莫名其妙的话）

4 分　严重异常：不能应用有意义的语言，而且儿童可能出现幼稚性尖叫或怪异的、动物样声音或者是类似言语的噪音

CARS 是目前使用最广的孤独症测试评定量表之一，适用于 2 岁以上儿童，信度效度较好，不仅能区分孤独症和智力障碍，而且还能判断孤独症的轻重程度，故有较大的实用性。在临床操作中，医师、心理咨询师及其他专业科学研究人员等可以通过直接观察、与家长访谈、分析已有病历纪录等多种方式收集资料，在此基础上对儿童做出相应评定。作为一个孤独症诊断量表，CARS 中涉及的语言能力评定内容较其他筛选类量表更加直接和简洁。评估语言能力水平的维度主要从结构性语言层面考察。由于该量表主要适用于低龄儿童，因此，没有大量涉及语用和非字面语言加工能力的内容。

（三）孤独症诊断观察量表第一版/第二版（ADOS/ADOS-2）

孤独症诊断观察量表（Autism Diagnostic Observation Schedule，ADOS）是一种半结构式诊断工具，需要主测者和被测者配合完成，适用年龄范围是 1 岁及以上人群，主要用于怀疑有孤独症或其他广泛性发育障碍（PDD）的个体，以评估个体的沟通、人际交往、游戏及想象能力。该量表最初由密歇根大学 Catherine Lord 于 1989 年编制。后来经过若干次修订。目前使用的版本是 2006 年 11 月修订的最新版本，在流行病学研究、临床评估及其他与孤独症相关的研究领域应用广泛。

ADOS-2 是 2012 年发布的第 2 版 ADOS，针对使用对象课划分 5 个模块。具体模块内容如下：

TM 模块：婴幼儿模块（Toddler Module），婴幼儿模块适用于 12—30 个月学龄前有/无语言的幼儿。与模块一相比，婴幼儿的评估材料非常简单和日常化，将小年龄幼儿不太熟悉的活动替换成常规活动。测试者更多主动引导互动过程。

M1 模块一：适用于无语言的儿童，以自由活动为主，加入简单游戏，主要是观察游戏和反应，适用于无语言交流和基础社交能力较弱的儿童的临床评估。用于 31 个月及以上少语言表达的幼儿。

M2 模块二：评估有少部分语言，但是还不能顺畅沟通的儿童，主要是针对学龄前儿童，以儿童自由活动为主，加入简单游戏，观察基本社交能力。适用于任何年龄但口语表达不流利的儿童。

M3 模块三：是给有流利语言的儿童使用的模块。主要考察互动游戏，主要考察沟通、同理心和对他人情绪的评论等方面的社交能力。适用于口语表达流利的儿童和青少年。

M4 模块四：主要针对青少年和成人社交及沟通表达能力等。适用于口语表达流利的大龄青少年和成人。

ADOS/ADOS-2 是一个全方位立体式的半结构式量表，其关于孤独症语言能力的评估内容体现在多个模块中。在具体操作过程中，受主测者主观评价的影响。虽然 DSM-Ⅴ已经把孤独症谱系障碍的诊断标准从三个变为两个，不把语言作为一个诊断标准维度，但有关语言能力的内容实际上在社交和行为两个诊断标准维度中都有所体现。ADOS/ADOS-2 实际上与这一标准的变化是同步的。例如，ADOS 的模块三是在主测者和被测者的游戏互动当中考察被测者的语言能力。该模块主要针对言语流利、可利用与其年龄相适应的玩具进行游戏的个体。值得注意的是，模块三提到的"言语流利"是宽泛意义上的流利，大约相当于正常 4 岁儿童的言语水平，即虽然可能存在一些语法错误，但可以使用 4 岁左右的句子及语法类型，可以用语言描述并非在眼前发生的事情，并能在句子中使用一些连接词语（如"可是"，"尽管"）等。（汤宜朗，郭延庆，Catherine E.Rice，王玉凤，Joseph F.Cubells，2010）其中关于"可以用语言描述并非在眼前发生的事情"的能力涉及个体的表象、想象、工作记忆等综合能力。这意味着 ADOS/ADOS-2 的言语测评内容不仅涉及了结构性言语还涉及了高级语言信息的加工问题，因此其作为诊断量表而言，具有宽泛的覆盖范围。

（四）国际疾病分类手册（第十版）（ICD-10）

国际疾病分类手册（International Classification of Diseases，ICD），是依据疾病的某些特征，按照规则将疾病分门别类，并用编码的方法来表示的系统。自 1983 年第一版面世后，ICD 经过 10 次修订，最近一次在 2010 年，因此成为 ICD-10。ICD-10 对自孤独症诊断标准内容如下：

F84.0　童年孤独症

一种弥漫性发育障碍，在 3 岁以前出现发育异常和/或受损。特异性的功能失常可见于所有以下三方面：社会交往、沟通和局限的重复行为。男孩发病比女孩高 3—4 倍。

诊断要点

病前常没有毫无疑问的正常发育期，即使有，3 岁以前也出现明显异常。相互性社交总是有性质损害。其表现方式为对社交情绪线索估价不当，对他人的情绪也就缺乏反应，不能根据社交场合调整自身的行为；不能利用社交信号，对社会、情绪和交流行为的整合能力弱；尤其缺乏社交-情绪的相互性应答。交流的性质损害同样普遍存在。表现为不能应用任何已掌握的语言技能；不能在扮演和模仿游戏中正确地充当角色；在交谈中跟不上趟，缺少应对；言语表达缺乏灵活性，思维相对缺乏创造性和幻想性；对他人的语言或非语言性启示缺乏情绪反应；不能运用语调和语气的变化来适应交谈的气氛；在口语交谈中同样缺乏手势以强化或加重语气。

本状况还以行为、兴趣和活动的局限、重复与刻板为特征。倾向于采用僵化刻板、墨守成规的方式应付五花八门的日常活动；在新添活动、旧有习惯和游戏中都是如此。可依恋某种少见的，通常是不柔软的物体，在童年早期尤其如是。患儿可能坚持履行无意义的特殊常规作为仪式；可能会刻板地专注于日期、路径或时间表；常有刻板动作；常对物品的无功能成分（如气味和质感）发生特殊兴趣；拒绝改变日常生活规律或个人环境的细枝末节（如移动居室内的装饰品或家具）。

除这些特殊诊断指征外，孤独症儿童还常出现其他一些非特异性问题，如害怕/恐怖，睡眠和进食紊乱，发怒和攻击。自伤（如咬手腕）较常见，伴有严重精神发育迟滞时尤其如此。大多数孤独症患儿对闲暇的安排缺乏自发性、主动性和创造性，在工作中也难于运用概念做出决定（即使这些任务是他们力所能及的）。孤独症的特征性缺陷的特殊表现形式随患儿年龄增长而有所改变，但这种缺陷一直延续到成年，类似的问题可表现在更广的范围内，如社会化、沟通和兴趣类型。只在3岁以前就已出现发育异常的患儿才可确诊该综合征，但在各年龄段都可做出诊断。

语言是完成社会交流的主要信号和载体，从 ICD-10 的孤独症诊断标准中可以概括出"言语发育迟滞，语音语调异常，语言表达缺乏灵活性和创造性"是孤独症语言问题的典型表现。主要的问题体现在语用层面，他们的语言没有很好地发挥"社交工具"的作用。其中，言语缺乏灵活性和创造性是非字面语言正常使用的最大阻碍，言语创造力是智力构成的重要组成成分，因此，即使高功能孤独症的结构性语言发展几乎正常，但对于其他典型孤独症而言，智力也会存在较为普遍的缺陷。总体上，ICD-10的诊断标准为孤独症语言研究提供了一个基本的参考。

（五）精神障碍诊断与统计手册第五版（DSM-V）

2013 年 5 月美国精神病学会（American Psychiatric Association，APA）推出了精神障碍诊断与统计手册的最新版本（Diagnostic and Statistical Manual of Mental Disorders，DSM-V）。DSM-V 正式提出了ASD 的概念，对原有孤独症及其相关障碍诊断标准做出了较大修订。DSM-V 取消了之前的孤独症"分组"，之前分组中包括的 AS、未分类广泛型综精神发育障碍（PDD-NOS）、儿童瓦解性障碍、一般孤独症不再独立出现，而被统一称为"孤独症谱系障碍"（ASD）。在第四版中孤独症障碍体现在三个方面：社会交往、语言/交流、重复/有限的刻板行为。在新的版本中三个方面被合并为两个：社会交流/互动障碍，限制性、重复的兴趣、行为和活动。并新增一种诊断名词"社会交流障碍"（SCD）。这种诊断针对那些没有限制性兴趣/重复行为的被诊断者。

统称为 ASD 的患者必须符合以下 A、B、C、D 四个标准：

A. 在各种情景下持续存在的社会交流和社会交往缺陷，不能用一般的发育迟缓解释，符合以下 3 项。（1）社会-情感互动缺陷：轻者表现为异常的社交接触和不能进行来回对话，中度表现为缺乏分享性兴趣、情绪和情感，社交应答减少，重者完全不能发起社会交往。（2）用于社会交往的非言语交流行为缺陷：轻者表现为言语和非言语交流整合困难，中度表现为目光接触和肢体语言异常，或在理解和使用非言语交流方面存在缺陷，重者完全缺乏面部表情或手势。（3）建立或维持与其发育水平相符的人际关系缺陷（与抚养者关系除外）：轻者表现为难以调整自身行为以适应不同社交场景，中度表现为在玩想象性游戏和结交朋友上存在困难，重者明显对他人没有兴趣。

B. 行为方式、兴趣或活动内容狭隘、重复，至少符合以下 4 项中的 2 项。（1）语言、动作或物体运用刻板或重复（如简单刻板动作、回声语言、反复使用物体、怪异语句）。（2）过分坚持某些常规及言语或非言语的仪式行为，或对改变过分抵抗（如运动性仪式行为，坚持同样的路线或食物，重复提问，或对细微变化感到极度痛苦）。（3）高度狭隘、固定的兴趣，其在强度和关注度上是异常的（如对不寻常的物品强烈依恋或沉迷，过度局限或持续的兴趣）。（4）对感觉刺激反应过度或反应低下，对环境中的感觉刺激表现出异常兴趣（如对疼痛、热、冷感觉麻木，对某些特定声音或物料表现出负面反应，过多地嗅或触摸某些物体，沉迷于光线或旋转物体）。

C. 症状必须在儿童早期出现（但当对儿童社交需求未超出其受限能力时，症状可能不会完全显现）。

D. 所有症状共同限制和损害了日常功能。

DSM-Ⅴ提出了 ASD 程度分级，见表 1-1。

表 1-1　　ASD 患儿不同程度分级临床表现

严重程度	社会交流	狭隘兴趣和重复刻板行为
三级（需要非常高强度的帮助）	严重的言语和非言语社会交流技能缺陷导致严重功能受损；极少发生、发起社交互动，对他人的社交示意反应低下	迷恋固定的仪式和或重复行为，显著影响各方面功能；当这些行为被中断时表现明显的痛苦反应；很难从其狭隘的兴趣中转移出来或很快又回到原有兴趣中去
二级（需要高强度的帮助）	明显的言语和非言语社会交流技巧缺陷；即使给予现场支持，也表现出明显社交受损；较少发起社交互动，对他人的社交示意反应较低或异常	重复刻板行为和/或迷恋，或固定的仪式频繁出现，观察也可明显发现；在很多场合下影响患者的功能；当这些行为被中断时表现明显的痛苦反应或挫折反应；较难从狭隘兴趣中转移出来
一级（需要帮助）	现场缺乏支持，社会交流缺陷引起可察觉到的功能受损；发起社交困难；对他人的社交示意的反应显得不正常或不成功；可能表现出社交兴趣降低	仪式和重复行为在某一个或多个场合中显著影响患者功能；若他人试图中断其重复刻板行为或将其从狭隘兴趣中转移出来，会表现抵抗

DSM-Ⅴ虽然不再单独将言语发育障碍作为孤独症诊断的独立指标，但可以从表 1-1 看出，有关言语能力的内容不但存在于社会交流维度当中，并强调言语在社交过程中的重要作用，而且在狭隘兴趣和重复刻板行为维度也强调了重复性语言仍旧作为一个重要的诊断指标。这表明，尤其对于严重程度为二级和三级的孤独症者而言，语言能力受损是其重要的特征，主要表现在于孤独症语言的结构性受损或语用缺陷。

上文列举并分析了孤独症筛查工具和孤独症诊断工具当中有关语言能力缺陷内容的阐释。这些问卷或量表是应用较广或得到普遍认可的部分工具。另有其他具有针对性的筛查或诊断工具并未穷尽。在具体应用过程当中，需要将多个筛查和诊断工具联合使用，以有助于评估者得到更加客观准确的结果。本文列举的工具当中。筛查工具对于孤独症语言发育障碍阐释得较为丰富和具体，其内容不仅涵盖一般结构性语言发育障碍、语言的刻板重复行为，而且包括非字面语言加工、语用缺陷等深层次的内容。诊断工具侧重于具有代表性的结构语言受损的判断。结合两大类工具的分析，我们可以描绘出孤独症语言发育障碍的总体样貌。这对我们了解孤独症语言发育特点，开展科学研究，开发孤独症语言能力缺陷干预方案，建立健全孤独症语言能力训练机制等工作都具有重要的意义。

第二节　孤独症社交障碍与非字面语言理解缺陷

一、非字面语言内涵及分类

非字面语言（Non-literal Language），又称比喻性语言（Figurative Language），是各种语言形式的一个混合语言实体，超越了词的字面意义，需要对话语字面义之外的信息进行加工，从而获得说话者在特定语境中所表达的意图。可以说，非字面语言是一系列具有字面语义和潜在语义的语用现象的总称（Roberts，Richard，Kreuz，Roger，1994）。非字面语言系统一般包含隐喻、反语、幽默、夸张、谚语、惯用语、间接要求等语言形式，尽管每种形式各具特色，但它们同属一个语言体系，具有一些相同的特征，比如，句法结构上相对稳定，意义建构上相对相似，心理加工上相对间接，意义解构上依赖主、客观语境，等等。根据日常需要，人们往往习惯用一些生动具体、形象性强的非字面语言描述一些陌生、复杂、枯燥、抽象的概念，以促进日常交际的简洁化、生动化和有效性。非字面语言理解是人类认知复杂性的集中体现：句法和语义加工的矛盾，字面义和比喻义的争夺，词素和整词的不相关，抑制与激活的交替。

语言一般包括字面义和潜在的非字面义，信息接收者一般需要在特定语境下理解其潜在的含义。字面（直义）语言与非字面（非直义）语言的最大区别在于前者在语法上是详细明确的，其理解可以不依赖任何语境，除了特定语法或特定词的语义造成的句子歧义外，直义语言只有一种标准含义。而非直义语言的语义往往隐藏在直义语言之下，其真正含义多需要依靠话语接受者的世界知识、经验以及语境信息通达来辅助完成。字面语义所表达的"What is said"和"What is implicated"是相同的（Grice，1975）。例如，"苹果是水果"就是在表达苹果是一种水果，这是对苹果是什么的一种简单直接的界定，除此之外并无其他含义。相比之下，非直义语言的"What is said"和"What we intend to convey"往往指的是不同的含义。例如，当儿童玩耍不小心弄脏了衣服，妈妈感到无奈和生气，可能对儿童说"瞧你干的好事！"其直义语义为"看，你干了好事"，而实际妈妈的话想传达的意思是"看，你干了坏事"。

非字面语言一般包含隐喻、转喻、反语、幽默、夸张、谚语、惯用语等语言形式。这些语用现象具有一些相同的特征：在语法结构上较为一致，运用上灵活简单。人们往往用一些具体、生动、形象的非字面语言描述一些复杂、晦涩、抽象的概念。这样做的目的是促进日常交际活动的简洁化和生动化。因此，很多非字面语言在文学中是属于一种特定的修辞手法，如隐喻。非字面语言理解是人类认知复杂性的集中体现，在非字面语言加工过程中，句法和语义加工的矛盾，字面语义和非字面语义对于认知资源的争夺、词素和整词的不相关性、抑制与激活的多重反复均具有普遍性。

由于语言认知加工的复杂性、语言表达的灵活性、文化民俗的依存性以及研究方法的局限性等的影响，语言、认知、心理、神经等领域的学者为探求非字面语言理解加工机制，已进行了大量的理论和实证研究。早期研究以隐喻、惯用语等较为常见和较为规约的非字面语言为主，随着该领域研究的不断深入和研究技术手段的更新换代，非字面语言的研究领域不断从隐喻、惯用语拓展到反语、幽默、谜语、间接要求等多种非字面语言形式。由于非字面语言较普通语言有更复杂的认知加工过程，并且对于语境具有较高的依赖性，以往对于非字面语言的研究主要集中在隐喻及转喻等方面，其主要的原因是隐喻具有明显的字面和非字面语义层次，结构简单，且层次之间边缘清晰。因此隐喻成为非字面语言研究的主要代表。但是由于理论基础相对单一，实验范式各不相同，实验材料有所差异，以往对隐喻研究的结果也各不相同。对于字面语义和非字面语义双通路加工过程的研究将是本研究及未来研究的重点内容。

二、非字面语言分类

以往研究涉及的孤独症非字面语言类别主要有以下几种。

1. 隐喻（Metaphor）和转喻（Metonymy）

在修辞学中，隐喻是一种常见的修辞手法。隐喻的表达和明喻有相近之处，是比喻的一种，是指用一个词替代另一个词来表达同一种意义，隐喻的主要功能是通过一种较为常见的事物及其特征来表现和解释另一种事物，达到使人更加容易理解后者的目的。（Titchkosky，2015）同明喻相比，隐喻的表达通常是生动且隐晦的。明喻通常直接说一个事物像另一事物，体现的是某种特征上的接近和共同性。人们很容易理解明喻的含义，其基本形式是"A 像 B"或者"A 就像 B 一样"等形式。但是与此不同，修辞学中的隐喻以"A 是 B"的基本形式表达出现，例如，"柿子是灯笼"。在典型的隐喻句中，隐喻的本体和喻体之间直接使用"是"来连接，其连接强度和认知冲突性远远高于明喻（Taylor，2017）。如果知觉主体不具备相应的知识经验便无法有效理解。认知心理学领域通常从认知加工角度来理解和研究隐喻，从而将隐喻作为人们认识客观事物的一种认知加工方式。隐喻之所以被称为隐喻，是因为其所要传递的真实含义是依托在字面含义之上的，具有隐晦性。（Barnden，2015）从认知加工角度来看，个体在加工隐喻句子时，涉及字面含义和非字面含义的双重加工。（陈宏俊，哈斯，王慧莉，周莉，王艳，唐一源，2010；Yang，Shu，2016）在正常人的隐喻加工中，字面含义和非字面含义的加工时序性问题一直以来都是国内外同领域研究的重点（Gutiérrez，Shutova，Marghetis，Bergen，2016）。对于二者加工时序性的讨论是发掘隐喻加工机制的重要内容。总之，在人们的日常生活情境下，无论修辞学角度的信息传达，还是认知心理学领域的信息接收和加工，隐喻都被作为重要的语言现象被众多研究者关注。在一般社会情境下，隐喻现象随处可见，无论是幽默表达，还是尴尬情境下的委婉拒绝，或是请求的婉转提出均可以依靠隐喻来进行。对于正常人而言，个体只要具备一定的知识背景，隐喻的双重含义均可以被顺利有效通达。可以说，作为经常使用的隐含信息承载方式，隐喻语义的有效整合直接关乎人际交往的正常运行。（Shutova，2016）

在孤独症非字面语言研究中，与隐喻研究关系密切的是转喻。隐喻又称暗喻。隐喻是一种比喻，用一种事物暗喻另一种事物，把未知的东西变换成已知的术语进行传播的方式。转喻是指当甲事物同乙事物不相类似，但有密切关系时，可以利用这种关系，以乙事物的名称来取代甲事物的一种修辞手段。转喻的重点不是在"相似"，而是在"联想"。转喻又称换喻、借喻或借代。比如，我们通常会把"红领巾"和"少先队员"紧密地联系起来。因此，当我们听到句子"看，迎面跑来了一个'红领巾'"这句话时我们就会明白这句话的意思是"迎面跑来了一个少先队员"。无论是隐喻还是转喻都涉及通过一个事物或概念域去理解另一个事物或概念域。

2. 反语（Irony）

反语是在多种文化背景中都普遍存在的复杂语言现象，它是指使用与本意相反的语句或语气表达本意。修辞学认为反语是说话或写作时一种带有讽刺意味的语气或写作技巧，单纯从字面上不能了解其真正要表达的事物和意图，而事实上其原本的意义正好和字面上所能理解到的意思相反。为了理解说话者的真实用意，接收者通常需要结合上下文及语境。从目的上，分为批评式反语和恭维式反语。以积极话语表达消极意义为批评式反语。例如，教官询问谁善于长跑。学员说："我善于长跑。"结果，该学员在比赛当中初赛就被淘汰。教官说："哈哈，你真的善于长跑。"相对的，以消极话语表达积极意义为恭维式反语。例如，教官询问谁善于长跑。学员说："我可不行，我不善于长跑。"结果，该学员在比赛当中取得冠军。教官说："哈哈，你可真不善于长跑。"

反语也可区分为直接反语和间接反语。反语字面意义直接与真实含义相反的为直接反语，反语意义间接与真实含义相反为间接反语。例如，爸爸边和儿子开玩笑边骑自行车带着儿子过水坑，儿子提醒爸爸别过水坑，这样可能会摔倒。爸爸没有听，执意要这样过去。结果，在过水坑的时候，儿子果然被摔进水坑。这时候，爸爸苦笑道："我是一个好爸爸吧！"儿子回答道："您真是一个好爸爸。"这一情景对话表现的即为直接反语；如果同样的情景下，儿子回答"答应我，下次还要这么做"，这样的表达即为间接反语。（Channon，Pellijeff，Rule，2005）

反语最显著的特征就是"言非所指"，也就是一个陈述的实际内涵与它表面意义相互矛盾。这种互相冲突、互相排斥、互相抵消的语义需要依赖语境的支持作用完成理解。这对反语理解者的能力提出了挑战。并非所有人都可以顺利地理解反语，尤其对一些脑部损伤和神经发育异常的群体而言更是如此。孤独症者作为一种典型的神经发育障碍群体，其反语加工已有研究涉及，我们将在下一部分进行详细阐述。

3. 情绪韵律（Emotional Prosody）

情绪韵律（Emotional Prosody）是由音高、强度、时长等声学线索的变化构成混合韵律信息，可以反映人们不同的情绪状态。（Friihholz，Ceravolo，Grandjean，2012）通过感知情绪语音中的声学线索，人们从中提取出所携带的情绪意义。（Bostanov，Kotchoubey，2004）一般情况下，声学线索表达的情绪与语义表达的情绪一致。例如，快乐和愤怒等心理激活水平较高的情绪韵律一般呈强度较大、音高和第一共振峰较高的特点；厌恶和悲伤等心理激活水平较低的情绪韵律呈强度较小、音高较低和时长较长的特点。（Sauter，Eisner，Calder，Scott，2010）

有些情况下，情绪韵律表达的情绪效价和语义会出现不一致的情况，比如，当一个人用生气的语调说"我开心得很！"此时，话语接收者需要恰当地权衡来自语义的高兴情绪和来自韵律的生气的情绪，从而正确理解说话人所表达的真正情绪含义。这类似于我们上文所提到的反语。只是情绪韵律在这个反语的理解过程中起到了重要的解释作用。这意味着，话语接收者必须从声学线索中提取出情绪意义并对之进行评价，并将评价结果与语义进行权衡、整合。（江爱世，陈煦海，杨玉芳，2009）

Schirmer 和 Kotz（2006）将情绪韵律的加工过程分为 3 个阶段：（1）声学线索的识别分析；（2）从声学线索中提取情绪意义；（3）整合韵律情绪到更高水平，主要指的是韵律的情绪性评价以及与语义进行的整合。在日常会话中，情绪韵律具有重要的作用，人们可以从声学线索变化中提取情绪意义，进而推断讲话者的情绪状态，情绪韵律加工过程包括声学线索的感知和提取、检测情绪意义信息并产生情绪性反应，以及根据情绪相关知识对声学线索进行评价和多信息整合等阶段。情绪韵律识别从听觉器官接受声学刺激开始，通过神经传导激活记忆网络中存储的情绪知识，进行相应的评价和整合加工，达到理解讲话者情绪的目的。以往研究发现，孤独症者的情绪韵律存在异常，这可能会导致他们在社交会话中出现更多歧义和语义加工困难，关于这一问题，我们将在下文详细阐释。

4. 惯用语（Idiom）

惯用语是一种由于经常使用而约定俗成的固定的词组或语用表达形式，既有三音节为主的固定搭配格式，又有比较灵活的文本结构和强烈的修辞色彩。它通过比喻、拟人等方法而获得修辞转义。在日常会话中，惯用语随处可见。比如，我们汉语中的成语就是一种典型的惯用语。汉语中的成语有固定的结构形式和固定的说法，以四个字的词组较为多见，在语句当中，成语总是作为一个整体来使用。除了成语之外，谚语、歇后语等也是汉语中的惯用语。惯用语一般具有惯用语性（Idiomaticity）、语义整体性（Semantic Unity）和结构稳定性（Structural Stability）几个特点。惯用语是一种非字面语言，其中结合了很多其他的非字面语言形式。在西方，惯用语范畴和定义也类似。

Titone 和 Connine（1994）认为有 4 个因素影响了惯用语的语义加工：熟悉度（Familiarity），预测度（Predictability），直义度（Literality）和分解度（Compositionality）。熟悉度通常采用该词组出现的频率来定义，熟悉度高的惯用语则是指该惯用语会被经常使用；反之亦然。预测度指的是某个惯用语能被人们迅速认知的可能性大小，通常指呈现前半部分后是否能快速想到后半部分的可能性。例如，当听到"猪八戒照镜子"

时，我们很多人都会随口说出："里外不是人"。这一歇后语就具有较高的预测性。直义度是指该惯用语能按它组成词语的直接意思来理解的程度有多大，有的惯用语字面意思和非字面意思接近，则可以认为该惯用语的直义度高，易于理解；反之亦然。分解度是指构成惯用语的每个字词的意思对惯用语整体比喻义的贡献大小。这些因素组合在一起影响了某个惯用语的理解难度。可见，惯用语的理解同样需要对字面和非字面语义进行取舍和抑制。已有研究发现了孤独症者对惯用语的理解困难，其内在机制值得进一步探讨。

5. 其他非字面语义

非字面语言是一个相对广泛的范畴。不仅包括上文所述的隐喻转喻等形式外还包括幽默（Humor）或笑话（Joke）、间接请求（Indirect Request）等内容（Deliens，et al.，2018）。这些语用形式在以往孤独症的研究中均有涉及。这里所说的幽默通常是给话语接受者呈现一个故事或者情景，在故事的结尾处揭示幽默的真正含义。笑话则是指通过对句子之间内在内容的联系巧妙地设置笑点起到让接收者会意的目的，从而达到引人发笑的效果。二者都是通过对话语的字面语义和非字面语义信息进行准确的把握来完成。间接请求则是指说话者在表达自己的意图时不通过直接的语句表达自己的真实需求，而是根据当前的情境说看似无关的话来暗示话语接受者，以迂回的方式达到自己的真实目的。这种语用现象也随处可见。例如，在一个寒冷的屋子里有两个人 A 和 B。A 坐在窗边，B 距离窗户较远。B 很冷，想让 A 关上窗户，但是又不好意思说。此时，B 对 A 说："你冷吗？"这就是一个间接请求的例子。理解这些间接的、迂回的、具有双重语义的语用形式需要话语接受者具备足够的世界知识和对当下情境的充分理解的能力。这样的任务对于心理理论能力相对较弱的孤独症者而言同样是一个不小的挑战。

三、普通人非字面语言的理解

普通人理解非字面语言的能力出现在儿童早期，持续稳发展到青春期，并在整个成年期得到进一步提高。（Ackerman，1982；Dews，et al.，1996；Kder，Falkum，2019；Pexman，Glenwright，2007；Rundblad，Annaz，2010；Semrud-Clikeman，Glass，2010）然而，不同年龄的人理解比喻的能力不同，这在一定程度上可能是由于不同研究在理论和方法上的不一致所致。

非字面语言理解的发展成就是该领域研究争论的主题。Happé（1993）认为孤独症儿童的非字面语言理解能力缺陷和心理理论（theory of mind, 心理理论，一种判断自己和他人心理状态的能力）有直接关系。这是因为人们需要推测说话者的真实意图，而真实意图通常以非字面语义形式出现。心理理论能力的相对薄弱，意味着孤独症儿童无法准确推测对方话语背后的非字面语义信息（Happé，1993）Pouscoulous（2011）认为理解非字面语言的认知技能在儿童开始说话时就已经存在了。随着儿童年龄的增长，他们的语言技能、世界知识和文化特长都会发展，这可能在一定程度解释了为什么他们的非字面语言理解能力会提高。

重要的是，由于非字面语言在结构和加工的条件方面同字面语言存在差异，二者的理解也就具有不同的加工机制。（Colston，Gibbs，2002）值得注意的是，当考虑到心理理论和语言技能在非字面语言理解中的作用时，普通儿童的语言技能及交际技能（语义、语法和语用学等技能）和心理理论对非字面语言能力的影响是难以分离的两个因素。例如，标准错误信念任务的准确性被发现与参与者的接受和表达语言能力密切相关。（Rosnay，Pons，Harris，Morrell，2011）这说明，当我们考察普通人的非字面语言加工能力的时候，需要把被试者原有的结构语言理解能力和语用学技能进行有效的控制，以单独考察心理理论的作用。

四、孤独症非字面语言理解缺陷的表现

很多研究表明，孤独症者很难理解非字面语言（Happé，1993；Rundblad，Annaz，2010）。社会认知能力薄弱是孤独症个体的特征，比如，心理理论能力发展的缺陷被认为是他们在非字面语言理解能力方面的特殊缺陷（Baron-Cohen，et al.，1985）。Happé（1993）进行了第一个关于心理理论和孤独症个体非字面语言理解之间明确联系的实验研究。她同时考察了关联理论（Scott，2021）和心理理论对孤独症个体的影响。研究结果发现只有通过一级心理理论任务（推断一个人的心理状态，例如，他/她想什么？）的孤独症个体在隐喻理解任务中表现良好。而在反讽任务中，能够通过二级心理理论任务（例如，他认为她在想什么？）的人表现良好。研究得出结论，心理理论能力可以预测隐喻和讽刺任务的表现。

也有研究者认为，孤独症的非字面语言理解缺陷既不是普遍的，也不是孤独症者特有的（Ernst，2004），它们可能与个体的结构语言技能水平有关（词汇和句法）（Norbury，2004，2005）。例如，Norbury（2004）

发现，当 ASD 儿童和青少年的结构性语言能力（词汇和句法）处在正常范围内时，与普通对照组相比，孤独症儿童和青少年在非字面语言理解方面并没有出现缺陷。这一假设得到了后续一些研究结果的支持，该研究显示一些有语言能力的孤独症者的确存在结构语言技能障碍（Brynskov，et al.，2016；Eigsti，et al.，2011）。例如，有证据表明句法加工能力是预测普通个体隐喻理解能力的最重要的因素之一（Pouscoulous，2014），许多孤独症个体句法加工能力的缺陷可能会影响他们的非字面语言理解能力。

此外，比较不同的神经发育表型在孤独症研究中揭示了不同的语言理解模式。具体而言，孤独症语言障碍表型（Autism Language Impairment，ALI）包括符合标准语言障碍诊断标准的孤独症者（Leyfer，et al.，2006；Steele，Joseph，Tager-Flusberg，2003）。有孤独症语言障碍表型的个体在理解结构语言方面的问题也各不相同，它们不是孤独症所特有的，也不一定与孤独症核心症状的严重程度或整体认知功能有关。当孤独症语言障碍表型患者与孤独症语言正常患者（Autism Language Normal，ALN）进行比较时，后者在标准语言测试中得分在正常范围内，二者的非字面语言理解的差异是明显的（Stankovic，Lakic，Ilic，2012；Norbury，2004，2005）。Gernsbacher 和 Pripas-Kapit（2012）认为，当研究者对心理理论任务中的语言理解部分进行控制时，孤独症组和普通对照组之间的非字面语言理解差异就消失了。同样，研究表明，在考虑心理理论之后，结构性语言技能仍然是孤独症者非字面语言理解的重要预测因素。（Norbury，2005）除了以上两种主要的解释外，一些研究已经得出结论：语言技能都与非字面语言理解有着独特的关系。然而，考虑到这方面的研究相对较少关注心理理论能力和个人的语言技能对孤独症谱系障碍非字面语言理解影响上的贡献，即语言技能和心理论在多大程度上独立地作用于其非字面语言理解能力仍有待解释。

较差的非字面语言理解能力对孤独症者来说似乎是一个持续的挑战（MacKay，Shaw，2004），即使到了成人时期也是如此（Ozonoff，et al.，1996）。然而，由于缺乏对孤独症个体非字面语言发展的纵向研究，很难得出关于这一技能在孤独症中的确切发展路径的确切结论。Whyte 等（2015）的一项横断面研究发现，在 7—12 岁的孤独症儿童中，生理年龄的提高显著提高了非字面语言任务的表现。因此，我们可以推测生理年龄可能就像普通个体研究中发现的那样，是一个影响孤独症谱系障碍非字面语言加工能力的重要因素。

　　除了在非字面语言本身上发育的迟缓，也有研究表明，孤独症儿童在他们的非字面语言的语用能力发育方面也有延迟。在孤独症儿童中，语用语言能力的缺陷被认为是在社会对话的语境中不能恰当地使用语言（Volden，Coolican，Garon，White，Bryson，2009）。语用语言的发展包括语言在社会情境中的动态使用，而非字面语言是其中的重要组成部分。孤独症儿童在语用语言任务上的表现水平似乎比正常发育的儿童要低，而且孤独症儿童通常在"处理语境信息和推断意义"方面的任务中表现出能力不足。（Yang，Shu，2016）

　　语用语言是语言发展的一个广泛领域，它的使用环境很广泛，比如接电话、问候偶遇的人、寻求帮助或指导、开始或结束与朋友的对话等。语用语言在孤独症者中可能发展较慢，他们在社会环境中使用语言总会表现出不合时宜等情况。一些研究表明，孤独症结构性语言技能本身可能不足以支持语用语言的理解，而语用语言方面存在的困难却可能受到社交技能不足的影响。Yan 和 Yeung（2012）通过观察 31 名 8－15 岁孤独症儿童和青少年的录像带研究了他们的语用语言的困难问题。对照组是 26 个典型发育的控制组被试，两组做了言语智商和非言语智商的匹配。智力水平通过韦克斯勒智力测验（WISC-R）和瑞文推理智力测验（Raven's Progressive Matrices）测得。在语用语言量表（Pragmatic Language Scale）的 19 个项目中，孤独症儿童在所有项目中都表现出更多的困难（孤独症组在该量表上的总分为 18.4 分，而典型发育控制组的总分为 3.95 分）。例如，孤独症组有更多的"不同步交流行为"和"笨拙地表达想法"的例子出现（Yan，Yeung，2012）。Philofsky 等人（2007）使用父母对儿童沟通检查表（Children's Communication Checklist，CCC）对 60 名 5－12 岁的患有孤独症、威廉氏综合征（William's syndrome）或典型发育的儿童进行了语用语言能力测试。尽管孤独症儿童的缺陷更为严重，但孤独症儿童和威廉氏综合征儿童均显示出了父母报告过的语用缺陷行为。与威廉士综合征的儿童相比，孤独症儿童在包括社会关系分量表和非语言交流分量表上的其他领域表现也呈现出能力的不足。Young 等人（2005）使语用语言测试（Test of Pragmatic Language，TOPL）研究了 17 名孤独症儿童的语用能力。这些儿童的语言智商得分在平均范围内。同时，他们采用语言基础临床评估第三版（Clinical Evaluation of Language Fundamentals，CELF-3）测试了表达和接受语言能力，其中包括各种测量语义/词汇和句法语言能力的分测验。结果发现，孤独症儿童在 TOPL 上的表现比典型发育的儿童要差，孤独症儿童的平均得分比典型发育组的平均得分要低 1.5 个标准差。

　　由于语言之间的差异和文化对语言的影响，非字面语言可能会因使用的语言不同而不同。然而，到目前为止，大多数有关孤独症非字面语言的研究都是在英语国家进行的，这可能会导致结果在语言和文化上的偏见。值得关注的是，汉语孤独症非字面语言研究正在逐步发展起来。总体上，孤独症非字面语言加工问题的研究不仅需要考虑文化背景、语言特点等外在因素，还要考虑对结构性语言本身的能力等变量的控制。虽然诸多因素导致以往研究结果存在一定的分歧，但这些研究总体上表明孤独症的非字面语言加工能力存在异常，其内在机制是值得继续探究的重要问题。

第三节　孤独症非字面语言理解缺陷的主要因素探讨

一、词汇和句法

　　尽管许多研究发现孤独症者在非字面语言和语用语言能力方面存在缺陷，但这些缺陷与儿童结构语言理解能力（句法和词汇）的关系的特异性仍存在疑问。对有特殊语言障碍的儿童的研究表明，隐喻语言的理解困难不是孤独症谱系障碍所特有的，而是最有可能与更普遍的语言理解障碍有关。（Norbury，2004；Qualls，Hartmann，Paulson，Wells，2021）在一些语用语言方面的缺陷研究也发现在儿童其他类型的发育障碍也会影响他们的语言发展，比如威廉氏综合征（Asada，Tomiwa，Okada，Itakura，2010；Philofsky，et al.，2007）。Gernsbacher 和 Pripas-Kapit（2012）对非字面语言的研究提出了批评，他们认为以往一些研究得出的孤独症者的非字面语言加工能力有缺陷的结论值得商榷，因为在这些研究中，没有使用适当匹配的语言控制组，即使某些研究有控制组但也只局限在对生理年龄和言语智商进行了匹配。

　　Gernsbacher 和 Pripas-Kapit（2012）还认为最常用来当作控制变量的被试的句法加工能力是结构语言能力的体现，而如果这个变量没有得到有效的控制，那么得到的关于孤独症非字面语言存在潜在缺陷的观点就是不可靠的。这一看法很容易理解，就是说孤独症儿童可能会在词汇量的测量上表现得很好，但是在句法上仍然有一些缺陷，而这种缺陷在实际的操作过程中可以解释语言发展的其他方面的发展缺陷，诸如非字面语言和语用语言的加工能力等方面。例如，Landa 和 Goldberg（2005）的研究表明，虽然孤独症和典型发育对照组与孤独症组的韦氏语言智商相匹配，但是在基本语法测试和非字面语言测试中，孤独症组的得分却仍旧明显较差，这种结果就说明了一种可能性，即发育滞后的语法/句法加工能力可能解释了非字面语言加工能力的差异。

孤独症儿童的基本结构语言能力与语用能力有关。Volden 等人（2009）在研究中考察了孤独症儿童语用语言的理解能力。他们仍然建议除了结构语言外，还应该用语用语言能力的测试来考察孤独症儿童的社交沟通能力，因为结构语言和语用能力都可以预测儿童的社交行为。此外，其他研究者在另外的能力缺陷儿童组中发现了他们使用非字面语言方面存在困难，研究的结果表明，其他的神经发育障碍也会影响儿童语言的发展。例如，Highnam 等人（1999）研究了一组 8－12 岁语言障碍儿童的隐喻。他们在生理年龄与典型发育的对照组相匹配，研究结果发现，语言障碍组儿童在两个隐喻任务中表现更差，这两个任务分别是指出成对的图片之间的相似以及对成对的单词进行隐喻性的描述。这种隐喻理解的缺陷在语言发育存在缺陷的青少年群体中仍然存在。Jones 和 Stone（1989）研究了 24 个年龄在 16－18 岁的青少年的隐喻理解能力。这些青少年中一组被诊断出有语言障碍，另一组则为该组的典型发育对照组。测试的任务是完成新颖隐喻的理解，例如，"蝴蝶是彩虹"的非字面语义是"蝴蝶是五颜六色的很漂亮"。测试的题目一半是选择题，另一半是定义题，被试需要用语言表达对句子的真实含义进行解释。语言障碍组儿童在选择题和定义题中的表现都较典型发育对照组更差（Jones，Stone，1989）。在以语言为基础的学习任务中，有语言障碍的青少年的惯用语理解能力也是受损的。Qualls 等人（2004）调查了一组平均年龄 13.8 岁语言障碍组中学生和一组平均年龄 13.3 岁典型发育对照组中学生对惯用语的理解情况。两组被试在阅读能力、生理年龄、心理年龄、性别等方面进行了匹配。当惯用语在故事语境中呈现时，被试需要用自己的语言解释出其中的含义。结果发现，有语言障碍的青少年的表现比典型发育的对照组青少年要差。然而，当给出一个惯用语和可能的意思并要求被试做出是或否的验证性回答时，两组被试者之间没有区别。

有证据表明有高语言理解能力的孤独症儿童在理解惯用语方面可能

并不表现出特定的缺陷（Norbury，2005）。Norbury（2004）测试了几组儿童对成语的理解。这几组儿童分别是：有语言损伤的孤独症儿童，没有语言损伤的孤独症儿童，无孤独症社交障碍但有特定语言障碍的儿童和典型发育的控制组儿童。这些儿童一共 132 人，年龄在 8—15 岁。除了完成各种语言能力的标准化测试，还完成了一项针对儿童的惯用语理解测试。测试包括 10 个项目，这些项目是在没有任何上下文或以短篇故事段落作为语境信息的情况下呈现的。测试结果显示，语言障碍的孤独症儿童在惯用语理解方面得分低于没有结构语言能力障碍的孤独症儿童和典型发育的控制组儿童。并且，没有明显语言损伤的孤独症儿童在惯用语理解方面，语言能力得分与典型发育的控制组儿童相似。这表明语言能力，特别是通过句法加工体现出来的句子加工能力比孤独症社交障碍症状更能预测孤独症的非字面语言理解水平。此外，回归分析结果显示，包括年龄、非语言能力、对故事内容的记忆力、句子加工能力和词汇知识的影响占到了所有因素对孤独症非字面语言理解能力影响的 60%（Norbury，2004）。

也有证据表明词汇和句法加工能力比孤独症社交症状能更好地预测孤独症的隐喻理解。Norbury（2005）对 134 名儿童的隐喻理解进行了研究。这些儿童分为几个组：有特殊语言障碍但没有孤独症症状的儿童，有结构性语言障碍孤独症儿童，没有结构性语言障碍的孤独症儿童和发育正常的儿童。这些而儿童的年龄在 8—15 岁。测试结果发现，孤独症社会症状问卷与孤独症者隐喻理解能力无关。有结构语言障碍的孤独症儿童隐喻理解得分低于没有结构语言障碍的孤独症儿童。

综合来看，这表明，只有在句法能力不受控制的情况下，孤独症儿童与同龄人相比，在涉及比喻性语言能力的任务上表现较差。如果词汇是孤独症儿童的潜在优势，那么使用语法加工能力作为匹配控制变量可能更适合于检测非字面语言的缺陷。然而，由于很少有研究对语法能力进行控制，因此，实际上，对一些孤独症患儿来说，他们在句法加工能力缺陷之外，还会显示出修辞语言或语用语言方面的问题。以往有研究者使用群体匹配技术考察了孤独症儿童的非字面语言发展能力的发展情况。该技术在不同的年龄和智商水平（语言和/或非语言）的儿童中使用，最终给出一个平均得分来代表整个混合的样本，以此和典型发育对照组儿童的平均值比较。同时，发展轨迹法可以提供更多的行为背景信息，例如，发现一个行为（如比喻或实用语言）的发展与包括年龄、词汇量和语法在内的多种可能的预测因素有关（Annaz, et al.，2009）。而传统的匹配过程只告诉我们两组之间是否有区别，发展轨迹法可以告诉我们非字面语言的发育延迟的症状类型与词汇和句法加工能力有关，包括有关发病或发育速度等可能发育延迟信息。此外，由于自身的重要性，社交技能和心理理论能力也应该是支持非字面语言发展的重要方面，因此，孤独症语用语言和结构语言都应该得到后续研究的关注。

二、心理理论

另一个非字面语言理解能力的可能预测因素是心理理论水平。错误信念任务经常被用作测试心理理论能力的经典任务（Wimmer，Perner，1983）。在一个经典的错误信念任务中，实验者创设了一个情景。儿童看到自己母亲把糖果放在一个地方（如桌子上），然后母亲出去了，一个实验助手会把母亲的糖果移动到另一个地方藏好。这时候问儿童：妈妈回来的时候会到什么地方找糖果，是原来的地方还是妈妈不在的时候糖果被藏起来的地方？具备心理理论能力的儿童可以证明他人对某个物体确切位置的信念是错误的。例如，在上面的例子中，一个心理理论能力良好的儿童会知道他的妈妈会去丢失糖果的地方找到糖果，而不是糖果被藏起来的地方寻找。这是因为他们能够从妈妈的角度考虑这个问题。一项元分析的研究报告了研究者考察一些研究对典型发育的儿童使用错误信念任务的情况。Wellman、Cross 和 Watson（2001）发现儿童在 4 岁时通常能够通过一级错误信念任务。这些类型的一级错误信念任务是最常见的心理理论测试任务。在一级错误信念任务中的表现通常根据儿童在通过或不通过这个测试时的年龄来描述该儿童的心理理论能力水平。Leslie（1987）解释了儿童的元表征能力（对自身表征的表征）是如何发展的。元表征能力与假装游戏和心理理论的发展是相关的。此外，Perner（1991）将元表征描述为"能够表征某个物或另一个有机体正在表征某物"。同时也认为，4 岁左右的儿童正在经历从"心理行为理论"向"心理表征理论"转变的过程。儿童在发展初级表征和次级表征之后才发展元表征。这种表征性的心理理论能力以通过一阶错误信念任务表现出来。

然而，心智能力一般不太可能在 4 岁时停止发展，此时正常发育的儿童通常能够通过一级错误信念任务。理解他人的思想、情感和感受的能力在整个童年时期以一种更渐进的方式快速发展。年龄较大的儿童能够通过更高级的心理理论任务。更新和修订心理理论任务是为了获取心理理论能力进一步发展的轨迹线索（Tager-Flusberg，Sullivan，1994）。这些先进的心理理论测量任务包括二级错误信念任务和其他任务供测量大龄儿童和甚至是成年人使用。

二级错误信念任务给儿童呈现的故事稍微长一些。在这些任务中，主试者要求儿童做出更高级的归因式的回答。例如，"玛丽知道卖冰激凌的人现在在哪儿吗？"这些任务需要儿童根据第二人称知识（例如，她认为他在思考）而不是一级错误信念任务中的第一人称知识做的推论（Sullivan，et al.，1994）。大多数发育正常的儿童在五六岁时能够通过二级错误信念任务（Sullivan，et al.，1994）。很多二级错误信念任务的研究在某种程度上仍然是分类性质的，测试分数表示被测者是通过还是未通过测试。

奇异故事任务是由 Happé 设计的用来测量通过一阶错误信念任务的个体的心理理论水平的测试。任务包含一些短片故事文本，每个文本由大约三到五句话构成。主试者把故事大声读给儿童听，然后问儿童两个问题：第一个问题，问主人公的是不是真的；第二个问题，问为什么主人公这么说。这些故事的具体包括谎言、误解、遗忘、说服等内容和情景（O'Hare，Bremner，Nash，Happé，Pettigrew，2009）。对于发育正常的儿童来说，在 5—12 岁的年龄区间内，这种高级心理理论任务的表现随着年龄的增长而增长。奇异故事任务也被用于成人（Spek，Scholte，Van Berckelaer-Onnes，2010）。由于广泛的适用性，该测试已经成为一个有用的持续测试，可用于研究 5 岁以上的儿童以及青少年和成年人如何从短篇故事的背景中理解各种心理状态来测试个体的心理理论能力。

Baron-Cohen 等人（2001）设计了"眼睛里的读心术"（Reading the Mind in the Eyes，RMTE）任务提供了另外一种测量心理理论的方法，可以用来检验成年人心理理论能力的个体差异。这个任务的另一个版本是由 Baron-Cohen 等人（2001）开发用来测试儿童和青少年的心智能力。RMTE 任务使用面部眼睛区域的图片，要求成年人从四个单词/短语中选择一个与眼睛所表达的内容相匹配。与二级错误信念任务和奇异故事任务相比，这一任务对口语能力要求更低，并且具有更广泛的分数分布，儿童版本的总分可以在 0—28 分，成人版本总分可以在 0—36 分。这对描述个体的心理理论能力，呈现测试结果更加精细。

Garfield、Peterson 和 Perry（2001）借鉴了维果茨基的社会学习理论描述一个心理理论源于儿童时期社会和语言的发展而产生的框架，并强调心理理论并非一个天生具备的功能模块。作为一个社会认知过程，心理理论"最好被认为是人际和语言技能的复杂互动,其中包括元表征和推理技能"(Garfield,et al.,2001)。在这种情况下,孤独症儿童会由于在社会和语言障碍(语义和语法加工障碍)所需的技能而存在心理理论能力缺陷。同时,在孤独症儿童能够通过错误信念任务的情况下,他们的语言方面的心理年龄也会比典型发育的同龄人要晚。Garfield 等人(2001)认为,孤独症儿童可能在理解心理状态方面存在困难,因为他们"与家庭对话伙伴保持社会孤立",除此之外,他们的沟通能力和理解他人信念和意图所需的想象力都很差。然而,错误信念的缺陷也可以在有特殊语言障碍的儿童中被发现(Gillot,Furniss,Walter,2004)。

心理理论表现(特别是错误信念表现)也被描述为一种突显性的特质(Ketelaars,Van Weerdenburg,Verhoeven,Cuperus,Jansonius,2010;Sterck,Begeer,2010)。心理理论相关的研究发现,语言、执行功能和工作记忆可以同时预测心理理论的表现。并且,通过错误信念任务成绩也可以来预测儿童未来心理理论的水平(Moses,2001;Astington,Jenkins,1999)。关于心理理论能力的发展,语言和执行功能似乎在相互依赖地共同发展(Doherty,et al.,2009)。因此,有关孤独症非字面语言研究的一个重要问题不仅在于心理理论能力对其非字面语言理解是否必要,而且在于心理理论和非字面语言理解如何与其他认知能力、语言能力和社会能力共同发展。尽管目前已经有个别研究对该问题进行了探讨,但迄今为止的研究还远远没有得到结论性的成果。

心理理论和语言能力之间关系的方向性已被用于研究早期结构性语言发展,但没有用于研究非字面语言发展。人们发现,结构语言能力(语义/词汇和句法)可以预测未来幼儿的错误信念表现。Astington 和 Jenkins(1999)对 59 名发育正常的儿童进行了一项语言和心理理论关系的纵向研究。这些儿童的第一个监测时间点的平均年龄为 40 个月,在第三个监测时间点的平均年龄为 47 个月。一级错误信念任务表现和语言(语义和语法)测试得分随年龄增加而增加。然而,早期的错误信念任务表现并不能预测后来的语言能力。相反,早期的语言可以预测未来的错误信念任务表现,语法比语义更能预测错误信念任务表现。它表明语言不仅在通过错误信念任务时是必要的,而且在社会学习环境中发展早期心理理论能力也是必要的。(Astington,Jenkins,1999)

语言和通过错误信念任务之间的关系致使 Tager-Flusberg 等(2001)提出一个观点,即心理理论并非以一个"模块"形式而是以各种成分的形式沿着不同的途径或机制逐步发展的。因此,可能有不同的"社会认知"和"社会知觉"成分促使心理理论能力的发展(Tager-Flusberg,et al.,2001)。这两个组成部分可能在相互作用中与其他社会和认知系统的发展有不同的交互作用。社会知觉的心理理论能力可能是从社会互动中发展而来的,婴儿关注的是在脸上表达的情感,相比语言发展,这可能与社会发展更相关。Tager-Flusberg 等(2001)还认为,社会认知心理理论能力的发展建立在较早的社会知觉心理理论能力系统的基础上。然而,心理理论的社会知觉成分和语言发展之间的关系还没有被很好地解释。

　　也有一些证据表明心理理论和非字面语言之间的发展之间有密切关系(Happé,1993;Norbury,2004)。关联理论认为非字面语言要求听者对说话者的意图有一定的理解。因此,非字面语言理解的问题可能与心理理论能力的缺陷有关(Happé,1993)。关联理论的支持证据则来自对孤独症儿童的研究,这些研究发现,孤独症儿童在错误信念任务和理解非字面语言(如隐喻和反讽)方面存在缺陷(Happé,1993;Martin,McDonald,2004)。心理理论的缺陷也被认为可能与孤独症儿童的语用语言缺陷有关(Kissine,2012)。

　　Martin 和 McDonald(2004)研究了 14 个 AS 成年人和 24 名年龄匹配的对照组成年人对讽刺的理解和心理理论水平。心理理论任务中测试了一级和二级错误信念任务。结果发现,患有 AS 的成年人很难理解故事中的人只是在讲讽刺的笑话。相反,孤独症患者更有可能错误地认为这个人在撒谎。心理理论方面,二级错误任务的表现与对讽刺笑话的理解有关,即使在控制两组被试者的语言能力之后也是如此。这一结果说明对心理状态的理解和对非字面语言的语用方面的信息理解(例如,通过上下文以恰当的方式合适解释比喻语句)有关。

　　Caillies 和 Le Sourn-Bissaoui(2008)考察了 26 名 5—7 岁发育正常的儿童在多项选择惯用语理解任务中的表现。此外,这些儿童完成了若干心理理论任务,包括一级和二级错误信念任务。心理理论能力与语言能力得分以及惯用语理解成绩之间呈现显著相关。语言能力和心理理论能力共同预测了惯用语理解能力的变异,其中,心理理论能力预测了 36% 惯用语理解能力的变异。

　　Norbury(2004)研究了孤独症、语言障碍和典型发育儿童的惯用语理解和心理理论的关系。结果发现心理理论和惯用语理解的相关性较低($r=0.582$)。然而,当将错误信念任务与年龄、非语言能力、句子加工、词汇知识和回答故事事实问题的表现进行回归分析时，结果显示，错误信念任务并不能预测惯用理解成绩。Norbury（2004）发现心理理论对多元回归模型没有贡献，并认为惯用语理解成绩和错误信念任务成绩之间的相关性可能只是由于心理理论和惯用语任务之间共享了某些语言成分。Vance Trup 对 11 名孤独症儿童进行了干预，研究了心理理论能力与惯用语学习之间的关系。结果表明，无论是心理理论任务，还是词汇能力都与孤独症儿童的惯用语表现有关。此外，在干预中表现出惯用语表达学习能力最好的孩子在测试前也有更高的心理理论和词汇理解能力分数。然而，该研究的样本量仅有 11 名儿童，因而无法使用更复杂的回归模型来检验心理理论能力是否比词汇能力更能预测非字面语言理解能力。

　　以往的研究主要考察非字面语言理解和心理理论能力之间的关系，主要使用的是一级和二级错误信念任务。正如任务所说明的那样，儿童会读一个故事然后被问及一些关于故事主人公的信念的问题，因此，儿童语言能力的表现可能会极大地影响错误信念任务的结果。同时，又因为错误信念任务很大程度上都是通过或不通过形式的测试，错误信念和语言能力对于更微妙的心理状态的理解水平而言可能是较差的预测指标。之前的研究基本上没有使用包括其他先进的心理理论任务的测试库，从对语言能力具有不同高要求的这些心理理论任务的测试中，观察心理理论任务如何根据语言要求的改变而改变（Norbury，2004、Norbury，2005）。对先进的心理理论能力的连续测量可能是更好地预测个人非字面语言能力与错误信念表现差异的途径。关于心理理论能力的附加测验（如奇异故事任务）是否与非字面语言（包括惯用语、隐喻和讽刺等）有关，以及它们是否对非字面语言或语用语言能力有独特的影响，都是还没有解决的问题。

三、工作记忆

　　另一个可能与儿童非字面语言学习有关的因素是工作记忆。工作记忆包括短时记忆，这是在大脑中保存信息以进行进一步认知加工的必要条件。工作记忆在完成一些任务时是必要的，例如在记忆广度测试中，要求儿童按照数字、字母、单词或非单词的出现顺序或相反顺序背诵这些单词，这个时候需要工作记忆对这些信息进行操纵。（Boucher，et al.，2012）Boucher 等人认为孤独症的这些类型的短期记忆和工作记忆能力有时会受损。一些研究已经发现工作记忆和结构语言能力之间的关系（Baddeley，Gathercole，Papagno，1998）。Baddeley 等人（1998）认为语音短时记忆对语言习得很重要，这种短时记忆是通过假词重复任务来衡量的。在工作记忆中储存生词的能力在词汇习得过程中是很重要的，这一能力被认为是语音回路的基本功能。这也表明，有语言障碍的儿童的语音短时记忆的受损经常发生的。这进一步说明，语音工作记忆能力的下降可能会影响语言的习得（Gathercole，Baddeley，1990）。Leonard 等人（2007）研究了 14 岁儿童的工作记忆（包括语言和非语言工作记忆任务）和语言能力（词汇、回忆句子和叙述能力的组合）等多个方面。结果发现，工作记忆的各个方面与语言能力之间存在着很强的关系，其中言语工作记忆是语言能力的最强预测因子。

也有研究对孤独症儿童的工作记忆和语言能力之间的关系进行了探索。Gabig（2008）研究了孤独症儿童的工作记忆和叙事能力之间的关系。工作记忆的测量采用假词重复任务和数字广度任务，叙事能力测试采用故事复述任务。测试结果显示，孤独症儿童的数字广度与他们的故事回忆能力有关。在数字跨度测试中得分较高的儿童有更好的故事回忆能力。然而，这些儿童在假词重复任务上的成绩似乎比在其他言语工作记忆的测试任务上的成绩更接近典型发育儿童的水平，并且没有发现非单词重复能力和故事复述能力之间的显著相关。

也有人对成年人的工作记忆和非字面语言之间的关系进行了研究。Blasko（1999）认为个体之间的差异（如工作记忆的差异）和理解隐喻的能力之间可能存在关联。Qualls 和 Harris（2003）对一组年龄在 17—73 岁的被试样本的研究也发现，工作记忆能力与非字面语言的理解能力有关。Qualls 和 Harris（2003）对非裔美国成年人的隐喻和惯用语理解进行了测量，发现工作记忆与隐喻和惯用语理解有关。Chiappe 等人（2007）发现工作记忆能力强、stroop 任务表现更好的成年人在解释隐喻方面更快，在理解和产生隐喻方面表现更好。类似的，Pierce、MacLaren 和 Chiappe（2010）研究了一组 18—40 岁成年人的工作记忆能力和隐喻理解任务的表现。结果也发现工作记忆能力高的成年人比工作记忆能力低的成年人完成隐喻任务的速度更快。此外，该研究结果也发现，对于成人而言，数字倒背的广度比数字正背的广度更能够预测成人的隐喻生成能力。即使在控制语言能力的情况下，工作记忆和隐喻表现之间的关系仍然显著。

很少有研究考察儿童或青少年非字面语言能力和工作记忆之间的关系，尤其对于孤独症儿童而言，更是如此。有研究在创伤性脑损伤

（Traumatic Brain Injuries，TBI）儿童或青少年和典型发育对照组中考察了工作记忆能力和非字面语言理解之间的关系（Moran，Nippold，Gillon，2006）。结果发现，无论儿童是否有创伤性脑损伤，其工作记忆能力都与谚语的理解能力有关，即听力广度得分越高，谚语理解得分也会越高。

　　一些研究考察了孤独症儿童与非字面语言相关的记忆和执行能力的其他方面（Landa，Goldberg，2005；Norbury，2004）。例如，Landa 和 Goldberg（2005）研究了孤独症儿童及青少年与其典型发育对照组的非字面语言能力和执行功能（包括工作记忆、计划和认知灵活性等）的情况。结果表明，在孤独症儿童中，执行功能和非字面语言之间没有关联，但与认知灵活性有关的两项执行功能测试成绩与典型发育组的非字面语言理解能力相关（Landa，Goldberg，2005）。Norbury（2004）对一组 8－15 岁儿童的研究发现，虽然故事语境不是用来测量工作记忆的，但是儿童对于故事语境的记忆是惯用语成绩显著预测指标。此外，与没有语言障碍的儿童相比，有语言障碍的儿童（共患或不共患孤独症）在语境中呈现惯用语时从语境中获得的帮助较小。患有孤独症和语言障碍的儿童可能不太能够使用支持性的非字面语境来解释。然而，记忆故事背景的困难在多大程度上是由语言问题造成的，这仍然是一个有待考究的问题。

　　非字面语言和工作记忆能力之间的关系可能与使用语境来帮助解释新颖性短语的需要有关（Kazmerski，Blasko，Dessalegn，2003；Qualls，Harris，2003）。然而，工作记忆如何影响孤独症儿童或典型发育儿童的非字面语言习得，目前尚不清楚，以往的研究很少直接涉及这一问题。如果工作记忆是孤独症儿童的强项，那么他们或许可以利用这些能力来帮助他们在故事语境中理解惯用语。然而，如果儿童的工作记忆能力较差，这可能会对他们在脑海中记住故事背景以帮助他们理解不熟悉短语的意思的能力增加额外的负担。总之，关于句法和词汇加工能力、心理理论、工作记忆和社会技能或症状如何结合起来预测孤独症非字面语言和语用语言的能力仍然存在问题，但是我们可以尝试通过将这些变量结合在一起的多元回归方法进行检验。

四、弱中央统合

　　在孤独症语言研究领域，另外一种具有很大影响力的观点来自弱中央统合（Weak Central Coherence，WCC）理论。结合 WCC 理论，研究者认为孤独症者在理解某些语言构成要素的时候所经历的困难可能不是来自其社会推理本身，而是来自一种更普遍的无法使用上下文来获取意义的能力。Frith（1989）认为，这种困难反映了中央系统的工作失效，而中央系统的主要功能就是将不同来源的信息进行整合，孤独症的这种中央系统失效的状态可以概括为"弱中央统合"。这种认知风格导致的结果是，孤独症关注的是局部的小块信息，而不是大的、全局一致的信息模式。有人认为，他们的语言是在一种碎片化的孤立状态下被加工的，而不涉及语言发生的社会背景。

WCC 的概念其实并没有提出孤独症缺陷的观点。有智力缺陷的正常儿童和个体在交付有意义和模块化的信息时优先加工随机和无意义的刺激，这是他们依赖中央统合能力来辅助加工的结果（Frith，1989）。孤独症者明显缺乏这种对有意义信息整合或加工连贯性带来的好处。然而，反过来说其实也并非没有好处。实际上，他们更擅长回忆和加工在正常儿童看来是随机的和无意义的零散信息。例如，孤独症儿童更擅长回忆随机的字母串，就像他们擅长回忆有意义的句子一样。孤独症者在韦氏智力当中和组块加工有关的分测验当中也有很好的表现，这是因为他们会把整体拆分成多个部分来加工。孤独症儿童更倾向于关注部分而不是整体，这也解释了他们为什么会在这些任务上有更好的表现（Frith，1989）。

鉴于语言使用的一个普遍特征是对语境的依赖，语言应该是首个受到 WCC 影响的认知系统之一。事实上，WCC 的观点预测孤独症患者在实现局部语言统合方面的能力应该受到了损害。与这个预测一致的是，孤独症者在根据句子的上下文解释单词时表现出困难（Jolliffe，Baron-Cohen，1999）。他们在一系列的语言陈述中也很难总结出连贯的整体的推论或主题。但是，他们在回忆句子的措辞的准确性时表现良好。这种异常的现象表明他们更注重文本语句表面的形式而不是整体的句子语义。

虽然某些观点存在一定的争议，但有研究表明，WCC 的认知风格可能存在于孤独症基本的感知水平。Happé 等（1996）向孤独症和典型发育对照被试者展示了 6 种常见的视觉错觉图形，并让他们对图形外观进行描述，回答提问。例如，在庞佐错觉中，聚合线的背景会导致普通人对两个圆圈的视觉感知发生扭曲。但孤独症者对这些常见的视觉错觉并不那么敏感，可能是因为他们的注意力集中在刺激的单独细节上，而不是采取与整个图形的语境相结合的总体知觉。

有研究者采用局部-全局加工任务（Local-Global Processing Task）对孤独症者的视知觉层面的中央统合问题进行了考察。局部全局加工任务最初用于区分右半球损伤（RHD）和左半球损伤（LHD）的脑卒中患者，可以为低水平视觉加工偏向提供证据。当给孤独症呈现一个由小字母作为局部组成的整体的全局的字母时，研究者发现孤独症者是在整体上加工这些视觉刺激的，但是他们更容易受到局部信息的干扰。也就是说，当较小字母与由其组成的大字母不同时，他们的错误就显著增加了（见图1-1）。

```
QQQQQ
Q
Q
QQQQQ
Q
Q
QQQQQ


EEEEE
E
E
EEEEE
E
E
EEEEE
```

图 1-1　局部-全局加工任务举例

这表明他们的注意力被吸引到感知的个体（局部）元素，甚至是那些与当前任务无关的信息上。有研究者采用了类似的纳冯任务（Navon Task）考察了同一个问题。纳冯任务验证了"整体优先效应"。该任务的材料形式和图 1-1 类似，要求被试报告所看到的字母是 H 还是 S。结果发现，大小字母是否相同这个因素，不影响被试对大字母的判断时间，但大小字母不同时被试对小字母的判断时间显著增加。Mottron 和 Belleville（1993）还报告了一个孤独症患者的做纳冯任务的案例，他们发现该孤独症者对纳冯任务的反应模式没有表现出典型"全局干扰"效应，当局部字母与较大的全局字母不相同时，他的反应错误率会增加。

因此，WCC 的认知风格被解释为一种基本的认知加工方式，它对最简单的任务（如视觉错觉）到最复杂的任务（如语用语义理解）都有影响。那么，一个不可回避的问题是，这个理论是否也能对心理理论损伤的具体细节做出解释呢？有研究证据表明，在控制了言语智力后，心理理论能力表现较差的个体也表现出了 WCC 的特点。按照这个逻辑来看，解释孤独症缺陷的两个不同的重要理论领域，其实很可能是相关的。此外，中央统合能力的影响一直在需要认知努力完成加工高水平任务和自动加工低水平任务中被发现。这表明，WCC 认知风格的影响是深远的且是非形态特异性的，它可能是心理理论缺陷的基础，而心理理论缺陷却并非 WCC 的基础。Jarrold 等人（2000）认为，中央统合能力可能有助于心理理论能力的发展，因为它使个体倾向于采用一种全局的观点来看待事物，并在这个基础上整合出他人的心理状态或观点。

尽管 WCC 理论似乎提供了心理理论和语用缺陷的简单解释，但它并非毫无争议。有一些证据表明孤独症者存在低加工水平的感知觉偏好（Happé，et al.，1996；Rinehart，et al.，2000）。Ropar 和 Mitchell（1999）试图重复 Happé 等（1996）关于视错觉的研究，却发现了相反的结果，他们的结果显示，孤独症者更易产生视错觉。他们的结论是，没有证据表明孤独症者存在低认知加工水平的统合。此外，Mottron 等（1999）采用了局部-全局任务（Delis，et al.，1992），但结果却发现与 WCC 理论的预测相反，孤独症个体的整体加工能力是完整的。这些发现表明孤独症者存在低认知加工水平的感知觉局部信息加工偏好，但这种偏好是相对微弱的。

总之，关于孤独症的 WCC 研究的结果存在一定的分歧。这可能和研究当时所准入的被试群体有关。在 DSM-Ⅳ中，并未将孤独症和 AS 等纳入一个总体当中。加之研究选取的被试年龄、文化背景等均存在一定的差异。这些因素的影响我们在前文讨论过，此处不再赘述。但必须承认的是，WCC 的认知风格会因为实验任务的性质不同而具有不同的体现。虽然这种认知风格对于孤独症的认知加工影响甚微，但它仍旧是孤独症具有代表性的特点之一，可能在特定的研究领域中其作用会被放大，影响力也会凸显，例如，对于非字面语言、语用语言等高级认知加工过程的影响机制是一个值得关注的重要问题。隐喻是孤独症的非字面语言研究领域关注的重点和热点问题，作为一种高级语义形式，隐喻的加工涉及字面和非字面语义的整合，这对我们考察孤独症的 WCC 具有问题提供了良好的理论和现实基础，对此，我们将在后续的章节对该问题进行探讨。

第二章　孤独症隐喻研究概况

第一节　孤独症隐喻研究的核心概念

一、高功能孤独症者

高功能孤独症（High-functioning Autism，HFA）者是一类特殊的孤独症群体。该群体在社会交互和沟通过程中存在轻度受损和发育异常，并且存在刻板重复行为。这些异常的特征在 3 岁之前就可以显现出来，在家庭、学校、职场或者社会功能上存在一些困难，但却能够拥有一些有意义的人际关系。儿童早期的语言发育延迟是 HFA 的一个重要证据（Rubin，Lennon，2004）。这类个体在儿童早期能够相对精准地完成词汇阅读。然而，由于语用缺陷的存在，他们无法同周围的人进行有效的交流。其语用缺陷表现为：总是固着于进行单向的、重复的发言和表达，这样的表达伴随着平淡的语调，缺乏有意义的信息，缺乏意见的交换或者与对话焦点相关的内容。（Rumsey，et al.，1992；Jiang，et al.，2015）诸如自言自语，重复性地使用单词和短语，无意义地表述和无法在语境中正确理解单词（往往只做字面理解）以及语言缺乏流畅性，这样的语言问题都可以在 HFA 者身上发现（Tsiopela，Jimoyiannis，2016）。

研究者发现成长时间的增加和经验的不断丰富可以提高 HFA 者的接受能力和表达性语言的能力（Brady，Anderson，Hahn，Obermeier，Kapa，2014）。然而，对于这类群体中的另一些人而言，模仿语言可能会持续到他们的青春期甚至成年期，尤其是当他们与陌生人交流的时候，（So，Wong，Lam，2016）与正常同龄人相比，HFA 者在进行交流时很少使用诸如面部表情、手势等非言语的交流技巧（Rubin，Lennon，2004；Ge，Fan，2017）。他们无法理解复杂的社交行为以及通过面部表情或肢体语言理解他人的情绪状态（Fan，et al.，2014），他们对社交和情绪线索是不敏感的，对于造成他人情绪状态的因素的感受度是有限的。（White，Mazefsky，Dichter，Chiu，Richey，Ollendick，2014）一些研究表明这些来自语用方面的缺陷导致了他们社会学习困难（Westby，2015）。其他研究者认为不恰当的社交行为可能来自社会理解的缺乏（Peñagarikano，et al.，2015）。相对于一般个体，HFA 个体缺乏同情心，不能恰当地理解和使用幽默，从而表现出古怪和冷漠。（Nagase，2016）

由于 HFA 者能力的特殊性，有关 HFA 的诊断标准一直是备受关注的内容。Tsai，Scott-Miller（1988）等研究者早已经宣布 HFA 的诊断标准。之后，Tsai（1992）在研究中对先前的诊断标准进行校正，并根据 ICD-10 诊断标准对其进行了如下完善：

A. 满足 ICD-10 对于孤独症儿童的诊断标准。

B. 在标准测验中，非言语智商大于或等于 70 分。

C. 在韦氏智商标准测验中，言语理解的分数不低于 8 岁以下儿童平均分数 1 个标准差，或者不低于 8 岁及以上儿童平均数 2 个标准差。

D. 在标准测验中，语言表达能力不低于 8 岁以下儿童平均分数 1 个标准差，或者不低于 8 岁及以上儿童平均数 2 个标准差。

E. 在标准测验中，社会功能不低于 8 岁以下儿童平均分数 1 个标准差，或者不低于 8 岁及以上儿童平均数 2 个标准差。

F. 以上的诊断标准不属于其他广泛性发育障碍、伴随次级社会-情感问题的接受性语言发育障碍、反应性或者抑制性依恋障碍，AS，强迫性神经官能症，多发性抽动症或者精神分裂症的异常早期发病症状。

21 世纪初期，Attwood（2003）将 HFA 界定为在儿童时期显示出了孤独症的典型症状，但是当他们长大后逐步显示出了同其他孤独症者相比的高水平的认知、社会性和适应性行为的个体。从现存文献来看，研究者对 HFA 提出了一些相似的定义：智商总分大于 70 分，没有显著的言语和智力迟缓（Rubin，Lennon，2004）。尽管许多研究者认为有必要对孤独症进行更详细的亚型划分，但是遗憾的是，目前针对 HFA，还没有标准的或者官方的诊断标准。根据研究的内容，本研究对 HFA 成人提出如下操作定义：在韦氏智商测验中分数不低于 70，没有显著的言语和智力迟缓的孤独症成人。

二、隐喻与隐喻加工

在修辞学中，隐喻是一种常见的修辞手法。隐喻的表达和明喻有相近之处，是比喻的一种，是指用一个词替代另一个词来表达同一种意义，隐喻的主要的功能是通过一种较为常见的事物及其特征来表现和解释另一种事物，达到使人更加容易理解后者的目的。（Titchkosky，2015）同明喻相比，隐喻的表达通常是生动且隐晦的。明喻通常直接说一个事物像另一事物，体现的是某种特征上的接近和共同性。人们很容易理解明喻的含义，其基本形式是"A 像 B"，或者"A 就像 B 一样"等形式。但是与此不同，修辞学中的隐喻以"A 是 B"的基本形式表达出现，例如，"柿子是灯笼"。在典型的隐喻句中，隐喻的本体和喻体之间直接使用"是"来连接，其连接强度和认知冲突性远远高于明喻（Taylor，2017）。如果知觉主体不具备相应的知识经验便无法有效理解。认知心理学领域通常从认知加工角度来理解和研究隐喻，从而将隐喻作为人们认识客观事物的一种认知加工方式。隐喻之所以被称为隐喻，是因为其所要传递的真实含义是依托在字面含义之上的，具有隐晦性。（Barnden，2015）从认知加工角度来看，个体在加工隐喻句子时，涉及字面含义和非字面含义的双重加工。（陈宏俊，哈斯，王慧莉，周莉，王艳，唐一源，2010；Yang，Shu，2016）在正常人的隐喻加工中，字面含义和非字面含义的加工时序性问题一直以来都是国内外同领域研究的重点（Gutiérrez，Shutova，Marghetis，Bergen，2016）。对于二者加工时序性的讨论是发掘隐喻加工机制的重要内容。总之，在人们的日常生活情境下，无论修辞学角度的信息传达，还是认知心理学领域的信息接收和加工，隐喻都被作为重要的语言现象被众多研究者关注。在一般社会情境下，隐喻现象随处可见，无论是幽默表达，还是尴尬情境下的委婉拒绝，或是请求的婉转提出均可以依靠隐喻来进行。对于正常人而言，个体只要具备一定的知识背景，隐喻的双重含义均可以被顺利有效通达。可以说，作为经常使用的隐含信息承载方式，隐喻语义的有效整合直接关乎人际交往的正常运行。（Shutova，2016）

20 世纪 50 年代中期以后，随着认知心理学的不断发展，有学者对于"隐喻"现象进行了认知信息加工角度的解释，随后逐渐形成了认知隐喻观。该观点认为隐喻认知方式是人类认识与了解外部事物的典型途径与方式，而不仅仅是一种表面化的修辞手法（Veale，2014）。基于此，Skinner

在提出的关系结构理论（Relational Frame Theory，RFT）时指出，关系结构是所有操作行为中最高级的，是强化过去行为而自然产出的产物，关系结构的形成需要经过多次训练。在众多关系结构中，"对等关系""隶属关系"和"区分关系"三种关系结构对隐喻操作具有较强的解释力，对这三种关系的正确把握是个体隐喻形成的关键要素。（Skinner，1957）该理论模型假设本体和喻体都有且只有三种属性。为了完成隐喻语义的通达，个体首先需要对本体属性进行列举以完成隶属关系的建立，然后采用同样的方式对喻体也进行隶属关系的确定。其次，对本体和喻体的属性进行对照和有效联系，这个过程会形成两种关系：当属性之间不相同时则形成区分关系，当属性之间相同时则形成对等关系。对等关系的成立意味着本体和喻体相似性的构建完成，随之形成对隐喻的正确理解。该模型中，三种关系的确立顺序具有先后性，这种加工的顺序模拟了隐喻理解的分解过程。（Persicke，Tarbox，Ranick，Clair，2012）

关系结构理论模型对隐喻语言的分析和理解具有内在的实用性，并据此为缺乏理解能力的个体理解隐喻语义提供了较高的操作性的指导模式，有效地为目标个体建立多种与隐喻操作有关的行为起到重要作用，这些行为包括工作记忆（Baltruschat，et al.，2011）、规则行为（Tarbox，et al.，2011）、推理对等的命名关系以及动词的过去式用法等（Gould，et al.，2011；Greer，Yuan，2008）。从理论内涵和结构上看，该理论中的对等关系、隶属关系和区分关系等关系结构的操作是对关联理论中隐喻关系构建的动态实现。

此后，Lakoff 和 Johnson（1980）指出，隐喻是一种认知方式，是人们认识事物并建立不同概念体系之间关系的必经之路。隐喻是从一类事物入手来理解和经历另一类事物的认知过程。从心理语言学角度来看，隐喻是非义直语言的一种。非直义语言通常是相对于直义语言的一种隐晦或潜在意义的表达。隐喻、反讽、幽默、夸张等具有双重语义的表达均属于非字面语义范畴。直义语言与非直义语言的最大区别在于前者在语法上是详细明确的，其理解可以不依赖任何语境，除了特定语法或特定词的语义造成的句子歧义外，直义语言只有一种标准含义。而非直义语言的语义往往隐藏在直义语言之下，其真正含义多需要依靠话语接受者的世界知识、经验以及语境信息通达来辅助完成（Köper，im Walde，2016）。直义语言所表达的"What is said"和"What is implicated"是相同的（Grice，1975）。例如，"苹果是水果"就是在表达苹果是一种水果，这是对苹果是什么的一种简单直接的界定，除此之外并无其他含义。相比之下，非直义语言的"What is said"和"What we intend to convey"往往指的是不同的含义。例如，当孩子玩耍不小心弄脏了衣服，妈妈感到无奈和生气，可能对孩子说"瞧你干的好事！"其直义语义为"看，你干了好事"，而实际妈妈的话想传达的意思是"看，你干了坏事"。隐喻语义作为非直义语义也是如此。例如，"湖面是镜子"，其直义语义是"湖面就是镜子，二者是一个事物"，显然，这种字面含义是无法理解的。而其隐喻语义则是"湖面如同镜子一样光亮"。由于隐喻加工过程中，直义语义和非直义语义存在着明显的不一致情况，且这种不一致在字面含义下并无明显的提示线索。因此，隐喻的字面含义和非字面含义加工的顺序问题就成了学界争论的焦点。对此，以往研究对于隐喻加工存在以下两种不同的理论模型。

标准模型，又称为三阶段模型。该模型指出，隐喻的加工分为三个阶段。阶段一，言语接收者必须首先提取句子的字面含义，并单纯做直义语义来理解，例如对"湖面是镜子"，只理解"湖面就是镜子"的直接含义，经过理解发现该句子的字面含义是错误的，由此产生理解阻滞现象。阶段二，加入句子所在的上下文语境再次尝试理解，如果该句子所在语境能够支持字面含义的理解，则隐喻加工完成。但如果语境的介入仍旧无法支持句子的理解，则进入下一阶段。阶段三是在隐喻的字面含义理解失败时尝试通过非字面含义的理解来完成句子通达的加工阶段。在对以上例句的理解中，接收者就会尝试寻找"湖面"和"镜子"的"光亮的""平整的""能反射光的"等共同属性，并对其进行比对和匹配，从而完成隐喻理解。（Grice，1975）有研究者采用实证研究方法对这一理论模型进行了检验，Janus 和 Bever（1985）的研究发现，被试在加工隐喻句子时所用的反应时要显著长于直义句子，并认为这是直义句的理解是自发完成的，而隐喻语义的理解只能在句子的直义语义理解出现问题后才开始进行所致。换言之，隐喻语义的理解经历了比直义语义理解更多的加工步骤，因此消耗了更多的加工资源，从而使得反应时间延长。显然，隐喻加工的标准模型认为直义和隐喻义的加工之间是顺次发生的关系。

同步模型。相比上述顺序加工的标准模型，Glucksberg 等人（1992）在研究中提出了完全不同的观点，他们认为隐喻语义的加工可以不在字面含义之后而进行自动加工，由此提出了同步模型。该模型指出，隐喻句加工的时间比直义句长并不代表直义句的加工是自动化的，而隐喻加工是非自动化的。即是说，隐喻句加工时间的延长并非隐喻语义加工的步骤更多，且发生在直义语义加工之后，隐喻语义可以和直义语义同时被加工，只是在加工隐喻句时，隐喻语义整合的存在干扰了直义语言的加工，因此导致总体的反应时延长，体现出了隐喻干扰效应（Metaphor Interference Effect，MIE）。为了佐证这一实验结果，他们追加了回忆任务并发现，隐喻句的回忆率明显比杂乱隐喻句高，这说明被试的确整合出了隐喻语义，隐喻语义的理解加深了被试对隐喻句的记忆深刻程度，从而使其对隐喻句同样具有较高的回忆率。隐喻语义整合的完成生成了隐喻信息从而对直义语义造成了干扰导致了反应时间的延长。因此，该模型支持了隐喻语义加工中，隐喻语义和直义语义同时加工的观点。

虽然对于直义语义和隐喻语义的加工顺序问题，目前还存在争论，但隐喻句存在两种语义是可以肯定的。根据以上研究的观点，隐喻加工就是在隐喻语义通达过程中完成对句子直义语义与隐喻语义的整合并最终理解隐喻语义的过程。其在人们的日常生活中随处可见，与人们生活密不可分的思考和行为的概念系统，本质上也是通过隐喻的形式储存和表达的。（Lakoff，Johnson，1980）

第二节　孤独症隐喻理解缺陷的具体表现

一、隐喻理解中的语义知识薄弱

Norbury（2005）研究发现，对于孤独症群体而言，"语义知识"（Semantic Knowledge）即对概念理解的深度和广度，是一种基于心理词典的语义能力，该能力对其隐喻理解能力具有较强的预测性。相对于一般个体，孤独症个体语义知识普遍不足。这一能力的缺乏将导致两方面的结果。首先，当隐喻语义知识缺乏时，个体在构建句子的基本含义上会遇到困难。即在隐喻加工的初级阶段，孤独症者无法生成基本的句子含义，阻碍其后续的隐喻语义生成。例如，Gold、Faust 和 Goldstein（2010）在忽略语境信息的条件下，采用事件相关电位技术（Event-related Potential，ERP）的"双词范式"来测查孤独症者对本体词和喻体词的理解和整合加工能力。结果发现，同对照组相比，孤独症被试在新异隐喻和传统隐喻的词对条件上都产生了更大的 N400 波幅，这表明他们对词对的理解和整合面临着更大的困难。他们认为，导致这一结果的原因可能来自孤独症被试概念理解范围的局限性。当在没有足够的语境信息参与时，他们在初级的语义加工中已经存在问题。其次，隐喻语义知识的缺乏严重影响该群体对语境信息的搜集和使用（Melogno，D'Ardia Pinto，Levi，2012）。也就是说，语义知识作为一种能力，不仅涉及对当前隐喻句子中各成分的语义内容的理解，也包含对与之相关的语境信息的生成和搜集。隐喻语义的加工在语境信息的有效参与下可以得到促进，孤独症语义知识的缺乏使他们无法生成有效的辅助信息，从而不利于隐喻理解。总之，语义知识能力薄弱是 HFA 者隐喻理解缺陷的典型表现（Tager-Flusberg，2000）。

二、从源域到目标域的映射能力不足

Lakoff 和 Turner（2009）指出，隐喻的理解是通过源域到目标域的映射来完成的。"映射"指的是个体将本体的有关属性和喻体的有关属性进行比对和匹配的过程（Barcelona，2000）。在标准的隐喻句子中，本体概念和喻体概念分别对应目标域和源域，二者都包含各自丰富的属性，例如"湖面是镜子"中，目标域"湖面"具有"平整的""光亮的""可反射光芒的"等属性，源域"镜子"具有"平的""坚硬的""透明的""反光"等属性，个体需要从源域中筛选出合适的属性完成向目标域的映射。这一过程要经过两个步骤：一个是必须抛弃有疑问的概念属性，即对理解当前隐喻句无关的属性进行排除和舍弃；一个是必须明确其他属性在什么情况下可以继续使用，即当二者的多个属性中具有共同特点可以对映射有帮助时加以保留和使用。孤独症者通常无法有效筛选属性完成源域和目标域之间的映射，达到隐喻理解。有研究认为，这种弱势可能是由于该群体心理理论能力的不足以及语义知识缺乏导致其不能有效推知说话者的正确的用意以及对筛选属性提供足够的信息所致（Koster-Hale，Saxe，2013；Pijnacker，Geurts，Van Lambalgen，Buitelaar，Hagoort，2010）。映射困难是该群体隐喻加工缺陷的主要表现，对其解释目前还停留在认知加工层面，其深层原因仍旧需要进一步探究。

三、隐喻句字面含义抑制不良

Glucksberg、Gildea 和 Bookin（1982）采用隐喻干扰范式证明了隐喻语义整合的平行加工，研究指出，隐喻含义的加工是自动化的，和字面含义的加工同时进行。该研究发现，被试判断一个比喻句字面含义正确与否要比判断直义句子用时长，即体现了隐喻干扰效应。该效应的存在表明被

试同时加工了隐喻句子的字面和非字面含义。对于普通人的研究结果表明，普通人在加工隐喻句子时能够有效地对字面语义进行抑制，从而使非字面语义能够充分地显现出来，进而达到隐喻的正确理解（Langdon，Coltheart，2004）。而孤独症隐喻研究中，有研究发现该类人群的执行功能存在不足，尤其表现为抑制控制能力的不良。这对隐喻加工中的字面语义抑制造成了阻碍。例如，Chouinard 和 Cummine（2016）使用该范式对比了正常被试和一组 HFA 者的隐喻语义加工情况，结果发现，两组被试均在隐喻加工中产生了隐喻干扰效应，只是 HFA 者的效应强度较低。隐喻干扰效应的缺失意味着隐喻语义的自动加工失败，而隐喻干扰效应强度较低则意味着隐喻语义整合的不良。虽然孤独症者也表现出了一定的隐喻干扰效应，表明他们具备一定的隐喻语义整合能力，但相比对照组，他们在抑制字面含义上出现了困难，即使其在一定程度上完成了字面含义和隐喻含义各自的整合，但是最终也无法在选择阶段有效地抑制字面含义做出正确的决策，从而表现出隐喻理解困难。

第三节　孤独症隐喻理解缺陷的理论解释

一、心理理论缺陷

心理理论（Theory of Mind，ToM）的核心含义是个体对他人的用意、渴望、情绪等心理状态的体察能力。而在语用方面，心理理论对孤独症者包括隐喻在内的多种隐含语义加工过程都有影响（Misra，2014）。Happé（1993）最先采用经典的 ToM 两阶段任务和一系列语言能力测试考查了孤独症者的心理理论水平和隐喻加工的关系。研究中，被试分为：1st-order ToM（只完成第一阶段组）；2nd-order ToM（两阶段均完成组）和智力水平相当且通过心理理论两阶段任务的学困儿童组。他们随即完成对同义词、明喻、隐喻 3 类尾词缺失句子的选择完成任务。结果发现，no-ToM（未通过错误信念任务第一阶段者）组比 1st-order ToM 和 2nd-order ToM 组在理解隐喻上更加困难，而对于字面意义和明喻的句子理解则没有这样的差异。

此后，有研究者对该问题进行了更深入的探索，其中，Norbury（2005）对年龄匹配的 HFA 患者进行了一系列的语言能力测试和两阶段

ToM 任务，但并没有得到支持 Happé（1993）结论的结果：no-ToM 和
1st-order ToM 两组孤独症者在完成隐喻任务上的成绩差异不显著。
Norbury 认为，对于隐喻理解能力，"语义知识"即对概念理解的深度和
广度比 ToM 成绩更具有预测性。以上研究的争论焦点在于 ToM 在多大程
度上预测了孤独症者隐喻理解能力。结果上的矛盾一方面可能是因为
Happé 的研究对照组和孤独症组在语言能力的水平上并不是对等的，所以
差异应该在一定程度上是由被试间语义理解能力不同造成的，而不完全是
心理理论作用的结果。另一方面，Happé 的研究对被试 ToM 能力的区分
还不够清楚，1st-order ToM 组和 no-ToM 组的被试之间可能并没有显著的
差异。所以，隐喻理解能力的差异可能会被二者之间 ToM 测试的低区分
度所掩盖。

近来的研究发现，被试在没有通过 ToM 测试的情况下，也感知到了
他人的心理状态和信念。（Varga，et al.，2014）据此可知，与隐喻有关的
心智解读能力并不一定和经典的心理理论任务严格对应，这就是为什么有
些精神病人虽无法通过心理理论任务，却可以理解隐喻。后续的研究均没
有完全重复之前的研究结果（Huang，Oi，Taguchi，2015；Misra，
2014），也说明了这点。但是，ToM 对孤独症者隐喻理解具有一定的预测
能力是毋庸置疑的。

二、关联能力不足

Sperber 和 Wilson（1986）首次提出关联理论（Relevance Theory），
其核心在于通过限定有关规则，以达到说话者和受话者之间的最佳信息交
流效果。对于隐喻来说，关联理论将其视为对语义概念的外延进行合理变
化的表达方式。喻体应该至少部分保持本体的特征。隐喻的理解就是一个
构建特定概念的过程，这个过程建立在两方面的基础之上：其一，话语的
含义不能按照常规的理解完成对其实质的清晰通达；其二，对于隐喻会话
中的清晰语义和隐含语义的区分，需要"关联"，这种"关联"是说话者
发出的，受话者也能够加工的。对于受话者而言，"关联"需要通过对会
话进行消除歧义、设定参照、概括与抽象、编码、推理等心理过程来
完成。

隐喻的正确理解需要经过两步：一是必须抛弃有疑问的概念属性；
二是必须明确其他属性在什么情况下可以继续使用。而孤独症者的隐喻理
解问题可能出现在第二个步骤上。详细来说，本体概念和喻体概念都具备

自身丰富的属性，例如 "太阳是火炉" 中，本体 "太阳" 具有 "红色的""发热的""遥远的" 等属性，"火炉" 具有 "黑色的""坚硬的""发热的" 等属性，当通过喻体和本体的关系理解句子的隐喻含义时，需要从喻体角度筛选合适的属性和本体 "关联"。正常个体可以通过语境信息顺利完成属性筛选以及本体和喻体的关联，达到隐喻理解，但孤独症者却无法很好地完成。造成这种结果的原因可能有两个方面：其一，心理理论能力的不足导致其无法获得足够的语境信息来 "关联" 对方正确的用意，从而无法获悉对方隐喻的内容（Koster-Hale，Saxe，2013）；其二，孤独症者语义知识缺乏（Pijnacker，Geurts，Lambalgen，Buitelaar，Hagoort，2010）。语义概念理解的深度和广度不足，无法为 "关联" 提供和筛选足够的属性信息。HFA 患者隐喻理解困难是因为他们缺乏构建特定概念的充足信息，而不在于其加工隐喻能力的缺陷。

总之，关联理论为 HFA 患者隐喻加工研究提供了一个崭新的视角，将问题的关注点引入认知加工水平。从对隐喻加工机制的解释上看，关联理论与心理理论有互通之处，二者都涉及受话者对说话者心智状态和意图的体察。不同之处在于关联理论强调心智洞察能力的缺乏阻碍了概念属性的筛选，从而间接影响了对会话含义的最佳关联。

三、执行功能障碍

执行功能缺陷理论是解释 HFA 患者隐喻缺陷的重要理论之一。该理论强调，在理解和生成隐喻的过程中，认知灵活性、工作记忆、无关信息抑制等执行功能方面不足是 HFA 患者隐喻加工缺陷的重要影响因素。Russell（1997）起先在研究该群体的执行功能时指出，其理解象征性语言时发生困难主要的原因是执行功能发育不足，这主要体现为计划、认知灵活性、工作记忆、抑制等方面的缺陷。从以往研究来看，孤独症的执行功能发育不足是比较公认的观点。Mashal 和 Kasirer（2012、2014）发现执行功能的缺陷对 HFA 患者形成新异的语言结构、理解及向他人转述隐喻语义时有相当大的负面影响，且由于知觉流畅性不足，采用视觉和口语呈现的隐喻对他们而言具有不同的意义。可见，执行功能不足可能体现在被试的语义、语音理解及整合不足等层面，这极有可能对隐喻加工造成影响。

同时，近年来的研究表明，执行功能缺陷不仅影响 HFA 患者的隐喻理解，也影响到隐喻的生成。（Kloosterman，Kelley，Parker，Craig，

2014；Pardini，et al.，2012）这个过程需要在执行功能的参与下完成本体的建立、属性的选择，以及从语义知识中搜索具有抽象性的例证、高层次概念范畴的喻体，随后，将本体和喻体的有关属性纳入该范畴，而抑制不相关属性的进入，以生成一个新异的隐喻结构，并对这个结构的隐含语义、情绪基调等进行修订。

Mashal（2013）的研究表明，常规隐喻和新异隐喻的生成依靠不同的认知能力。Beaty 和 Silvia（2013）指出，生成常规隐喻受到常识或词汇能力的影响，而生成新异隐喻受到流体智力和执行加工的影响：流体智力预测了新异隐喻的创作质量，非言语智力高的被试可以产生更具创意的隐喻。在最近的一项研究中，研究者采用了连线测试（Trail Making Test）、言语流畅性测试（Verbal Fluency Tests）、歧义词含义生成测试（Ambiguous Word Meaning Generation Test）、隐喻生成问卷评估孤独症者和正常组被试的执行功能和隐喻生成的关系。结果显示，在对常规和新异隐喻理解上，两组成绩相似，而生成隐喻的成绩上，孤独症组要显著落后于正常组。（Kasirer，Mashal，2014）这表明前者的隐喻加工可能遵循特殊的运行模式。

可见，执行功能对于 HFA 患者隐喻加工的重要性，但该人群的隐喻加工缺陷是否完全由执行功能不足导致仍旧存在争议。例如，有研究指出，孤独症者在抑制控制、自我监控等方面弱于正常组被试，但并没有发现两者在认知灵活性和口语流利程度上的差异。（Kloosterman，et al.，2014）也就是说，执行功能的缺损虽然在孤独症群体中具有普遍性，且该缺损对其隐喻加工具有重要影响，但目前研究结果仍旧停留在相关层面，二者是否存在因果关系，将是今后研究的重要方向。

四、弱中央统合特点

局部加工偏好被公认为是 HFA 患者社会认知的主要特点，这种偏好被概括为弱中央统合（Weak Central Coherence，WCC），由于其具有较强的解释力，该观点逐步发展成为解释孤独症信息加工局部偏好优势效应的理论。（Burnette，Mundy，Meyer，Sutton，Vaughan，Charak，2005）所谓"统合"是指将信息整合到相关的语境来完成更高水平的心理完形，该过程通常需要注意资源的投入或者对特征信息的记忆。孤独症者出现WCC 体现为他们对细节信息优先加工（Glessner，et al.，2009；Briskman，Frith，Happe，2001）。

从句子加工角度来看，如果 HFA 患者首次看到的句子不是由熟悉的要素构成，他们就不会把句子当作整体来理解，并且也不善于使用语境完成句子歧义的消除或者隐含语义的推理（Vulchanova，Saldana，Chahboun，Vulchanov，2015）。可见，对于加工隐含语义而言，语境甚至比字面含义更重要。

对此，Booth 和 Happé（2010）在对孤独症、多动症的对比研究中考察了两组特殊被试的中央统合能力。实验材料是尾词缺失的句子，需要被试补充。例如"In the sea there are fish and＿＿"。如果被试填入了"chips"则体现其忽略语境的局部加工，因为"fish"和"chips"都是食物，而句子前的"In the sea"并没有被整合。如果被试填入了"ship"则体现融入语境的整体加工，因为"fish"和"ship"虽不属于同一语义类别，但从整句来看，是符合语境要求的。结果显示，大部分的 HFA 被试更加关注句子的局部信息，体现出显著的 WCC 特点。

总体上，WCC 理论认为，孤独症者局部信息加工偏好的存在使他们无法将句子局部信息元素整合成有利于隐喻理解的语境，因而导致其隐喻理解困难。（Rundblad，Annaz，2010）该理论对 ASD 的语用缺陷有较强解释力，但是并不涉及统合缺陷具体的认知和生物学机制。

第四节　孤独症隐喻理解缺陷的神经假说

一、右脑缺陷

右脑缺陷假说（Right Hemisphere Deficit）来自 Beeman 和 Chiarello（1998）提出的语义编码理论，该理论指出大脑右半球负责粗略的语义编码，包括处理在语义概念上关联性较远的词以及歧义词的多重理解。神经语言学的研究证据更多指向右脑对于包括隐喻在内的隐含语义编码的优势效应（Gold，Faust，2010）。微解剖学研究则证明，在语言相关的脑区，右脑神经元比左脑具有更大的输入域，它可能与隐含语义加工有关（Lee，Dapretto，2006；Rapp，Mutschler，Erb，2012）。

据此，有理由推测孤独症者的隐喻加工困难很可能与右脑缺陷有关。对于这样的假设，有人借鉴对右脑损伤和非言语学习障碍者的研究方法，证实了孤独症者右脑存在发育缺陷，且隐喻加工能力明显不足。

（Bálint，Ágnes，Csaba，2014）近期的行为研究（Argyriou，Byfield，Kita，2015）、事件相关电位研究（Gold，Faust，Goldstein，2010）、脑成像研究（Rusner，Todt，Knörgen，Spielmann，Auhagen，2015）和脑磁图研究（Cacciari，et al.，2011）从多个角度指向了一个结论：右脑对于不同类型的隐喻加工有显著的功能优势效应。而对于孤独症者而言，这种效应并不存在。例如，有神经语言学研究采用忽略社会语言情境的视野分离范式（Divided Visual Field Paradigm）发现在理解新异隐喻时，孤独症者右脑的参与度非常低（Gold，Faust，2010；Gold，Faust，Ben-Artzi，2012）。相同的右半球缺陷在其他有关该群体象征性语言的研究中也得到了证明（Colich，et al.，2012；Saban-Bezalel，Mashal，2015）。可见，右脑对于隐喻加工具有突出作用，右脑缺陷假说表明了孤独症者在隐喻理解上存在右脑加工优势效应的缺失。

二、双脑协同失调

右脑缺陷假说对于孤独症者隐喻加工的解释是较为普遍的观点，但随着认知神经科学技术的不断进步，很多研究表明，左脑在隐喻加工中的作用也不容忽视，且体现出隐喻加工的双脑协同性特点。Yang（2014）的元分析涉及了 3 个语言加工的核心区域：颞中回、颞上回、额下回，它们分别负责语义的激活、整合、选择。3 个区域都参与了隐喻理解任务，只是在右脑它们负责更加粗略的语义分析，在左脑则负责精确的语义加工。在有关割裂脑和脑损伤病人的言语研究中也发现，左脑的激活和精确语义信息有强烈的关联性，而右脑对于生疏的、异常的、低级的以及隐含语义的加工表现出高水平激活，二者对隐喻加工都具有重要作用，只是功能倾向不同。

对此，Faust 和 Kenett（2014）在支持双半球协同的精细-粗略语义加工模型（Fine-coarse Semantic Processing Model）基础上提出了刚性-混沌语义连续体模型（Rigidity-chaos Semantic Continuum Model），这是一个解释隐喻语义加工的连续直线系统（见图 2-1）。

模型最左端是以刚性组织规则形式体现的心理词汇状态子系统，每个节点可以视作一个词汇概念，且只能顺向同另一个节点链接，概念之间是低联通性的。字面含义和常规隐喻的加工处于模型左端，主要由左半球负责。最右端的是以混沌性组织规则形式体现的心理词汇状态子系统，每个节点均与其他节点多向联通。新异隐喻和创造性含义加工处于右端，主要由右半球加工。处于中间的则是一个平衡整合的状态。当个体需要完成隐喻加工时,会在模型中进行左右脑参与度的动态调整,以达到隐喻的通达。左右两个系统是通过在创新性加工上不同的表现形式来协同作用的。HFA 患者在新异隐喻上的加工缺陷可能与其创新性词汇加工不良有关,这将导致他们无法完成左右脑的协调以到达隐喻的最佳理解。

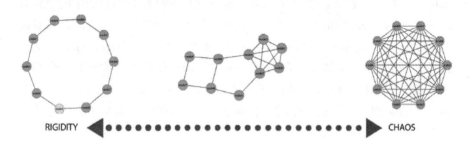

图 2-1　刚性-混沌语义连续体模型

三、脑结构沟通不良

沟通不良理论(Underconnectivity Theory)最早由 Just、Cherkassky、Keller 和 Minshew(2004)提出,所谓"沟通不良"是指两个功能相关联区域在执行同一任务时神经信息沟通不良。该理论的早期观点指出,HFA 患者普遍存在额叶和脑后皮层的沟通不良,随着技术手段的进步,对于这一理论的解释从皮层表面转向皮层下,从功能层面转向结构层面。

在脑功能研究中,Just 等(2004)使用功能性磁共振成像(functional Magnetic Resonance Imaging,fMRI)技术对比了 17 个 HFA 患者和 17 个对照组被试在语言理解过程中脑区的激活情况。脑成像显示,HFA 患者大脑颞横回后上部比额下回的激活强烈。前者负责处理句子中个别单词的语义,而后者负责的是对句子的理解。该区域的激活水平低表明他们加工结构复杂的句子时有困难。HFA 患者语言加工缺陷多来自额叶和后脑皮层功能连接异常,其中额叶区域包括额中回、左侧额下回;脑后皮层部分包括左侧颞中回、左侧额中回前部、右侧颞顶连接等。(Weng,et al.,2010)

此外,Monk 等人(2010)发现了 HFA 患者在额叶-后脑皮层之外诸如额叶和脑岛、颞叶、顶枕区等区域间的连接问题,这些区域与通过文字完成表象、想象等整合性任务有关。也有研究发现,HFA 患者颅顶皮层的心理理论区域的功能连接不良，这可能导致上文所讨论的心理理论能力的不足，从而影响其隐喻加工。（Williams，Brignell，Randall，Silove，Hazell，2013）

脑结构方面，有磁共振成像（Magnetic Resonance Imaging，MRI）研究将沟通不良的区域定位到皮层下，其中白质研究最具有代表性。Sahyoun 等人（2010）的弥散张量成像发现，孤独症者在临近前额皮层、扣带回、颞顶联合区的白质体积较小，白质通路更加贫乏，并在连接额叶和后部语言区的弓形纤维束上多体现为白质的完整性缺失。（Fletcher，et al.，2010；Kumar，et al.，2010）在对头围和白质体积的测量中，Fletcher 等人和 Kumar 等人也发现，孤独症新生儿的头围和白质体积比正常儿童小，但在随后的 6－14 个月内有较快增长。Just、Keller、Malave、Kana 和 Varma（2012）的 fMRI 的测量结果则表明，90%的孤独症儿童在 2－4 岁时的白质和灰质均急剧增加。而近来的研究已证明，白质的联通性直接影响言语创造力（Zhao，Yang，Lu，Zhou，Li，2014）。此外，Booth、Wallace 和 Happé（2011）则发现孤独症者胼胝体体积较小与创造性不足显著相关。在之前的讨论中可见发现创造力与新异隐喻加工密不可分。这表明对于隐喻加工而言，他们具有一个典型的脑内连接性发育模式，有理由推测，孤独症者新异隐喻加工缺陷与其脑白质、胼胝体等脑结构缺陷导致的神经信息沟通不良有密切联系。

第三章　孤独症隐喻理解缺陷的研究进展

认知心理学认为，隐喻是人们通过一类事物来知觉和理解另一类事物的认知加工过程。有关正常人的隐喻加工研究主要关注隐喻加工的认知机制问题，且研究主要从隐喻本身的特性角度出发，较少考虑隐喻材料以外的因素。然而，当某些原因导致个体无法顺利完成隐喻语义整合时，则会造成隐喻的歧义和误解导致言语信息加工失败。例如，右脑损伤、唐氏综合征、孤独症等患者，均在不同程度上存在隐喻加工问题。（Gocmen，Guler，Kose，Oguz，2015；Lifshitz-Vahav，Shnitzer，Mashal，2016；Ho，Stephenson，Carter，2017）其中，孤独症的隐喻加工研究近年来逐步受到重视。其主要原因在于以隐喻为代表的非字面语义理解困难是孤独症核心障碍的重要表现，对该群体隐喻理解问题的研究有助于深入考察该病症社交问题的关键部分。言语和社交问题是孤独症的核心症状，该类患者早期的言语发育迟缓可能导致其终身的语言问题，甚至无语言。（Eyler，Pierce，Courchesne，2012；Williams，Hastings，Charles，Evans，Hutchings，2017）由于孤独症群体存在不同的类型，例如，对于高功能孤独症者而言，他们通常可以较为标准地阅读和发音，也能基本通达说话者的直接语义，但是对于诸如隐喻、反讽、转喻、幽默等非字面语义的理解依旧存在困难。（Solomon，Olsen，Niendam，Ragland，Yoon，Minzenberg，Carter，2011；Van Herwegen，Dimitriou，Rundblad，2013；Samson，Huber，Ruch，2013）有研究发现，这类问题通常伴随着较低的语境敏感性（Context Sensitivity）使得高功能孤独症者无法多方位且有效获得情境中的言语及非言语信息，从而无法为潜在的语义通达提供有效线索。（Pijnacker，Geurts，Van Lambalgen，Buitelaar，Hagoort，2010）语境敏感性的不足将导致该群体在理解以隐喻等形式表达的语义信息时出现过度表面化理解的现象，从而歪曲和误解他人的真实意图。（Fishman，Yam，Bellugi，Lincoln，Mills，2011）

关于孤独症隐喻问题，心理学领域研究虽然尚不丰富，但却具有一个较早的历史起点。Kanner 于 1946 年首次在孤独症研究领域使用了"隐喻语言"（Metaphorical Language）的概念。在报告中，Kanner 提到了一个名字叫 Gary 的 5 岁孤独症儿童的个案。该儿童在日常活动中，无意地将家中装面包用的竹篮称作"家庭面包店"。很显然，这是一种隐喻的现象，Kanner 参考修辞学的特点将孤独症儿童的这种语言现象界定为隐喻（Kanner，1946）。但这种界定遭到心理学研究者的质疑，因为该儿童后来将装煤炭等其他用途的篮子也称为"家庭面包店"。可见，这种简单的语言学界定，未能真正地体现隐喻背后的社会认知和交流上的心理学意义。随后，孤独症者隐喻现象逐步受到重视。Happé（1993）首次采用实验的方法从心理理论角度对该群体的同义词、明喻和隐喻等象征性语言加工进行了探索，并指出象征性语言理解的能力与心理理论水平有显著的正相关。Stewart、McElwee 和 Ming（2013）则从关联理论角度指出，孤独症者隐喻加工的缺陷来自对概念加工不足造成的信息匮乏，这致使其无法通过语境来判断、取舍本体和喻体之间的正确属性，形成特定"关联"。来自执行功能缺陷的观点则将问题的关键指向了孤独症者的认知灵活性、工作记忆、抑制控制等能力的不足（Mashal，Kasirer，2012）。也有研究从孤独症者特有的 WCC 角度出发，认为 WCC 的认知风格导致其在句子理解中偏向关注单词等细节，这阻碍了他们对句子语义的整合和对隐含语义的加工。（Hermann，et al.，2013）随着脑成像技术的进步，问题焦点转向了对该缺陷的脑功能和脑结构的解释上。右脑缺陷假说、双脑协同假说、沟通不良理论先后从半球优势、双半球协同、皮层上及皮层下脑区间信息沟通不良等角度对该缺陷的神经生理机制进行探索。目前，对孤独症者隐喻加工缺陷的解释各有侧重，并不统一，作为语用缺陷的主要特征之一，隐喻加工缺陷严重影响该群体对日常社交信息的准确理解和表达，因此对该问题的研究具有重要意义。

第一节　孤独症隐喻加工研究的隐喻分类

一、传统隐喻与新异隐喻

根据对以往文献的梳理可以发现，传统隐喻（Conventional Metaphor）

和新异隐喻（Novel Metaphor）是普通人隐喻研究中的常见分类形式，二者可视为隐喻发展的两个阶段。（Forgács，Lukács，Pléh，2014）之所以对隐喻进行熟悉性的分类是由隐喻本身的特性以及不同熟悉程度隐喻的加工机制不同决定的。一方面，在日常生活中，个体会主动原创出未曾出现过的隐喻，在经过多次的使用、重复以及推广后会变得越发熟悉。例如"月亮是玉盘"，由先前的不熟悉发展到几乎每个人都耳熟能详的程度。这一隐喻句经历了从原创到熟悉的过程。甚至有些隐喻例如"铁公鸡""领头羊""老黄牛"等隐喻表达已经变为约定俗成的用法，从而成为"死隐喻"。因此，对隐喻做熟悉性方面的区分对于细化隐喻的深入研究具有必要性。另一方面，有研究发现，个体在加工熟悉的隐喻和新异生僻的隐喻时具有不同的加工机制和脑激活模式（Mashal，Vishne，Laor，2014）。例如，有研究发现，人脑的左半球对于熟悉性较高的传统隐喻具有加工优势，而右脑对于本体、喻体关系相对疏远的新异隐喻等模糊语义形式则更具优势（张疏、罗本燕，2012）。传统隐喻加工对言语流畅性的需求更大，而新异隐喻加工需要认知灵活性的有效运用。相比传统隐喻，新异隐喻的理解难度更高。因此，为更清楚地探明二者之间的区别，对隐喻做熟悉性上的分类也具有操作上的必要性。

孤独症隐喻研究中，研究者沿袭了普通人的隐喻分类方法，主要是因为孤独症被认为是一种右脑发育缺陷类疾病（Baek，et al.，2015）。新异隐喻的设置是为了对这一假设进行检验所考虑的内容。因此，在孤独症隐喻研究中，对隐喻进行熟悉性的分类最具代表性。

另外，传统隐喻和新异隐喻由于熟悉性的不同，因而在加工难度上有所差异。传统隐喻较为常用，其加工难度相对较低，无需额外的认知资源参与。新异隐喻则具有一定的新异性，需要被试的常识、想象力、创造力的参与来完成理解。而孤独症者通常在常识、抽象思维能力、创造力等方面存在缺陷。这些缺陷可能与右脑发育不良有关。例如，Gold 等人（2010）研究发现，孤独症者在理解两种隐喻时均存在困难，其中新异隐喻的理解困难更加明显。对于这种从未见过的隐喻内容，孤独症者通常只从字面含义角度出发，将其作为错误句子理解。孤独症者对于传统隐喻和新异隐喻的加工差异不同于普通人的研究结果强化了研究者对于该问题的关注程度，因此，从隐喻的认知加工研究角度而言，隐喻熟悉性分类是主要的分类形式。

二、知觉隐喻与物理-心理隐喻

知觉隐喻（Sensorial Metaphor）指隐喻的源域和目标域均来自物理范畴，且本体和喻体概念的共同特点属于感知觉范畴，例如"河流是丝带"，本体和喻体的共同特点是"弯曲"，该特点是可以直接被视知觉捕捉（Spinelli，Micocci，Ajovalasit，2016）。物理-心理隐喻（Physico-Psychological Metaphor）指源域和目标域分别来自心理范畴和物理范畴的隐喻，本体和喻体概念的共同点通常为抽象的心理现象或特征（Melogno，Pinto，Orsolini，2016）。例如，"父亲是火山"。对于该句子的理解，被试必须抽象出"父亲的脾气和火山一样火爆"。其理解过程经过从物理范畴到心理范畴的抽象过程，因此更具复杂性。

在普通人的隐喻研究中并未见直接从隐喻本体和喻体之间关系的物理性和抽象性及心理复杂程度角度对隐喻进行的划分。并非说明普通人加工这两种类型的隐喻不存在差异，只是因为孤独症的核心症状中对于他人心理状态的洞察力和感知力的明显不足与此有关（Laghi，Lonigro，Levanto，Ferraro，Baumgartner，Baiocco，2016）。例如，早期的研究发现，孤独症在完成心理推理和错误信念任务时存在明显的不足（Bloom，German，2000）。因此，在孤独症的隐喻研究中将隐喻区分为知觉隐喻和物理-心理隐喻对于我们从非字面语义加工角度探索孤独症的隐喻加工和心理推理能力之间的关系具有重要意义。在孤独症的隐喻研究领域，Melogno 等人（2012）在研究中指出，应该从隐喻的本体和喻体之间关系的物理性和抽象性及心理复杂程度角度对隐喻类别进行区分和探索，并提出了这一维度的分类方法。虽然后续研究有所提及但均未以该维度为自变量在孤独症隐喻研究领域展开直接的研究。因此，本研究采取这种分类方式，通过系列实验进行了探索。

第二节　孤独症隐喻加工的研究范式

一、句子完成范式

句子完成范式又称句子补足范式。为了研究孤独症者对字面含义、明喻和隐喻句子的语义加工情况，Happé（1995）使用了该范式，通过控

制句子中的系动词 "was" 后是否有 "like" 来区分明喻和隐喻的条件。被试需要完成明喻（Simile）、隐喻（Metaphor）、同义词（Synonym）3 类句子的补足任务。在同义词条件下，句子只包括单词字面上的含义，用来核查被试是否理解实验任务。其中，未完成的句子以 "really was ..." 结尾，例如 "Jane was so pale and quiet. She really was...", 为了完成这个句子，按照同义词的规定，被试需要填入 "a student" 定义句子中主人公身份的词组；明喻条件中，未完成句子以 "was like..." 结尾，例如 "The dog was so wet. It was like...", 在该类型句子中，被试需要根据先前的语境完成一个明喻句子，例如可以填入 "a kid"；隐喻条件中，未完成句子以 "really was..." 结尾，例如 "The dancer was so graceful. She really was...", 为完成这个句子，被试可以根据先前语境填入 "a swan"。具体操作时，被试需要从每个条件后的 6 个选项中选择合适的词补全句子，并读出来。其中 5 个词是正确答案，1 个是干扰词。在多个句子完成任务中，只要语义正确，备选词可以重复使用。此后，Norbury（2005）对该范式进行了简化，对 3 个条件中的所有句子进行了混合随机呈现，并将其演变成 4 选 1 的迫选方式。这种改动可以有效防止被试依靠排除法来完成选择。该范式不仅可以考察隐喻语义的理解也可以考察隐喻语义的生成。因为在进行目标词的选择和句子完成过程中，被试经历了语境信息的整合和隐喻语义的生成。该范式对于孤独症者而言具有较高的可操作性和实效性，因此作为孤独症儿童隐喻研究的主要方法而被后续研究广泛采用（Kasirer，Mashal，2014；Melogno，D'Ardia，Pinto，Levi，2012）。该范式的优势在于通过句子成分的微妙设置，就可以分别体现出字面含义、明喻、隐喻的内容，保证了句子在整体结构上的统一，减少了由于句子长度不一致造成的误差，且可通过对选项的取舍，来实现由对隐喻理解的考察转变成对隐喻生成的考察。但由于不同语言的特殊性，该范式中的句子材料可能在语法上无法严格对应，使得该范式的使用需要在满足其要求的语种下使用，运用范围受到了限制。

二、隐喻干扰范式

隐喻干扰范式是在普通人研究中关于字面语义和非字面语义加工时序性问题的争论中提出的。Glucksberg、Gildea 和 Bookin（1982）在对传统的顺序隐喻加工模型进行批判的基础上提出了一个平行隐喻加工模型，并开发了一个经典范式，由于其中主要体现的是隐喻语义的干扰作用，因此将其命名为隐喻干扰范式。最初的范式中，包含 5 种句子：（1）高象征性句子，该类句子中的尾词概念是先前概念的一个具体表征形式，且对于先前概念具有较高的代表性，例如"一些鸟是知更鸟"；（2）低象征性句子，该类句子中的尾词概念同样是先前概念的一个具体表征形式，但其对先前概念的代表性相对较低，例如"一些鸟是企鹅"；（3）标准错误句子，该类句子是将前两类句子中先后的概念词打乱随机搭配，形成语义无法理解的错乱句子，例如"一些鸟是苹果"；（4）标准隐喻句子，该类句子是典型的隐喻句，有本体和喻体，且隐喻语义是正确的，例如"一些工作是监狱"；（5）杂乱隐喻句子，该类句子是将隐喻句的本体和喻体杂乱拼凑而成，隐喻语义和字面语义均无法理解，该类句子与标准错误句的主要区别在于，标准隐喻句中先后的概念词只来自标准隐喻句的本体和喻体，如"一些鸟是监狱"。其中，标准隐喻句子的字面含义是无法理解的，但是隐含语义可以理解。错乱隐喻句的字面和隐含语义都难以理解。被试的任务是判断这些句子字面意思是否正确。实验的结果发现，标准隐喻句子的反应时是最长的。这表明，被试在加工字面含义的同时也存在对隐含语义的无意识且自动的加工，从而导致认知资源消耗的增加。Glucksberg 等人认为，该结果支持隐喻理解的平行加工说。随后 Hermann 等人（2013）采用同样的范式，发现在标准隐喻句子条件下高功能孤独症者和 AS 者与正常对照组都表现出较长反应时和较低正确率，这表明两类人群与正常人有相同的隐喻加工方式。该结果与之前采用其他范式的研究结果相反（Kaland，Mortensen，Smith，2011）。通过比较不难发现，结果上的差异可能来自研究之间选取被试的标准不同，以上研究中对被试的诊断使用 DSM-Ⅳ版的标准，此版本中未将 AS 和孤独症区分开，也就是说，可能由于 AS 患者的良好表现掩盖了该组被试的隐喻加工困难。虽然采用该范式对于不同类型的孤独症者隐喻加工情况的考察结果不尽相同，但是该范式得到了该领域内研究者的普遍认同。虽然我们并不能排除隐喻干扰范式在应用上的局限性，但在考查孤独症及其他语言缺陷患者的隐喻加工时，该范式仍具有较高的理论和应用价值。

三、故事图片任务

鉴于孤独症者对交流相对淡漠却对视觉刺激表现出强烈的偏好，Annaz 等人（2009）使用图片和简单语言的形式呈现隐喻情境。起初他们尝试用适合儿童使用的故事图片任务研究了 HFA 儿童隐喻和转喻的发展特点。图片故事任务中包含具有隐喻和转喻情境的简短小故事各 10 个，每个短故事由 3—4 小节组成，各小节均配有一幅彩色手绘图片。最后一节包含隐喻或者转喻的关键词，儿童需要判断故事中的人物最后将会做什么。例如，其中一个故事的前 3 节叙述了"Stuart 在剧院工作，为了招揽顾客，他办了一个展览，老板通知了很多人过来观看"，最后一节表述了"Stuart 在家，老板来电话说：Stuart 你做到了，有一股潮水涌入剧院"，然后提问 HFA 儿童"潮水"是什么。如果他们能将其理解为"人潮"则视为通过测试。后续的研究也运用了类似的故事范式，从不同的语境角度对 HFA 患者的隐喻理解进行研究（Olofson，et al.，2014；Persicke，et al.，2012）。与词对或单纯的句子范式相比，故事图片任务的情境性更强，并且图片的存在能增加趣味性，适合年龄较小的被试。另外，图片能够随时为被试提供反复观看和理解的机会，可以防止由于记忆缺陷导致的语义无法理解而影响研究结果。

第三节　孤独症隐喻加工的 ERP 研究

一、普通人隐喻加工的 ERP 成分

N400 成分。在早期有关普通人阅读的脑电的研究中，Kutas 和 Hillyard（1980）最早发现了 N400 成分，即当以句子呈现的刺激材料尾词出现和之前语境相违背的情况下，会在尾词出现后的 400ms 左右的时间段内出现一个负走向波。在最初的实验中，实验材料以逐词形式呈现，每个句子由 7 个单词构成。实验开始时，句子的每个单词每 1s 呈现一个。被试的任务是默读，且需要在实验结束后回答关于句子内容的问题。实验中的句子可分为三类：第一类为语法、语义和字母大小都正确的句子，如"她在热面包上抹了一些黄油"；第二类为语法、字母大小都正确但句子最后一个词故意设置为歧义词（该词与先前句子的语境不相符），如"她在热面包上抹了一些袜子"；第三类是语法、语义都正确，但句末的单词以变大的字体呈现。随后的 ERP 结果分析发现，句末突然变大的词引发了 P300 成分，在 560ms 达到峰值，而句尾歧义的词诱发了一个在 400ms 左右达到峰值的负成分，因此将其命名为 N400。相比正常的句子，句尾具有歧义词的句子的 N400 成分波幅显著较大。随后有关该成分

的研究集中在其产生的原因方面。在随后的研究中，Kutas 和 Hillyard 发现 N400 成分的波幅与歧义词对其语境的背离程度相关。在实验中，他们设置了具有高歧义、低歧义两种语义背离程度的歧义词的句子和无歧义句子。其中无歧义的句子叙述了正常的语义逻辑，如"比萨饼热得简直没法吃了"；低歧义句具有较小的语义违背程度，如"比萨饼热得简直没法喝了"；高歧义句的语义背离程度最大，如"比萨饼热得简直没法喊了"。结果发现，N400 的波幅随着语义背离程度的增大而变大。此外他们发现 N400 的波幅与被试对句子最后一个词的期待程度呈负相关，同时，N400 也被认为是提取与词所属句子相关信息的难易程度的重要指标。（Kutas，Federmeier，2011）

在隐喻研究方面，N400 是主要涉及的脑电成分，以往研究围绕该成分涉及隐喻的句子语义违反、句法违反、语境效应等内容。隐喻研究中，有研究采用尾词范式发现，当尾词为喻体词时所诱发的 N400 波幅要大于直义词所诱发的 N400 波幅，只是在波形上无显著差异。波形相同但波幅不同，这意味着隐喻句的加工和直义句加工在机制上具有重合之处，但较大的波幅意味着隐喻语义的加工需要更多的认知资源参与（Schneider，et al.，2014）。另外，有关隐喻的加工时程问题，Pynte 等人（1996）基于顺序加工模型的假设进行了探索，该模型认为，隐喻语义的加工发生于对字面语义的加工之后，二者在时间上具有先后的时序性，是不同的加工过程。他们假设 N400 的波幅能反映最初的本意通达难易程度，为此，他们设置了三类句子材料：直义句，如"Those animals are lambs"；传统隐喻句，如"Those babies are lambs"；新异隐喻句，如"Those students are lambs"。并且，他们在三类句子上附加了恰当或者不恰当的语境来变化隐喻语义的加工难度。实验结果发现，隐喻句较比直义句引发了更大的 N400 波幅，该结果证明了他们的假设，这说明隐喻语义理解在初期阶段与直义语义的理解有所不同，隐喻语义是在直义理解的某个阶段获得，这一结果支持了隐喻理解顺序加工模式。但该研究也发现，在 600－1000ms 的时间窗口内，隐喻句和直义句在 ERP 正成分上无显著差异，表明隐喻句和直义句在晚期加工上脑电活动没有本质上区别，因此，这一结果又在一定程度上支持了隐喻理解的平行加工模型。该模型认为，隐喻语义和字面语义可以同时被加工。对于这样的结果，Tartter 等人（2002）提出了质疑，他们认为，由于尾词范式逐词呈现的时间先后性，实验材料所产生的尾词 N400 效应的差异很可能是由于隐喻句中尾词的可预测性小于直义句所造成的。因为，使用一种尾词与句子完全不相符的"错误句"，如"Those pens are lambs"，也会产生更大的 N400 效应。因此，使用词对范式排除了句子语境的干扰，使用无关词对和隐喻词对作为材料，结果证实，隐喻词对比无关词对引发了更大的 N400 波幅。后续的研究对尾词模式进行了优化，也发现了类似的结果（疏德明、刘电芝，2009；Coulson，et al.，2002）。此外，Arzouan 等人（2007）认为以往研究之所以存在结果的差异，可能是由于隐喻材料的不同，隐喻存在熟悉性的差异。他认为，隐喻可以分为传统隐喻和新异隐喻，二者在加工过程上存在不同的机制。其在实验中加入了错误句，并将隐喻分为传统隐喻和新异隐喻，结果发现 4 类句子引发的 N400 效应从小到大遵循直义句、传统隐喻句、新异隐喻句和错位句的顺序递增。这说明，直义句的加工最容易，错误句的加工最困难，且隐喻句和直义句具有相同的加工时程，支持了并行加工模型。总体上，N400 是隐喻研究的主要 ERP 成分，N400 的波幅能够较为敏感地反应隐喻语义的加工情况，具有普遍的公认性和客观性。

　　P600 成分。Osterhout 和 Holcomb（1992）最早提出 P600 效应。在阅读研究中，他们在具有主从句关系的句子中发现了该效应，并将这种句子描述为花园路径句（Garden Path Sentences）。例如，"The man watched by the woman was tall and handsome"。（Schmitz，Rubia，Van Amelsvoort，Daly，Smith，Murphy，2008）在这个句子中，句法偏好的以及简单的第一手分析会将被试带入花园路径之中。在最简单的句法分析中，"the man"可能会是这个句子的主语，即实施"看"这个动作的人。但是当被试在句子中遇到"by"这个单词时，就会意识到初始的句法结构分析是不正确的，而句子中的"the woman"才是实施观看的人。Osterhout 和 Holcomb（1992）在研究中发现，该成分主要分布在头皮顶部。该成分属于晚期成分，不具有明显的波峰，出现在歧义词后的 300－900ms 时间窗口内。由于该成分对句法加工具有特异性，因此被认为是句法的后期再分析与整合的过程的体现（Liu，et al.，2011）。

　　在隐喻研究中，相比 N400 成分而言，隐喻的 P600 成分的研究尚不丰富。Bambini 等人（2016）的研究发现，直义句、传统隐喻句、新异隐喻句之间并没有显著的 P600 差异。但 Coulson 和 Van Patten 的研究结果则发现：在尾词范式中，隐喻语义比直义语义产生了更大的 P600 效应。可见，对于该成分，研究结果间在隐喻研究领域存在一定的争议。详细比较可以发现，以上研究结果的差异可能来自对于隐喻句的语境的操控不同，语境可能起到重要的作用，当隐喻成分与前文语境或者阐述背景无关时，无论隐喻的熟悉度是大还是小，隐喻句只会产生更大的 N400 效应，而 P600 在各条件之间的差异并不显著。Rataj（2014）的研究则发现，同样是尾词范式，如果句子的句法结构固定一致的传统隐喻在句尾出现与句子相关性不大的词时，产生的 P600 波幅要大于新异隐喻，即对尾词的预期与前文越不相符，其诱发的 P600 波幅越大。Ortiz 等人（2017）设计了本义句、传统隐喻句、新异隐喻句和错误句 4 个句子类型，让被试判断句子是否有意义。参考 N400 效应，他们假设：新异隐喻需要更多认知资源的参与，因此诱发的 P600 波幅应该比起其他句子波幅更大。但实际的结果相反，新异隐喻引发的 P600 波幅最小。对此，他们认为在 P600 所对应的时间窗口中可能还存在另一种能反映语法违反的负成分，该成分在一定程度上抵消了新异隐喻的 P600 波幅。有关 P600 的隐喻研究并不丰富，该成分的观测主要集中在对于隐喻句的不同呈现方式上，当对隐喻句的句法格式做统一限定或无语境的差异时，隐喻的 P600 效应将不明显。

二、隐喻加工 ERP 研究的常用范式

尾词范式。该范式通常在考查单词与句子的语义整合情况下使用（Kiefer，2002）。在尾词范式中，语料的呈现以逐词形式进行，每次在屏幕中心呈现一个单词，直到句子全部呈现完毕。目标词出现在句子的末尾，因此称该范式为尾词范式。相对于整个句子而言，尾词可能存在多种不同的语义或解释方法。例如，在隐喻研究中使用尾词范式时，通常保证尾词出现之前的句子成分完全相同，只有尾词不同。尾词变化相同的句子可能存在直义、隐喻义和无意义几种可能，以此来区分不同的实验条件。针对尾词出现后产生的脑电成分进行脑电成分分析。例如，Pynte 等人（1996）先后使用该范式考察了传统隐喻、新异隐喻和直义句之间的 N400 成分，发现在不同句子中，尾词引发的 N400 波幅具有不同变化，加工相对复杂的隐喻句的 N400 波幅显著大于直义句。

双词范式。双词范式类似于最简单的尾词范式。在简单的尾词范式中隐喻以"X is Y"的句式呈现，"X"和"Y"分别对应隐喻的本体词和喻体词。在双词范式中，本体词作为启动词先呈现，喻体词作为目标词后呈现。两个词之间的关系可根据实验条件分为隐喻关系、直义关系或者无关等几种情况，被试的任务是判断两个词是否表达了相同的含义。（Coulson，Van Petten，2007）在结果分析中，对目标词诱发的 ERP 成分

进行分析。例如，Bonnaud 等人（2002）使用该范式分别从视听角度考察了传统隐喻词对、新异隐喻词对、无关词对和直义词对之间的 N400 差异，结果发现，隐喻词对比直义词对的目标词诱发了更大的 N400 波幅，但隐喻词对和无关词对之间并无显著差异。从材料生成的复杂程度可以看出，该范式的优势在于排除了句子上下文语境的干扰，能够更加直接探测被试对语义关联性的认知情况。但由于忽略语境内容，双词范式的生态效度无法充分保证。相比简单的尾词范式，双词范式更能凸显源域和目标域之间的关系性，但是在生态效度上稍微欠缺，因此，双词范式和尾词范式各有利弊。

S1－S2 范式。S1－S2 范式也叫复合刺激范式。所谓复合刺激是指启动刺激为一个隐喻句，作为一个信息单元来启动目标词。（Neumann，Mohamed，Schweinberger，2011）该范式同双词范式相比，启动刺激 S1 的复杂性较高。当作为启动刺激的隐喻句出现后，随即呈现目标词 S2。目标词可分为能够解释先前隐喻句的内容的词和与之前隐喻句无关的词。S2 所诱发的 ERP 成分参与分析。例如，Sotillo 等人（2004）的脑空间定位研究采用了 S1－S2 范式，要求被试评判隐喻句子和目标词之间的一致性的高低，借此评估隐喻加工所对应的激活脑区。结果发现，在颞上回中部和后部上产生了较大水平的激活。该范式也是隐喻研究中的重要范式，相比双词范式，S1－S2 范式更加强调隐喻语义和语境信息加工的重要性，在考察深层语义加工中具有较高的应用价值。

三、孤独症者隐喻加工的 ERP 研究

目前，在孤独症隐喻加工领域使用 ERP 技术进行的研究尚不丰富，研究仍旧处于探索和初步论证阶段。其主要原因包括几个方面：首先，ERP 技术对被试参与实验的稳定性的要求较高，尤其需要被试在实验过程中确保肢体保持固定，且需要情绪稳定，按照指导语严格执行。ERP 的研究通常需要较多的试次和较长的时间，这对于稳定性相对较差的 ASD 者来说具有一定的难度，因此，领域内的 ERP 研究较少；其次，隐喻属于语义的加工，是深层次的认知加工过程。（Shutova，2016）对于大多数的孤独症者而言，其语言理解和表达能力处于较低的水平，尤其对于低功能孤独症者来说，隐喻的 ERP 实验是无法完成或无意义的。因此，被试数量的局限性也导致了同类研究数量不足。即便如此，仍有研究者对此进行了尝试。他们主要从被试的年龄和能力角度考虑，选取年龄较大的

青年高功能孤独症者作为被试，配合良好的操作规范和引导方法，实现隐喻 ERP 实验的数据搜集和分析。目前只有 Gold、Faust 和 Goldstein（2010）采用 ERP 技术对一类 ASD 者-AS 者隐喻加工进行了考察。在对 HFA 患者隐喻加工的事件相关电位研究中，为了排除句子语境的影响，他们采用双词范式单独考察隐喻加工的语义关联性问题。实验材料以词对的形式呈现，要求被试判断启动词和目标词是否传达了相同意义，前者是名词，后者是名词或者形容词。词对的筛选包括 4 个方面：字面正确性和比喻性；熟悉程度及字面正确的隐喻词对的新异性；抽象性和具体性；词频检测。所有词对按照字面语义、常规隐喻、新异隐喻、无关语义分为 4 种条件，并在长度、词频、具体性、语法种类和语法结构间平衡。实验中，当被试感知到词对的语义关联性较强时，体现为 N400 波幅减少，而语义关联性感知较弱时，则表现为 N400 波幅增大，以此探测被试在不同隐喻类型中对本体和喻体的内在联系的加工情况。研究结果发现，AS 组在新异隐喻和传统隐喻条件下，目标词诱发的 N400 波幅显著大于正常组，且新异隐喻的 N400 波幅最大，甚至大于无关词对。这一结果表明，孤独症者的隐喻加工可能遵循与常人不同的模式。虽然该研究得出了初步的结论，但并未检验 ASD 者在句子条件下的隐喻加工情况，也未对加工机制进行进一步的探索。总体上，采用 ERP 技术对孤独症群体的隐喻加工进行考察的确具有必要性，但同时也存在一定困难，有待于研究者进一步克服。

第四节　孤独症隐喻加工缺陷研究的背景

一、问题提出

从对以往文献的梳理可以发现，对于高功能孤独症隐喻加工缺陷的解释是从不同角度展开的。支持心理理论缺陷的观点认为隐喻只是高功能孤独症者“读心”能力缺失的外在表现形式，归根结底，隐喻等非字面语义加工不良和语言本身并无关系。从以往研究可以看出，心理理论缺陷的确和隐喻加工缺陷具有一定的相关关系，并且从外显结果看来，心理理论能力不足也是高功能孤独症者较为普遍的认知缺陷。但对于心理理论缺失视角解释隐喻加工缺陷目前尚缺乏神经生理及生物基因层面的有力证据，值得进一步探索。此外，心理理论缺陷对高功能孤独症隐喻加工缺陷的解释力停留在体现说话方意图的隐喻中，而对于缺乏情感和意图的中性隐喻，或者在说话时没有情感融入的隐喻，则解释力不足。例如，"山峰是帽子"，只是在表达山峰的形状如同帽子一样。并不体现说话者的心理意图。因此，心理理论缺陷对 HFA 中性隐喻的加工缺陷的解释力需要进一步论证。

相比之下，关联理论则将问题点直接定位在了神经语言学层面，从概念及概念间关联的角度提出高功能孤独症隐喻加工缺陷来自对概念认知构建及使用的不良。概念加工不良的直接表现就是概念属性的理解和表达不足。隐喻加工必须涉及本体概念和喻体概念的通达，以及二者之间相同属性的匹配。当个体能够从两个概念的多个属性中提取出相同的属性时，意味着个体能够发现本体、喻体概念间的相同或相似点，而这也是隐喻加工顺利完成的基础。关联理论对高功能孤独症隐喻加工缺陷的解释具有一定的合理性，但在实证领域尚缺乏实质性的支持，并且对于高功能孤独症群体的概念加工问题的探究并未深入进行，因此，这也将是未来研究的一个方向。

来自执行功能视角的解释则相对具有针对性，将解释的焦点放在了语言认知加工的具体阶段上。执行功能包括计划、认知灵活性、工作记忆、抑制等内容，而在高功能孤独症隐喻加工缺陷的解释上主要细化为言语流畅性，对字面含义的抑制性，言语工作记忆等方面。目前，已经有研究指出高功能孤独症存在执行功能上的不足，显然，这种不足很可能影响隐喻加工。尤其是在对于传统和新异隐喻的加工中，被试可能遵循不同的加工机制。传统隐喻的理解对于言语流畅性的需求更大，而新异隐喻的加工则需要认知灵活性的有效运用。但目前的研究方法主要集中在相关研究层面，尚缺乏有力的实证研究证据。执行功能对隐喻加工的直接解释仍旧需要进一步确定。

WCC 理论作为解释孤独症谱系障碍者多种发育缺陷的主要理论，在隐喻加工缺陷的解释上也具有重要地位。从文献梳理发现，目前对于一般性的语言加工而言，高功能孤独症者的确体现出了 WCC 的加工特点，对于视觉呈现的句子，他们偏向于加工句子局部的词汇，在将词汇信息结合语境整合成正确的语义时存在不足。因为相比语言障碍等语言发育延迟患者，存在 WCC 特点的高功能孤独症患者体现出了隐喻加工的不良，因此有研究者推测这种不足是导致隐喻缺陷的重要原因，但目前尚未发现具体的实证研究证据。

在隐喻的认知神经机制方面，目前的研究对于高功能孤独症者隐喻加工的相对困难的解释主要以右脑缺陷、左右脑协调不足、沟通不良几个假说方面进行探索和解释。右脑缺陷通常被认为是孤独症认知加工缺陷的神经基础，由于右脑主要负责抽象思维、隐含语义的加工，因此，该假说受到了诸多研究者的支持；左右脑协调不足假说则认为高功能孤独症者在右脑缺陷的基础上也存在左右脑协同作用能力的不足，这一缺陷可能致使他们在进行字面语义和隐含语义的加工过程中无法对语义信息进行有效的沟通和整合。该观点可认为是对右脑缺陷假说的进一步说明和补充；而沟通不良假说则是在解释孤独症诸多认知加工问题的"沟通不良理论"基础上提出来的，认为 HFA 者脑内神经连接的异常，导致他们在不同脑区的简单信息沟通问题妨碍隐喻语义的准确加工。但目前尚未见直接针对该假说对高功能孤独症隐喻加工作用机制的有力验证。对于该问题的解决，采用 fMRI 或 MRI 等先进的脑成像技术可能是更为有效的手段。

总体上看，目前有关 HFA 隐喻加工的研究仍旧不够丰富，当前的研究结论虽然多数偏向该群体隐喻加工缺陷的存在，但对于该缺陷的内在机制和成因解释仍旧存在不同的看法。因此，对其中的某一个或某几个论点进行进一步的论证是目前需要解决的问题。

1. 以往研究存在的不足

（1）以往关于 HFA 隐喻加工缺陷的研究还不够深入和全面。研究多只涉及明喻和隐喻的对比、传统隐喻和新异隐喻的加工、隐喻和转喻的对比等。对于具体隐喻类别的比较仍旧不多见。而具体的隐喻类别加工差异可能是发现该群体隐喻加工缺陷的重要切入点。所以本研究尝试涉及新异和传统的同时，进行知觉、物理-心理隐喻的加工特点和机制探索。

（2）对于 HFA 者隐喻加工缺陷存在多种解释，其中"心理理论缺陷""执行功能障碍""关联理论假说"等观点均已经有研究进行了直接的实证性论证，而在 WCC 方面，有关 HFA 一般性语言认知问题的 WCC 研究已经出现，并且有研究者从理论层面提出了 WCC 对非字面语言加工的影响，但 WCC 是否能够解释 HFA 隐喻加工缺陷仍旧缺乏足够的实证研究支持。

（3）目前，国外已经从不同年龄层面关注 HFA 隐喻加工问题，国内对该问题关注较少，对该问题尚未见到神经生理层面的研究。语言文化差异是研究语言认知不可忽略的问题。汉语的语法和语言环境与外语的确存在不同。对于正常个体的隐喻加工的跨语言比较研究已经出现，但对于汉语 HFA 者的隐喻加工研究国内尚少见。

（4）当前国内外有关孤独症隐喻加工的研究所涉及的被试群体主要是孤独症儿童，对成人被试群体的关注较少。在 HFA 的隐喻加工研究方面也是如此。以往研究发现，HFA 成人在语言、社交方面较一般孤独症者具有更高水平。现实生活中该类成人多有适应社会生活的需要。然而，有关该类成人的隐喻加工能力是否在成年时期得到了提高，目前在学界所知甚少。

2. 当前研究的问题提出、总体思路与假设

研究主要采用行为实验和脑电实验考察汉语 HFA 成人的隐喻加工情况。鉴于目前有关 WCC 理论对孤独症者隐喻加工影响的解释尚不清楚，且有关推论关于孤独症隐喻加工中 WCC 特点是否存在，以及存在于隐喻阅读的视知觉层面还是深层语义加工层面仍旧需要进一步确定。因此，本研究试图从 HFA 成人 WCC 特点的视角出发，采用实验室实验的方法，探索该群体隐喻加工的特点，确定 WCC 特点是否也在隐喻加工中表达，以期为该理论的解释提供证据。

总体研究涉及两条线索，线索一通过与对照组的比较发现 HFA 者在熟悉性不同的两类隐喻的加工上是否表现出异常。关注 HFA 者的传统隐喻和新异隐喻加工的特点和差异，关注在两种不同类型的隐喻加工中，是否体现出 WCC 的加工特点，以及该特点如何在两种隐喻中变化体现，并通过脑电技术进一步探索两类隐喻加工的神经机制。

线索二在具体实验设计思路上与线索一相同，只是关注点集中在对知觉隐喻和物理-心理隐喻两种隐喻类型加工的对比以及高功能孤独症与对照组的对比。知觉隐喻和物理-心理隐喻是隐喻类型划分的另一个维度的两个水平，其在加工难度上有所不同。在探究 WCC 特点的作用层面外，探究物理-心理隐喻要求被试对心理意图层面的信息加工更加深入，在一定程度上对心理理论视角解释 HFA 隐喻加工缺陷的探索做了尝试。

根据以上研究思路，提出如下假设：

（1）HFA 成人存在隐喻语义整合的异常。在隐喻干扰范式中对标准隐喻句和杂乱隐喻句的反应时之间无显著差异。

（2）HFA 成人对于传统和新异隐喻的语义整合存在异常，可能体现出 WCC 的认知加工特点，由于新异隐喻加工的难度更大，新异隐喻的 WCC 特点要强于传统隐喻。

（3）HFA 者的脑电活动可能存在异常，如果右脑缺陷仍旧有所体

现，那么该组被试对于新异隐喻句的加工将失去右脑优势，体现为左右半球类似的激活模式。

（4）HFA 成人对于知觉和物理-心理隐喻的语义整合可能存在异常，且体现出 WCC 的认知加工特点，如果该群体仍旧存在心理理论能力方面的缺陷，那么对于物理-心理隐喻的加工将更加困难，WCC 特点将更加明显。

（5）HFA 者的脑电活动可能存在异常，尤其是物理-心理隐喻的加工将呈现出异于常人的脑激活模式。

二、研究意义

1. 理论意义

从 MIE 角度考察 HFA 隐喻语义的自动加工情况，一方面可以对以往有关假设进行验证，另一方面对于发掘汉语 HFA 成人的隐喻语义整合情况和本土孤独症隐喻语义加工研究内容提供了经验。

采用启动范式考察了 HFA 者隐喻语义整合的 WCC 特点。丰富了 WCC 视角解释孤独症隐喻语义整合机制的研究。对于探索孤独症隐喻语义整合问题做了新的尝试。

对于孤独症隐喻加工中的右脑缺陷假说、双脑协同不良等假说进行验证，为认知神经科学视角对于孤独症隐喻语义加工问题的解释提供实证研究支持。

2. 实践意义

可以增进对 HFA 群体语用问题的关注，增加对孤独症群体的关注。在人们日常生活中，孤独症者似乎是无语言或者语言发育迟缓的。但本研究关注的 HFA 成人是孤独症群体中功能相对较好的群体，他们对于正常的生活情境融入有自身切实的需求。本研究可以为社会各界了解该群体提供帮助。

可以为 HFA 语用障碍的进一步干预提供建议，对于干预和培训汉语 HFA 成人隐喻加工乃至非字面语言的加工提供辅助建议。本研究从认知加工角度对于 HFA 成人的隐喻语义整合问题进行了考察，发现的加工机制问题可以作为日后对于该群体非字面语义问题干预的理论依据。

可以为开发相关的教学、训练技术提供建议。本研究采用的实验材料是经过规则的生成指标和步骤评估得到，具有一定的规范性，可以为 HFA 群体隐喻语义问题的干预提供训练，并为其工具开发提供经验。

第四章　隐喻干扰效应与孤独隐喻理解缺陷的实证研究

第一节　研究目的与研究假设

本书概念界定中提到，Glucksberg 等人（1982）在研究中提出了 MIE，该效应的存在可以作为被试自动加工隐喻语义的指标。MIE 效应量＝标准隐喻句反应时—杂乱隐喻句反应时。根据对以往文献的梳理可以发现，多数 HFA 者存在隐喻加工缺陷，也有少数研究指出该群体的隐喻加工与常人没有差异。且鲜见国内本土化的实证研究。本研究采用经典的句子判断任务尝试探索汉语 HFA 者的隐喻加工是否存在缺陷，或者呈现出怎样的特点。本研究采用简化的 MIE 范式，考察汉语 HFA 成人的隐喻加工一般情况。基于此，本研究提出如下研究假设：

（1）在句子字面语义判断任务中，正常组的反应速度要比 HFA 快，错误率比 HFA 低。

（2）两组被试的反应时和错误率在三类句子上有显著的差异，标准隐喻句的反应时最长，其次是杂乱隐喻句，一般直义句的反应时最短。标准隐喻句的反应错误率最高，其次是杂乱隐喻句，一般直义句的反应错误率最低。

（3）正常组被试在句子判断任务中体现出 MIE，HFA 组未表现出明显的 MIE。

（4）回忆率方面，正常组被试的回忆率高于 HFA 组。

（5）正常组在标准隐喻句上的回忆率显著高于另两类句子，直义句的回忆率高于杂乱隐喻句。HFA 组在三类句子的回忆率上无显著差异。

第二节 孤独症隐喻理解的隐喻干扰效应实验

一、研究方法

1. 实验设计

实验采用 2（被试类别：HFA、TD）×3（句子类型：标准隐喻句、杂乱隐喻句、直义句）两因素混合实验设计。其中，直义句作为填充刺激不参与分析。因变量为被试在句子判断任务中的反应时和错误率及回忆任务中的回忆率。

2. 被试

研究从某孤独症康复机构随机招募 HFA 者 22 人，年龄在 16—31 岁之间，且均经过正规医疗机构的专业诊断，符合 DSM-Ⅴ 中关于孤独症谱系障碍的诊断标准。该组被试分别就读于某市特殊教育学校、普通中学或已在就业岗位。本研究涉及的实验内容已取得受试对象或其监护人的书面知情同意，双方已签订有关协议。研究内容属于语言理解的基础实验，不涉及伦理问题。实际参与实验的 HFA 有效被试 20 人（18 男，2 女）。另从某高校、职业中专、初中随机招募正常发育（Typically Developing，简称 TD）被试 20 人（18 男，2 女）形成对照组。两组被试生理年龄及中国韦氏成人智力量表（WAIS-RC）的测试总分、言语智力分数和操作智力分数的组间差异均不显著，具有良好的匹配度，详见表 4-1。

表 4-1 被试样本的描述统计

项目	HFA（$n=20$）	TD（$n=20$）	t	p
生理年龄（岁）	20.20±4.26	20.05±4.09	0.11	0.91
智商总分	101.10±11.72	105.70±10.76	−1.29	0.20
言语智商	96.05±9.56	100.55±9.85	−1.47	0.15
操作智商	103.5±9.54	108.40±8.13	−1.75	0.09

3. 材料及工具

（1）句子材料

本研究中的隐喻干扰范式是对 Glucksberg 等人（1982）的范式进行了简化和改进，实验材料根据汉语的文化和语用特点进行了自行设置。材料包含标准隐喻句子标准隐喻句 40 个，例如"柿子是灯笼"；杂乱隐喻句 40 个，例如，"苹果是飞机"；一般直义句 80 个，例如，"铅笔是文具"。其中，前两类句子均认为是字面含义错误的句子。所有句子均由 5 个汉字组成。本实验所用语料均来自中国语料库在线。

根据研究目的，最初生成标准隐喻句子 100 个，杂乱隐喻句子 100 个，直义句子 160 个。根据 Gold、Faust 和 Goldstein（2010）研究中提到的规则，分别对句子中本体和喻体词的词频、笔画数进行了平衡，并对生成的句子进行了比喻性、熟悉性进行了评估和平衡。并采用李克特式 5 点计分量表先后对生成的句子材料的比喻性（非常强，强，一般，弱，非常弱）和熟悉度（非常熟悉，熟悉，一般，不熟悉，非常不熟悉）进行评分。

标准比喻句中，比喻性分数达到 3.5 分以上的保留 40 个句子划入标准隐喻句的实验材料类别中。40 个杂乱隐喻句子由标准隐喻句子的本体词和喻体词随机组合构成，为了确保随机搭配后形成的句子不具有实际意义，对句子的本体及喻体进行了人工检查的打乱和调整，并按照上述方法，对打乱调整后的杂乱隐喻句子进行了比喻性评估，分数低于 2.0 分的句子划入杂乱句子类别。为了平衡被试对错按键的反应次数，采用同样的方式，对生成的 160 个直义句子进行字面正确性和熟悉度评分，字面正确性分数在 4 分以上的句子保留，从中选取 80 个，句子熟悉度保持一致。自此，实验材料的句子分为标准隐喻句 40 个，杂乱隐喻句 40 个，直义句 80 个。

（2）回忆任务工具

回忆任务的工具主要包括回忆内容记录板、签字笔、计时器。回忆内容记录板由可擦除的光滑白板充当，配合字迹清晰的签字笔能满足被试随时书写和擦除修改的需求。当被试无法写出某些文字时，可以口头报告，由主试代写。计时器具备到时响铃提醒功能。

4. 实验程序与任务

（1）句子字面语义正误判断任务

实验程序使用 E-prime2.0 程序，在装载 Windows XP 系统的笔记本计算机上完成，每个试次开始时，屏幕中心呈现一连串的星号注视点"*********"，其长度和即将呈现的句子长度相同，该注视点将一直持续到被试按键为止。被试在反应盒上按任意键后注视点消失，屏幕中心立即随机出现一个句子，被试需要对句子的字面含义是否正确做出按键判断，正确的按"左键"，错误的按"右键"。1500ms 后，下一个试次出现。按键在被试的左右手进行了平衡处理。实验程序如图 4-1。

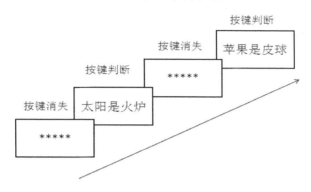

图 4-1　句子字面语义判断任务流程图

（2）回忆任务

根据 Hargreaves、Pexman、Johnson 和 Zdrazilova（2012）的方法，在 MIE 任务后进行回忆，被试对 MIE 中的句子回忆率越高，意味着加工深度越深。也被认为被试整合了句子的语义。被试在 10 分钟的时间内，对 MIE 任务中的句子进行回忆。被试可以通过说或者写的方式将在实验一中读过的句子尽可能多地回忆出来。被试书写不熟练主试可以代替书写。

打分规则：每回忆出一个句子得 1 分。当被试的语言叙述将隐喻通过明喻的形式表达出来，例如，在回忆复述中将"月亮是玉盘"说成"月亮像玉盘似的"，也认定为回忆正确，得 1 分。

二、研究结果

HFA 和 TD 被试的反应时和错误率的描述统计结果见表 4-2。从表中可见，两组被试在标准隐喻句和杂乱隐喻句上的反应时和错误率差异较为明显，直义句上差异较小。为确定以上差异的显著性程度，分别对反应时和错误率数据进行进一步的方差分析。

表 4-2　启动任务中两组被试反应时、错误率的平均数（m）和标准差（s）

句子类型	TD		HFA	
	反应时（ms）	错误率（%）	反应时（ms）	错误率（%）
标准隐喻句	886.32±230.22	22.34±3.16	1056.78±215.23	34.92±7.66
杂乱隐喻句	765.34±122.25	6.38±4.82	1119.07±220.77	31.23±5.87
直义句	566.28±109.33	4.02±3.55	596.83±198.24	5.15±4.68

首先，反应时方面，两因素重复测量方差分析结果显示，被试类别的主效应显著 $F_{(1,34)}=56.82$，$p<0.001$，$\eta p^2=0.63$；句子类型主效应显著 $F_{(2,68)}=34.03$，$p<0.001$，$\eta p^2=050$；被试类别和句子类型的交互作用显著 $F_{(2,68)}=30.55$，$p<0.001$，$\eta p^2=0.47$。简单效应分析发现，TD 被试对标准隐喻句的反应时显著长于杂乱隐喻句，二者反应时均显著长于直义句。这表明 TD 组出现了隐喻干扰效应。HFA 被试对标准隐喻句和杂乱隐喻句的反应时没有显著差异，二者均显著长于直义句。这表明，HFA 被试在加工标准隐喻句和杂乱隐喻句上没有区别，也没有出现隐喻干扰效应。另外，HFA 被试对标准隐喻句和杂乱隐喻句的反应时显著长于 TD 被试，直义句上，二者反应时差异不显著，具体数据见图4-2。

其次，错误率方面，两因素重复测量方差分析结果显示，被试类别主效应显著 $F_{(1,34)}=4.90$，$p=0.03$，$\eta p2=0.63$；句子类型主效应显著 $F_{(2,68)}=21.40$，$p<0.001$，$\eta p^2=0.39$；二者的交互作用均显著 $F_{(2,68)}=3.29$，$p=0.43$，$\eta p^2=0.09$。简单效应分析发现，TD 被试对标准隐喻句判断的错误率显著高于杂乱隐喻句和直义句，后两者差异不显著。HFA 被试对标准隐喻句和杂乱隐喻句的错误率没有显著差异，但二者均显著高于直义句。该结果同样说明 HFA 对标准隐喻和杂乱隐喻加工并无区别，体现为隐喻干扰效应的缺失。HFA 在对标准隐喻句和杂乱隐喻句判断的错误率上显著大于 TD 被试，直义句上二者的错误率差异不显著，具体数据见图4-3。

回忆任务中的回忆率方面，TD 被试对标准隐喻的回忆率最高，达95%，其次是直义句，为 85%，杂乱隐喻句的回忆率最低，为 47.5%；HFA 者对直义句的回忆率最高，为 90%，标准隐喻句和错误句的回忆率分别为 17.5%和 22.5%，二者无显著差异。总体上，HFA 组对三类句子的回忆率显著低于 TD 组。

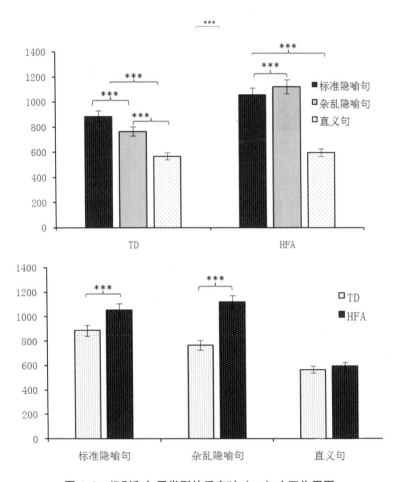

图 4-2　组别和句子类型的反应时（ms）交互作用图

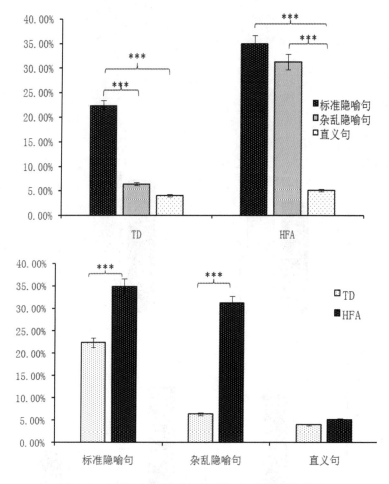

图 4-3 组别和句子类型的错误率（%）交互作用图

第三节 讨论与小结

本研究采用经典的隐喻干扰任务，通过设置标准隐喻句、杂乱隐喻句、直义句对 HFA 者是否存在隐喻的自动加工进行了探索。研究发现，HFA 被试对标准隐喻句和杂乱隐喻句的反应时没有差异。这意味着，HFA 者在加工两类句子时遵循着类似的加工过程，其认知负荷水平相当，他们在实际的加工过程中无论在意识层面还是无意识层面均未区分出两类句子的不同。在经典的隐喻干扰范式中，杂乱隐喻句是将标准隐喻句的本体、喻体随机搭配产生的，二者的共同点是字面含义均是错误的。其区别则在于，杂乱隐喻句的非字面含义也是无法理解的，而隐喻句则不同，虽然其字面含义错误，但是其隐喻含义在经过一定的认知资源投入后是可以理解的。根据"平行加工模型"的观点，如果被试在加工隐喻时加工出了隐喻语义，则会消耗一定的认知资源，因此会使得加工的时间变长，相反，如果隐喻句的反应时和杂乱隐喻句无差别，说明被试没有进行隐喻语义的自动加工，即该类被试的隐喻自动加工存在问题。这一研究结果与 Hermann 等人（2013）对 AS 者的研究结果有所不同，其研究发现，作为另外一类孤独症，阿斯伯格者在完成隐喻干扰任务的时候产生了MIE，其加工状态和正常人并无差异。这表明，虽然同属于 ASD，HFA和 AS 两类人群也存在隐喻加工方面的差异。相比 HFA 者，AS 者具有更高的智商和社会化水平，通常会主动与他人交谈，社会经验相对丰富（Van Duin，Zinkstok，McAlonan，Van Amelsvoort，2014），这些优势的存在很可能为其隐喻等潜在含义加工的自动完成提供必要条件。

　　错误率方面也有类似的趋势。本研究中，TD 被试对标准隐喻的加工错误率显著高于杂乱隐喻句，这表明，TD 被试对隐喻含义的加工受到了干扰，通过材料的对比不难发现，这种干扰只可能来自标准隐喻句和杂乱隐喻句非字面含义的可理解性方面。标准隐喻句中的隐喻含义的存在干扰了被试的判断，因此导致了错误率的升高。而 HFA 组被试在两类句子上的错误率则没有显著差异。这表明，HFA 被试对标准隐喻句并没有生成隐喻含义，因此没有受到任何干扰，从而其错误率结果和杂乱隐喻无差别。这一结果与 Chouinard 和 Cummine（2016）的研究结果略有不同，其研究中，HFA 被试与 TD 被试的反应错误率之间存在显著差异，且 HFA自身对于标准隐喻句和杂乱隐喻句的错误率结果之间也存在显著差异。这意味着，在一定程度上，HFA 被试存在 MIE，只是其效应量较 TD 被试小。而本研究中的结果则表明 HFA 被试并没有产生 MIE。这种结果的差异很可能来自被试年龄的不同。本研究中被试年龄最大为 25 岁，而在Chouinard 和 Cummine 的研究中，被试年龄为 16－49 岁，年龄的增长也意味着社会经验的增加，这很可能导致这些被试在加工隐喻含义时更具优势。

　　另外，本研究的回忆任务发现，TD 被试对隐喻句的回忆率最高，对错误句的回忆率最低。根据 Glucksberg 等人（1982）的解释，这样的结果是因为 TD 被试加工出了隐喻含义，且这种加工具有深层性和潜在性，因此记忆更加深刻,这也从另一个方面证明了 TD 被试 MIE 的存在。同时,这一结果至少在一定程度上表明隐喻的加工是自动化的和非随意性的。而 HFA 被试对字面正确的直义句的回忆率最高,对标准隐喻句和杂乱隐喻句的回忆率低,且二者几乎无差异,这也证明,HFA 将两类隐喻句均作为相同的字面错误的语义形式加工,对标准隐喻的加工深度只停留在浅层水平,并未形成更加深刻的印象,因此具有相对低下的回忆率。

总之,HFA 被试在隐喻干扰任务的反应时、反应错误率和回忆率等行为指标上均未体现出隐喻干扰效应,这意味着该类被试隐喻含义的自动化加工在一定程度上存在缺陷。但由于样本容量的限制,本研究的结果仍旧具有局限性,未来研究可以尝试增加样本容量,从不同年龄梯度上考察 HFA 隐喻加工能力,也可以借助 fMRI、事件相关电位等先进技术从神经生理层面对该问题展开探索。HFA 对标准隐喻和杂乱隐喻的反应时和错误率无显著差异,且对两类隐喻的回忆率显著低于直义句。HFA 组在隐喻干扰任务中未体现出隐喻干扰效应,该效应的缺失表明其隐喻含义的自动化加工存在缺陷。

第五章　隐喻新颖性与孤独隐喻理解缺陷

第一节　研究目的与假设

根据对以往文献的梳理可以发现，隐喻的熟悉性是影响隐喻语义整合的重要因素。有研究表明，HFA 在对于新异隐喻和传统隐喻的加工上存在差异。传统隐喻因其较为常用，通常已经转化成"死隐喻"，加工难度会略低，而新异隐喻则具有一定的新异性，需要被试的常识、想象力、创造力的参与。因此，本研究通过句子-目标词语义启动任务、目标词再认任务考察 HFA 者在传统隐喻和新异隐喻上的语义整合情况并在结果统计时进行两组被试的对比，确定组间和组内差异。

此外，已有研究在对 HFA 群体的一般语义研究中发现该群体存在 WCC 的特点。但该特点在隐喻加工中是否存在，以及对隐喻语义整合的影响尚不明确。如果这种特点在隐喻加工中存在，那么该特点是否会在两种不同熟悉类型的隐喻中存在程度上的差异，很值得进行探索。

基于以上目的，本研究采用句子-目标词启动范式，通过设置新异隐喻和传统隐喻两种类型的启动句和隐喻解释词、喻体关联词、无关词和错误词来考察两组被试对特定类型的隐喻语义整合的差异，并采用再认任务对启动任务的结果进行佐证。本研究提出如下假设：

（1）对照组对两类隐喻的喻体解释词的反应时快于其他类的目标词，对反应正确率和再认正确率都要高。对于隐喻解释词的启动效应存在，体现出隐喻句的隐喻语义加工正常。

（2）HFA 组对两类隐喻的喻体关联词的反应时快于其他类型的目标词，反应正确率和再认正确率都要高。对于喻体关联词的启动效应存在，体现出隐喻语义加工的 WCC 特点。

（3）对照组被试在传统隐喻方面，对隐喻解释词上表现出的启动效应比新异隐喻更明显。

（4）HFA 组被试在传统隐喻和新异隐喻上，对喻体关联词的启动效应无差异。

第二节　实验一：隐喻新颖性对孤独症理解隐喻影响的语义启动研究

一、研究方法

1. 实验设计

语义启动实验采用 2（组别：HFA、TD）×2（启动句类别：新异隐喻、传统隐喻）×4（目标词类别：隐喻关系解释词、喻体关联词、无关词、错误填充词）三因素混合实验设计，因变量为启动任务反应时和正确率。其中，错误填充词起到平衡被试正误按键的作用，不参与统计分析。再认实验采用 2（被试组别：HFA、TD）×3（再认目标词类别：隐喻关系解释词、喻体关联词、无关词）两因素混合设计，因变量为再认反应时和正确率。

2. 被试

被试与第四章研究相同，且 HFA 组和 TD 组被试均有 20 人完成实验。

3. 材料

本实验所用语料均来自王还等人编撰的《现代汉语频率词典》。两类隐喻启动句的本体词、喻体词以及目标词均来自该词典中界定的 8000 个汉语高频词。其中，本体词和喻体词均为具体的名词。目标词为动词、名词或形容词。

正式实验的启动句分为两类：传统隐喻句 30 个，新异隐喻句 30 个。所有句子均由 5 个汉字组成，例如"月亮是小船"，具体生成步骤如下。

步骤一：借鉴 Gold 等人的实验材料生成规则，从《现代汉语频率词典》指定的 8000 个汉语高频词中选取语料，在每个句子类别下生成隐喻句 50 个，共 100 个。

步骤二：请不参与实验的 30 个本科生或研究生通过李克特式 5 点评分问卷分别对两个隐喻类别下句子的可接受度（1 为很难接受，5 为很容易接受）进行打分，共删除可接受度低于 3 分的句子 18 个。

步骤三：另请不参与实验的 30 个本科生或研究生采用李克特式 5 点评分问卷对剩余的 82 个隐喻句子的熟悉度（1 为非常不熟悉，5 为非常熟悉）进行评分。从分数 2.4 分以下的句子中保留 30 个，作为新异隐喻句，例如，"树枝是衣架"；从分数在 3.6 分以上的句子中保留 30 个，作为传统隐喻句，例如"露水是珍珠"。同时，为了排除复杂性对熟悉性的干扰，本研究中传统隐喻句和新异隐喻句在知觉性和抽象性及心理复杂程度保持一致，即在两组隐喻句中，知觉隐喻和物理-心理隐喻的个数相同。每个启动句分别对应 4 个目标词。目标词分为真词和假词两类。真词是指具有实际意义或真实存在的词，词性不限，分为隐喻关系解释词、喻体关联词、无关词三类，例如"鲜红"。隐喻关系解释词是对本喻体之间的共同点进行表达或者对隐喻关系进行解释的词。例如，启动句是"晚霞是烈火"，则隐喻关系解释词为"鲜红"。喻体关联词是只与启动句的喻体有直接关联性，但与本体无关且不对隐喻关系有解释作用的词，例如"烟雾"。无关词，则是与本体、喻体及句子隐喻语义毫无关系的词，例如"钢笔"。另设置一类假词作为填充刺激。假词为从真词中随意选取的单字组成的词，不具有任何含义，例如"角阿"。

基本语料确定后，将每个启动句和对应的目标词进行对应搭配，共形成 240 个刺激材料的组合。并选取 30 名不参与实验的研究生就各类目标词对于启动句的解释性及关联性进行 5 点评分。其中，与隐喻关系解释词对应的启动刺激材料做解释性的 5 点评分（1 完全不能解释，5 完全能解释），对喻体关联词对应的启动刺激材料进行喻体词与关联词的关联性的 5 点评分（1 完全没有关联，5 有强烈关联），两种评估中得分大于或等于 4 分予以保留，否则对目标词进行替换，直至符合标准。此外，确保喻体关联词无法单独解释启动句的隐喻含义，只与喻体词有关；隐喻关系解释词完全能解释隐喻关系，但与喻体词无关。当出现不符合以上标准的搭配时，进行替换，并重新评分，直至符合标准，具体材料搭配见表 5-1。

表 5-1 语义启动任务材料

启动句	目标词	启动句	目标词
传统隐喻句 30 个	隐喻关系解释词 30 个 喻体关联词 30 个 无关词 30 个 错误填充词 90 个	新异隐喻句 30 个	隐喻关系解释词 30 个 喻体关联词 30 个 无关词 30 个 错误填充词 90 个

再认任务中，从目标词的 3 类真词中随机各抽取 15 个作为再认目标词，再匹配语义启动任务中未出现的真词作为填充，填充词在词频、词性上与出现过的目标词相同。再认材料包括出现过的词 90 个，未出现的词 90 个，共 180 个。

再认材料从启动任务的真词目标词中随机抽取 15 个，再匹配启动任务中未出现的词作为填充，填充词在词频、词性上与出现过的目标词相同。再认材料包括出现过的词 90 个，未出现的词 90 个，共 180 个。

4. 实验程序与任务

（1）传统隐喻、新异隐喻句子-目标词启动任务

实验程序使用 E-prime2.0 程序，在装载 Windows XP 系统的笔记本计算机上完成，每个试次开始时，在屏幕中心呈现一个注释点"＋"200ms，随即呈现启动句，2000ms 后消失，再次出现一个注视点"＋"持续 600ms，随即目标词在之前注视点出现的位置出现，直到被试进行反应。被试反应后 1500ms 后，下一个试次出现。被试在最后的目标词出现时通过反应盒对其是不是真词进行按键反应，按键概率在被试的左右手间平衡。实验程序如图 5-1。

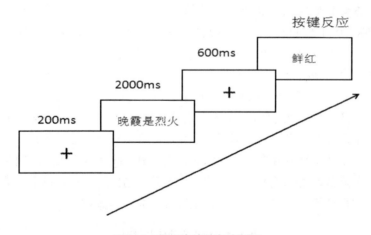

图 5-1　语义启动任务流程图

（2）传统隐喻、新异隐喻词再认任务

实验程序使用 E-prime2.0 程序，在装载 Windows XP 系统的笔记本计算机上呈现，被试在启动任务完成后，屏幕上会随机出现一个数字，被试需要在随后的 1 分钟内，对该数字进行减 3 的任务，以防止被试对之前材料的主动复述。

　　随后，再认测试开始。每个试次开始时，屏幕中心出现一个注视点"+"，持续 200ms，随即待判断的双字词出现在原来注视点的位置持续 500ms，随机空屏为 900±100ms。要求被试判断屏幕上出现的词在启动任务中是否见过，见过的按反应盒"左键"，没见过按"右键"。见过和没见过的次数进行左右手平衡，过程如图 5-2。

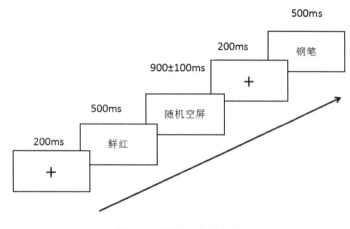

图 5-2　再认任务流程图

二、研究结果

1. 语义启动任务的反应时和正确率

　　HFA 和 TD 被试在启动任务中的平均反应时、正确率结果见表 5-2。首先，反应时方面，三因素混合方差分析结果显示，启动句类型主效应显著，$F(1,38)=143.75$，$p<0.001$，$\eta p^2=0.45$，传统隐喻句反应时快于新异隐喻句；目标词类型主效应显著，喻体关联词反应时快于隐喻关系解释词和无关词；组别的主效应显著，$F(1,38)=16.77$，$p<0.001$，$\eta p^2=0.66$，TD 组反应时快于 HFA 组；启动句类型、目标词类别和组别三重交互作用显著，$F(2,76)=4.02$，$p=0.022$，$\eta p^2=0.54$。简单效应分析结果显示，HFA 被试在传统隐喻句和新异隐喻句启动下，对喻体关联词的反应时均快于隐喻关系解释词和无关词（$ps\leqslant0.023$），后两者差异不显著；TD 被试在传统隐喻句和新异隐喻句启动下，隐喻关系解释词的反应时显著短于喻体关联词，喻体关联词反应时短于无关词（$ps\leqslant0.005$）；在两类隐喻句启动下，TD 组对隐喻关系解释词和无关词的反应时快于 HFA 组，HFA 组被试对喻体关联词的反应时快于 TD 组（$ps\leqslant0.039$）。HFA 组

中，传统隐喻句启动喻体关联词的反应时显著快于新异隐喻句（$p<$ 0.001）。

反应正确率方面，启动句类型主效应显著，$F(1,38)=61.07$，$p<$ 0.001，$\eta p^2=0.67$，传统隐喻句反应正确率高于新异隐喻句；目标词类型主效应显著，$F(2,76)=247.84$，$p<0.001$，$\eta p^2=0.56$，喻体关联词正确率高于隐喻关系解释词和无关词；组别的主效应不显著；启动句类型、目标词类别和组别三重交互作用显著，$F(2,76)=3.16$，$p=0.048$，$\eta p^2=$ 0.38。简单效应分析结果显示，对于 HFA 被试而言，在传统隐句和新异隐喻句启动下，喻体关联词的正确率高于和隐喻关系解释词和无关词（$ps \leqslant 0.009$），后两者差异不显著；TD 组中，在传统隐喻句和新异隐喻句启动下，隐喻关系解释词的正确率高于喻体关联词和无关词，喻体关联词正确率高于无关词（$ps \leqslant 0.008$）；在两类隐喻句启动下，TD 组对隐喻关系解释词和无关词的正确率高于 HFA 组（$ps \leqslant 0.007$），HFA 组被试对喻体关联词的正确率高于 TD 组（$ps \leqslant 0.012$）。HFA 组在喻体关联词的启动中，传统隐喻启动的正确率高于新异隐喻句（$p<0.001$）。

表 5-2　启动任务中两组被试的平均数（m）和标准差（s）

启动句类型	目标词类型	反应时（ms）		正确率（%）	
		TD	HFA	TD	HFA
传统隐喻句	隐喻关系解释词	619.54±9.88	922.04±13.45	98±0.72	80±0.34
	喻体关联词	809.21±10.23	747.45±12.82	95±2.51	98±0.62
	无关词	820.95±11.05	917.22±19.33	71±2.23	79±1.41
新异隐喻句	隐喻关系解释词	817.40±8.99	1314.84±8.99	93±1.97	70±1.82
	喻体关联词	1052.49±12.23	960.67±9.76	89±2.08	95±2.36
	无关词	1294.45±9.21	1325.92±12.1	53±2.65	70±0.57

2. 目标词再认任务的反应时和正确率

HFA 和 TD 被试在再认任务中的平均反应时、正确率结果见表 5-3。首先，反应时方面，三因素混合方差分析结果显示，启动句类型主效应不显著；目标词类型主效应显著，$F(2,76)=17.46$，$p<0.001$，$\eta p^2=$ 0.78；喻体关联词反应时快于隐喻关系解释词和无关词；组别的主效应不显著；启动句类型、目标词类别和组别三重交互作用显著，$F(2,76)=$ 6.58，$p=0.002$，$\eta p^2=0.55$，简单效应分析结果显示，HFA 被试在传统隐喻句和新异隐喻句启动下，对喻体关联词的再认反应时均快于隐喻关系解

释词和无关词（$ps \leq 0.008$），后两者差异不显著；TD 被试在传统隐喻句和新异隐喻句启动下，隐喻关系解释词的再认反应时显著短于喻体关联词，喻体关联词反应时短于无关词（$ps \leq 0.036$）；HFA 组中，传统隐喻启动句对应的喻体关联词再认的反应时短于新异隐喻启动句（$p = 0.021$）。

再认正确率方面，启动句类型主效应显著，$F(1,38) = 62.26$，$p < 0.001$，$\eta p^2 = 0.34$，传统隐喻句反应正确率高于新异隐喻句；目标词类型主效应显著，$F(2,76) = 245.90$，$p < 0.001$，$\eta p^2 = 0.57$，喻体关联词正确率高于隐喻关系解释词和无关词；组别的主效应不显著；启动句类型、目标词类别和组别三重交互作用显著，$F(2,76) = 9.84$，$p < 0.001$，$\eta p^2 = 0.77$。简单效应分析结果显示，对于 HFA 被试而言，在传统隐句启动下，喻体关联词的准确率显著高于隐喻关系解释词和无关词，三者之间差异显著（$ps \leq 0.044$）；在新异隐喻句启动下，喻体关联词再认的准确率显著高于隐喻关系解释词和无关词（$ps \leq 0.013$），后两者之间差异不显著。TD 组中，无论在传统隐喻句还是在新异隐喻句启动下，隐喻关系解释词和喻体关联词的正确率高于无关词（$ps \leq 0.033$），前两者之间差异不显著。HFA 组中，传统隐喻句对喻体关联词的启动正确率高于新异隐喻句（$p < 0.001$）。

表 5-3　目标词再认任务中两组被试的平均数（m）和标准差（s）

启动句类型	目标词类型	反应时（ms）		正确率（%）	
		TD	HFA	TD	HFA
传统隐喻句	隐喻关系解释词	696.09±11.15	1093.59±8.99	84±1.48	76±0.24
	喻体关联词	910.76±11.54	688.77±11.73	82±0.97	82±0.49
	无关词	1157.50±13.98	828.99±14.93	55±1.92	63±1.22
新异隐喻句	隐喻关系解释词	693.95±10.77	991.39±14.65	77±0.72	61±0.57
	喻体关联词	929.04±12.78	732.22±11.92	74±1.54	79±0.64
	无关词	1160.99±9.08	992.47±10.76	53±0.83	60±1.38

三、讨论与小结

本研究以传统隐喻句、新异隐喻句为启动句，以隐喻关系解释词、喻体关联词、无关词和假词为目标词，采用语义启动范式和再认任务考察 HFA 成人隐喻语义加工是否存在 WCC 特点，并进一步探讨隐喻复杂度是否对该特点产生影响。语义启动实验结果显示，HFA 者在传统隐喻和新异隐喻加工过程中均存在显著的 WCC 认知特点，且新异隐喻启动条件下更加明显。这意味着该类被试在诸如隐喻等深层语义加工层面也存在WCC，该特点主要体现在对喻体关联词相对较高的语义启动效应和再认结果方面。本研究的语义启动任务以句子启动目标词的方式呈现。一方面，启动句被作为目标词理解的先入语境，被试对目标词的理解是否存在启动效应取决于被试对先前启动句语义的整合情况。当被试能够完全整合并生成比喻语义时，则会对隐喻关系解释词产生启动效应。当被试以碎片化的方式加工句子语义，没有形成完整语义时，由于喻体关联词出现的时间和目标词更为接近，因而被试会对该类词产生启动效应。相应启动效应的存在可以作为被试对启动句语义整合加工结果的探测标准。

首先，在两种隐喻句启动条件下，HFA 被试对喻体关联词的反应时最短，且对喻体关联词的正确率显著高于隐喻关系解释词和无关词，体现出显著的启动效应。而 TD 组则对隐喻关系解释词呈现出更大的启动效应。HFA 被试对喻体关联词更大的启动效应表明该群体对启动句的隐喻语义加工呈现出碎片化的特点，甚至出现语义整合困难。Baron-Cohen 等人（1997）研究曾发现，ASD 者的这种语义整合困难在搭桥推理任务中也存在，并认为这是 ASD 语境信息整合低效率的结果。尽管他们没有对隐喻语言进行测试，但指出 WCC 是导致 ASD 比喻性语言（Figurative Language）损伤的潜在因素。类似的，Booth 和 Happé（2010）的研究表明，ASD 者存在一个使用局部细小信息组块来完成句子完型任务的趋势，这种趋势使得他们并没有充分利用语境来完成句子语义的整合。例如，同句子"Hunt with a knife and fork"相比，"Hunt with a knife and gun"的表达更加合理，但是 ASD 者并没有对"hunt"传达的信息进行有效整合，从而使两种句子在完型任务上并没有差异。

其次，再认任务方面的证据也支持了启动任务的结果。在 Chouinard 和 Cummine（2016）对 HFA 成人隐喻的研究中，再认正确率被作为衡量被试对目标刺激的加工深度的指标，被试对先前任务中的句子语义加工越深刻，则再认正确率越高。本研究中，HFA 被试对喻体关联词的再认反应时最短，再认正确率最高，TD 被试则对隐喻关系解释词的再认反应时最短，再认正确率最高。有研究指出 WCC 加工使得 ASD 个体能够优先理解句子的个别词语的语义及事件发生的某些语境线索。依靠这种加工能力获得的信息和含义，被放在更大的语境中时可能更容易被记住。但同时，WCC 的存在也使 ASD 个体不太能够去完成一个整体性的推理，或者对一组资料形成一个主题的概括。这虽然对于 ASD 个体回忆或再认句子中特定的单词时存在优势，但也导致 ASD 个体对表面信息的关注多于对潜在含义的关注。

语义启动任务和再认任务的双重结果均表明 HFA 成人对传统隐喻句和新异隐喻句均倾向于对尾词的独立加工，而不是将尾词整合入先前的句子语境中，体现出对喻体关联词的启动效应更强。这一结果同 Brunsdon 和 Happé 的研究结果类似，他们发现这种 ASD 个体的这种 WCC 的加工偏好的影响是深远并且无特定形式的。Van der Hallen 等人（2015）对 WCC 理论根本内容的研究也表明 ASD 者的这种普遍性的信息加工偏好影响了信息加工的所有类别，包括言语理解。这种语境理解的能力不足或者"看大图"的认知特点使得 ASD 个体存在碎片化知觉的倾向，同时也使得他们很难在知觉、语义或全局加工的任务中从语境信息中获益。

实际上，对于 ASD 者的 WCC 认知加工特点，Happé（1995）已经提出，WCC 理论中提出的局部（细节）-全局（整体）加工和语境加工可能是独立的能力，且在 WCC 理论中二者并未被区分，这是 WCC 理论的一个重要缺陷。对这些机制进行理论层面和实际层面的划分应该更加有意义。鉴于此，本研究中 HFA 者对两类启动句隐喻语义整合的 WCC 效应可能来自两个层面。

其一，词和句子的视觉空间关系层面。WCC 通常在诸如镶嵌字母任务等视觉空间任务以及需要相似能力的组块设计任务中表现出来。以本研究的启动任务为例，当 WCC 在视觉空间层面存在时，HFA 被试可能倾向于将启动句拆分成本体、"是"、喻体等几个部分，并对单词细节具有更多关注，对句子整体则关注不足。当目标词在视觉空间上与出现时间临近的喻体词有语义关联时，就会体现出对喻体关联词的较强启动效应。即是说，句子的视觉空间层面的 WCC 可能直接影响对句子的进一步语义加工。

其二，碎片化语境信息的统合层面。语言使用的普遍特点是依靠语境，有研究者指出语言是 ASD 儿童第一个遭受 WCC 影响的认知系统，ASD 儿童在解释同形异义词和歧义句时倾向于选择与语境无关的解释，其中缺陷的存在表明他们无法使用语境来获取新异语义的恰当含义。Lopez 和 Leekam 则发现 ASD 被试能够在单词水平使用口语语境信息，但是在句子水平上却存在困难，并指出 WCC 是一种对复杂言语刺激，尤其是需要依靠语境进行句子歧义消除任务的特定缺陷。本研究结果也支持了这种观点。本研究中，虽然 HFA 成人相比一般 ASD 者具有更高的言语智商水平及社会经验，但仍旧表现出对隐喻句子加工过程中的语境敏感性不足。这意味着，对语境信息的整合困难是该群体 WCC 认知加工特点在深层的语义加工层面体现。

本研究的另一个关注点是进一步确定不同复杂程度的隐喻类型对 HFA 者的 WCC 是否造成影响。本研究尝试按照隐喻熟悉性设置了传统隐喻句和新异隐喻句，并假设当 HFA 被试在隐喻语义整合存在 WCC 时，对于新异隐喻启动条件下的 WCC 将比传统隐喻条件下更加明显，这一假设得到了验证。这说明，对于 HFA 成人而言，对新异隐喻的整合困难加剧了 WCC 的现象，由此可以推测，至少在深层次的语义加工层面 HFA 成人仍旧存在 WCC，且这种认知偏好的程度受到语义加工难度的影响。同时，这一结果也表明，相比 TD 被试，HFA 成人对于新异隐喻的加工更加困难。在普通人研究中，Mashal 等人（2011）发现新异隐喻的加工多依靠右脑，传统隐喻的加工多依靠左脑。Gold 等人（2010）的对 ASD 者隐喻加工的分视野范式表明，该类被试在呈现于左视野（右脑）上的新异隐喻词对的反应时最长，并提出 ASD 隐喻语义加工的右脑缺陷假说，虽然该假说仍旧需要更多的研究证实，但从本研究的结果来看，新异隐喻的加工困难的确加剧了 HFA 成人语义整合过程中的 WCC 特点。另外，也有研究表明，WCC 特点可能对于有的 ASD 者来说不仅存在于视觉空间任务中，也存在于语言任务中，而对于另外的 ASD 者而言，这种特点只存在视觉空间或者语言任务的单一方面。虽然，目前尚不能确定本研究中 HFA 者隐喻语义整合中的 WCC 是否在视觉-空间关系层面和语境信息统合层面均存在，或者只存在于其中一方面，但可以确定，至少在隐喻语义加工层面，WCC 效应的确存在且受到隐喻熟悉性的影响。关于 ASD 者隐喻加工中的 WCC 发生层面问题有待进一步研究。HFA 成人在以传统隐喻句、新异隐喻句为启动句的启动任务中，对喻体关联词的具有显著的启动效应，表明在诸如隐喻等深层语义加工层面，HFA 成人也存在 WCC 的认知加工特点，且在隐喻语义加工中，该特点随句子的熟悉度降低而更加明显。

第三节　实验二：隐喻新颖性对孤独症理解隐喻影响的 ERP 研究

一、实验目的与研究假设

以往已经有研究从隐喻加工角度采用双词范式考察了孤独症者将两个词整合成一个隐喻的神经加工情况。但鲜见有研究采用尾词范式在句子条件下对具体的隐喻类别进行探讨。

同时，右脑缺陷作为解释孤独症者隐喻加工的重要假说仍旧需要进一步的论证。因此，本研究在以往研究的基础上对 HFA 和对照组的传统和新异两种隐喻加工的时间进程和半球参与情况进行探索，以期从神经生理层面进一步发现 HFA 对具体隐喻类别加工的特点及缺陷。基于此，本研究提出如下假设：

（1）传统隐喻和新异隐喻的反应时上，对照组都要快于 HFA 组，反应准确率上，对照组都高于 HFA 组。

（2）对照组的传统隐喻反应时要比新异隐喻短，正确率高。HFA 组在两者反应时和正确率上没有差异。

（3）两种隐喻的加工上，对照组被试明显存在右脑优势，且对于新异隐喻而言，半球优势更加明显。而 HFA 组则没有体现出右脑优势。

二、研究方法

1. 实验设计

实验采用 2×4 两因素混合实验设计。自变量为被试类型，分为 HFA 组和对照组 2 个水平；句子类型分为新异隐喻句、传统隐喻句、直义句和错误句 4 个水平。被试任务是判断句子的语义是否正确。因变量为反应时和 ERP 脑电成分的潜伏期及波幅等指标。

2. 被试

被试同第四章研究相同，有效被试 40 人，其中 HFA 被试和 TD 被试各 20 人。

3. 材料与设备

实验所用语料均来自王还等人（1985）编撰的《现代汉语频率词

典》，借鉴吴念阳等人的材料设置和分配方式，采用"A 是 B"的简单句形式呈现。正式实验的句子共 240 个，分为传统隐喻句、新异隐喻句、直义句、错误句 4 类，每类各 60 个，所有句子均由 5 个汉字组成。具体生成步骤如下。借鉴 Gold 等人的实验材料生成规则，从《现代汉语频率词典》指定的 8000 个汉语高频词中选取语料，在每个句子类别下生成 80 个句子。请不参与实验的 30 个本科生或研究生对两个隐喻类别下句子的可接受度进行打分（1 为很难接受，7 为很容易接受），共删除可接受度低于 5 分的句子 18 个。请不参与实验的 30 个本科生或研究生对剩余的 142 个隐喻句子的熟悉度进行评分（1 为非常不熟悉，5 为非常熟悉）。从分数 2.4 分以下的句子中保留 60 个，作为新异隐喻句；从分数在 3.6 分以上的句子中保留 60 个，作为传统隐喻句。直义句的生成方式相同，保留可接受度打分最高的 60 个直义句，并在熟悉度上进行对应的区分。错误句方面，将隐喻句的本体和喻体进行杂乱搭配，并通过上述评估方法保留 60 个可接受度评分等于 1 且熟悉度评分小于或等于 2 的句子作为错误句。采用 EGI 脑电记录与分析系统，使用 128 导电极帽采集脑电。行为实验使用搭载 Windows XP 的 E-prime2.0 台式计算机呈现。

4. 实验程序

实验在隔音且屏蔽电磁干扰的脑电实验室内进行。被试眼睛距离显示器约 60cm，水平视角约 1.5 度，垂直视角约 1.6 度，材料以尾词范式逐词呈现。每个试次开始时，屏幕中心会出现注视点"+"，持续 800ms，在 200－500ms 的随机空屏后出现句子的第一个双字词（隐喻句中则为本体词），持续 1000ms。在 200－500ms 的空屏后"是"字出现，持续 500ms，在 200－500ms 随机空屏后句子最后的双字词（隐喻句中则为喻体词）出现，呈现时间为 3000ms。在此时间段内，被试需要使用反应盒判断屏幕中出现的句子是否有意义，有意义按"左键"，无意义按"右键"，对无法确定或难以判断的句子按照自己的理解做出按键反应，按键顺序在被试左右手之间平衡。被试每完成 60 个试次进行 1－5 分钟的休息。考虑到 HFA 者可能存在的情绪不稳及厌烦等问题，将程序设置为按键后进入下一试次，以便随时停止进行调整，具体程序如图 5-3。

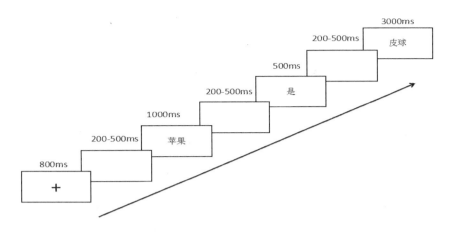

图 5-3 ERP 实验流程图

5. 行为和脑电记录

行为实验部分使用 E-prime2.0 在 Windows XP 系统环境下同步完成刺激呈现和数据搜集。脑电实验采用美国 EGI 公司生产的 EGI-128 导脑电记录系统记录刺激产生的 EEG 数据，电极布局为国际 10—20 系统。以 Cz 点为参考电极，并分别通过双眼外侧、上下的电极记录垂直眼电（VEOG）和水平眼电（HEOG）。带通滤波范围为 0.3—30Hz，采样频率为 250Hz，电极与头皮接触的电阻控制在 50kΩ 以内。

6. 数据分析

行为实验数据及波幅数据采用 SPSS 22.0 进行重复测量方差分析。在收集完连续脑电信息后对脑电数据进行离线（off-line）处理。基线为尾词呈现前 200ms，每个试次截取的脑电从尾词呈现前 200ms 开始，持续到呈现后 1000ms。系统自动矫正眨眼等伪迹，反应正确的试次数据参与分析。根据研究目的和对以往同类研究的借鉴，按照"左中右"和"前中后"的电极选取原则，最终选取了 F3、C3、P3、Fz、Cz、Pz、F4、C4、P4 共 9 个电极，对各个成分的平均波幅进行 2（组别：HFA、TD）×4（句子类型：传统隐喻句、新异隐喻句、直义句、错误句）×3（半球部位：左、中、右）×3（电极位置：前部、中部、后部）四因素重复测量方差分析，p 值采用 Greenhouse-Geisser 法校正。

三、研究结果

1. 行为反应时和正确率

HFA 和 TD 组被试对 4 类句子语义判断的反应时的平均数和标准差见表 5-4。对反应时数据进行混合设计方差分析，结果显示，句子类型主效应显著，$F(3,114)=83.50$，$p<0.01$，$\eta p^2=0.69$；组别的主效应显著 $F(1,38)=7.11$，$p=0.011$，$\eta p^2=0.16$；句子类型和组别的交互作用显著，$F(3,114)=22.59$，$p<0.01$，$\eta p^2=0.37$，详见图 5-4。简单效应分析发现，TD 组被试对 4 类句子的反应时从长到短依次为错误句、新异隐喻句、传统隐喻句、直义句，其中错误句和新异隐喻句反应时显著长于传统隐喻句和直义句，前两者之间差异不显著，后两者之间差异不显著。HFA 被试对 4 类句子的反应时从长到短依次是新异隐喻句、错误句、传统隐喻句、直义句，$ps\leqslant0.035$。HFA 被试在对新异隐喻句、错误句和传统隐喻句的反应时上显著长于 TD 被试，$ps\leqslant0.022$，在直义句上二者差异不显著，$ps>0.05$。正确率方面，句子类型和组别的主效应及交互作用均不显著，$ps>0.05$。这表明 HFA 组被试能够相对良好地完成实验任务，只是在加工时程上可能存在特殊的模式。

表 5-4　HFA 和 TD 组被试对 4 类句子的行为反应时和正确率的描述统计

句子类型	TD		HFA	
	反应时（ms）	正确率（%）	反应时（ms）	正确率（%）
传统隐喻句	624.82±220.57	91.75±11.06	857.01±407.63	89.17±8.08
新异隐喻句	790.34±216.54	90.4±11.35	1271.54±383.41	88.42±11.17
直义句	603.53±167.23	93.08±9.87	615.58±278.85	90.27±12.73
错误句	801.17±226.36	90.07±10.66	1011.72±385.78	88.58±10.76

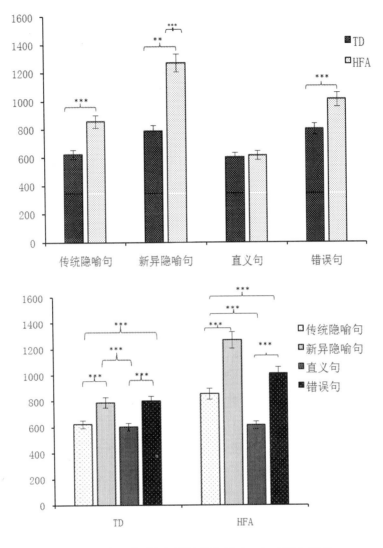

图 5-4　句子类型和组别的反应时（ms）交互作用图

2. 句子语义加工中的脑电波幅

图 5-5 和图 5-6 分别为 TD 组和 HFA 组被试在 4 种句子条件下的总平均波形图。可见，两组被试在新异隐喻句、传统隐喻句、直义句、错误句条件下 ERP 波形均出现了正向或负向的偏离。在早期的 120－145ms 和 150－225ms 时间窗口内先后出现了明显的负走向波和正走向波，分别确定为 N1 和 P2 成分。对潜伏期和平均波幅的方差分析未发现显著效

应。这表明4类句子的早期视觉加工不存在差异，句子材料具有良好的一致性。在 300－500ms 时间窗口内，出现了明显的负走向波，确定为 N400；在 500－800ms 时间窗口内，出现了明显的正走向波，确定为 P600 或 LPC。方差分析发现在晚期的 P600 或 LPC 成分的平均波幅上，组别、句子类型的主效应及交互作用均不显著。进而着重对 N400 成分的平均波幅进行进一步分析。

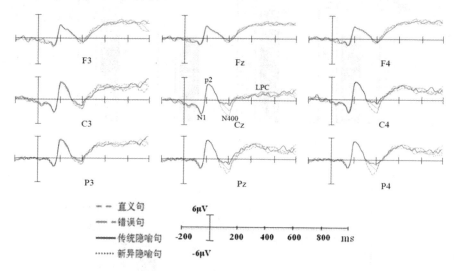

图5-5　TD 组4类句子诱发的 ERP 总平均波形图

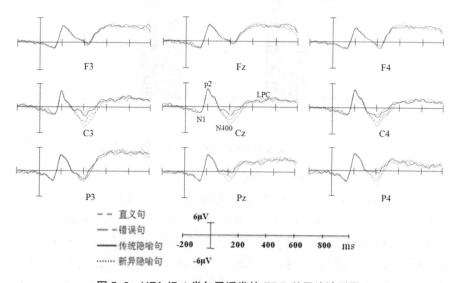

图5-6　HFA 组4类句子诱发的 ERP 总平均波形图

　　方差分析结果显示：组别、电极位置、半球部位、句子类型四重交互作用显著，$F (12,456) = 24.27$，$p < 0.001$，$\varepsilon = 0.23$，$\eta p^2 = 0.39$，随即进行简单效应分析。在传统隐喻句方面，HFA 被试的 N400 波幅在 Pz 点上显著大于 TD 组，$p < 0.05$；错误句方面，HFA 被试的 N400 波幅在 F3、P4 电极点上显著大于 TD 组，$ps \leqslant 0.048$；新异隐喻句方面，C3、Cz、C4、Pz、P4 电极点上，HFA 被试波幅显著大于 TD 组；直义句方面，HFA 被试在 P3 电极点上的 N400 波幅显著大于 TD 组，$ps \leqslant 0.003$。其他条件下，二者 N400 波幅差异不显著，$ps \geqslant 0.05$。总体上，在错误句和新异隐喻句条件下，HFA 被试在位于头皮中部和顶部位置的电极点上均呈现出了较 TD 组被试更大的 N400 波幅，且在传统隐喻句和直义句条件下也有个别电极点的 N400 波幅大于 TD 组。这说明，HFA 组在加工错误和新异隐喻语义上较 TD 组被试更加困难，需要更多的认知资源参与。

　　进一步考察不同句子类型在两组被试内的不同电极点上的 N400 波幅差异。TD 组中，错误句在 Cz、Pz、C4、P4 电极点上的 N400 波幅显著大于传统隐喻句，$ps \leqslant 0.013$，在 Cz、C4 电极点上的 N400 波幅显著大于新异隐喻句，$ps \leqslant 0.015$，在 P3、Cz、Pz、C4、P4 电极点上的 N400 波幅显著大于直义句，$ps \leqslant 0.005$；新异隐喻句在 Cz、C4、P4 电极点上的 N400 波幅显著大于传统隐喻句，$ps \leqslant 0.048$，在 Cz、C4、P3、Pz、P4 电极点上的 N400 波幅显著大于直义句，$ps \leqslant 0.027$；传统隐喻句在 P3 电极点上的 N400 波幅显著大于直义句，$p = 0.002$。其他电极点上未发现句子类型间显著的 N400 波幅差异。总体上来看，TD 组被试在中线部位以及右半球的电极点上，错误句和新异隐喻句较多地呈现出了 N400 波幅大于传统隐喻句和直义句的情况，其中错误句的 N400 平均波幅最大，在激活程度上体现出了一定的右半球优势。

　　HFA 组中新异隐喻句在中部和顶部的 6 个电极点上的 N400 波幅均显著大于错误句、传统隐喻句和直义句，$ps \leqslant 0.034$。错误句在 C3、Cz、C4、P4 电极点上的 N400 波幅显著大于传统隐喻句，在 C3、Cz、C4、P4 电极点上的 N400 波幅显著大于直义句，$ps \leqslant 0.038$；传统隐喻句和直义句未发现显著差异，$ps \geqslant 0.05$。总体上，HFA 在左、中、右半球部位的多个电极点上均体现出了新异隐喻句和错误句的 N400 波幅显著大于传统隐喻句和直义句的情况，新异隐喻句 N400 平均波幅最大，且左右两半球均有一定数量的电极点出现句子类型之间的 N400 波幅差异，此结果并没有体现出半球激活的偏侧化现象。

此外，对 4 种句子引发的 N400 波幅做左右半球对称电极的比较发现，TD 组中，传统隐喻句在 C3、P3 上显著大于 C4、P4，$ps \leqslant 0.016$。与之相反，错误句和新异隐喻句在头皮中部和顶部右半球的 C4、P4 电极点上引发的 N400 波幅均分别显著大于位于左半球的 C3、P3 电极点，$ps \leqslant 0.029$；直义句在中部位置的 C3 电极点波幅显著大于 C4 电极点，$p = 0.025$。可见，TD 组被试右半球对错误句和新异隐喻句具有较高的激活水平，左半球对于传统隐喻句、直义句具有较大激活。HFA 组方面，4 类句子在头皮前部和中部的左右半球上引发的 N400 波幅未见显著差异；传统隐喻句和直义句在头皮顶部位于左半球的 P3 电极点的 N400 波幅显著大于 P4 电极点，$ps \leqslant 0.047$。这表明，对于 HFA 被试而言，头皮顶部区域参与水平较高，且 4 类句子在左右半球的激活水平上基本一致。

3. 句子语义加工的脑地形图

图 5-7 为两组被试在 300—500ms 时间窗口内的 ERP 地形图。从图 5-7（a）可见，HFA 被试在头皮顶部位置有最大的负电位，新异隐喻句和错误句诱发的负电位更大，且分布范围相对居中；图 5-7（b）显示新异隐喻句和错误句在 TD 被试头皮中部和顶部诱发了更大的负电位，且在右半球的激活水平大于左半球，其中错误句诱发的负电位最大，分布最广；传统隐喻句和直义句则在左半球有相对较高激活水平，并有相对较大范围的分布。

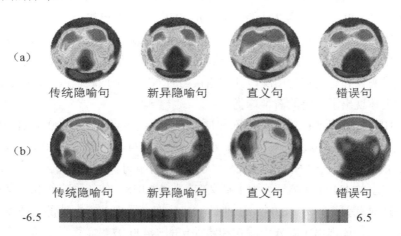

图 5-7　HFA 和 TD 被试加工 4 类隐喻句子的 ERP 地形图

四、讨论与小结

行为结果发现，HFA 组对 3 类包含非字面语义的句子的反应时在总体上显著长于 TD 组，而直义句上未见组间差异。这表明 HFA 者字面语义理解并无异常，但非字面语义理解与 TD 者存在差距。TD 者对错误句的反应时最长，而 HFA 者对新异隐喻句反应时最长。新异隐喻句和错误句都存在字面歧义，二者反应时的差异主要来自对句子背后隐含语义的推理过程。HFA 者对新异隐喻句承载的非字面语义的推理可能经历了比错误句更复杂的加工过程，这表明 HFA 者可能尝试付出更多努力去理解新异隐喻句。另外，正确率差异不显著也表明 HFA 者最终完成了各类语义的理解，只是效率不高。这与以往研究结果（Nikolaenko，2003）有所差异。本研究中，被试均为 HFA 成人，他们较高的结构化语言、智力水平及相对丰富的社会经验可能在顺利完成隐喻语义的理解上有积极作用。但总的来看，HFA 成人的隐喻语义理解遵循一种相对低效率的行为模式。

本研究在 300－500ms 时间窗口内，发现了一个明显的负成分，确定为 N400。本研究中，HFA 组被试在 4 类句子中均呈现较 TD 组更大的 N400 波幅，其中在新异隐喻句和错误句中更为明显。这一脑电结果与反应时结果基本一致，这说明相比 TD 被试，HFA 被试在理解包含概念之间生疏的语义关系的表达形式时遇到更大的困难。这一结果支持了 HFA 者隐喻语义加工能力相对不足的观点。

在对句子类型的 N400 效应分析发现，TD 组中，4 类句子的波幅差异广泛分布于右半球，在左半球只有顶区附近的个别电极点上存在差异，尤其是错误句、新异隐喻句，两类句子与直义句的波幅差异在多个电极点上均有体现。对于 TD 被试而言，加工难度最大的是错误句。该类句子和两类隐喻句的共同特点是字面含义的错误性。被试为了达到语义的顺利整合可以从其他方式获取对句首和句尾两个不相关概念的特定关联，比如通过隐喻的源域和目标域之间映射（Schneider，et al.，2014）。而错误句无法获得这种关联，从而表现出较大的 N400 波幅。与 TD 组不同，在 HFA 组中，N400 波幅从大到小依次为新异隐喻句、错误句、传统隐喻句和直义句，新异隐喻句引起的波幅大于错误句，该趋势同行为研究结果类似。新异隐喻句对于孤独症者而言其加工的困难程度要大于字面歧义看似更大的错误句。新异隐喻的理解需要个体对两个语义关联性较弱的概念形成一致性的整合，这一过程更多地需要想象、联想能力与创造力的参与。有研究发现，ASD 者右侧额叶、脑岛、颞叶等皮层区域及脑白质发育异常，这一定程度上将对表象、想象、言语创造力等整合性认知过程产生影响，进而导致 ASD 者对新异隐喻句的理解产生困难。(Monk，et al.，2010)

Gold、Faust 和 Goldstein（2010）采用词对范式对 AS 者的隐喻研究发现，新异隐喻同样引发了明显较大的 N400 波幅，但是新异隐喻词对和无关词对的 N400 波幅差异并不显著。根据 Gold 等人在研究中的划分可知，AS 与 HFA 虽同属 ASD，但是该类人群较 HFA 者具有更高的智商水平和社会交往能力，因而可能对新异隐喻语义的加工更加顺利，即使出现加工困难也表现出和错误句相似的水平。而 HFA 者相对缺乏足够的智商水平和社交能力，因此在新异隐喻语义的整合中可能需要经过比错误句更加复杂的认知步骤，因此加工最为困难。同时，本研究以句子为实验材料，在"A 是 B"句式的简单句中，句中的"是"强化了句子首尾两词作为隐喻本体、喻体关系理解的倾向性，相比词对具有更强的提示性和强迫性，也更具生态效度。对于 HFA 被试而言，这种强迫性导致字面歧义冲突强度增大。由于孤独症者执行控制相对薄弱，当他们面临完全无法理解的错误语义时，会相对容易放弃深层次的加工。而对于新异隐喻，被试在完成字面歧义的"检测"后，会进一步尝试对新的隐喻语义进行整合和解释，因此比错误句要经历更多的加工内容，从而表现出比错误句更大的 N400 波幅。

本研究的另一个假设是关于孤独症者脑功能缺陷对其在语义理解中的脑半球偏侧化效应的影响，从结果上看，该假设得到了验证。结果显示，两种隐喻语义加工在 TD 被试不同脑半球均出现偏侧化效应，新异隐喻句在右脑有更高水平的激活，而传统隐喻句在左脑有更高水平的激活。新异隐喻和传统隐喻体现的非字面语义理解困难在 HFA 者的两半球上均有所体现，且两种隐喻均未体现出应有的半球偏侧化效应。这表明，与非字面语义有关的脑发育缺陷可能阻碍了孤独症者对于两类隐喻语义的有效整合，因此无论是新异隐喻还是传统隐喻，该组被试均未出现显著的脑半球偏侧化效应，而是呈现低效的双半球激活状态。

Just、Cherkassky、Keller 和 Minshew（2004）提出的"沟通不良理论"的观点也可以从多个脑区间的神经信息沟通角度对以上结果进行解释。所谓"沟通不良"是指两个功能相关联的脑区在执行同一任务时的神经信息沟通不良。该理论的早期观点指出，孤独症者普遍存在额叶和脑后皮层的沟通不良。脑区间沟通不良使得孤独症者只能以一种异常的模式来应对隐喻等非字面语义的加工，在脑地形图上体现为双脑的共同激活。两半球同时出现的较大的 N400 波幅表明这种双脑同等参与的激活模式不但没有给孤独症者隐喻语义的理解带来便利，反而脑区及半球间的沟通等问题导致了较低的加工效率。总之，成年 HFA 者隐喻语义理解的困难很可能与其不同脑区的脑结构及脑功能发育缺陷及其症状的特殊性有密切联系。对于隐喻加工而言，该类个体可能具有一个典型的脑内连接模式，从而对于字面和非字面的语义类型均表现出双脑同等参与却更加低效的加工状态。

　　总体上，本研究从隐喻视角结合 ERP 脑电技术对孤独症者非字面语义理解缺陷的特殊神经机制进行了探索，一方面，研究结果总体上支持了先前的假设，另一方面也表明隐喻是对该群体非字面语义理解缺陷研究的有效切入点。本实验得到如下结论：

　　（1）HFA 者对两类隐喻句理解的反应时均长于 TD 者，新异隐喻句理解的反应时最长，正确率上组间差异不显著。表明 HFA 者能以较低的效率完成隐喻理解。

　　（2）隐喻句在 HFA 组中引发的 N400 波幅显著大于 TD 组，新异隐喻引发的 N400 波幅最大。表明 HFA 者的隐喻语义加工比 TD 组更困难。

　　（3）HFA 者对两种隐喻语义加工的脑半球偏侧化效应缺失，呈现双脑半球同等激活的加工模式。

第六章 隐喻映射具体性与孤独症隐喻理解缺陷

第一节 研究目的与假设

根据对以往文献的梳理可以发现，从知觉-心理角度来看，知觉隐喻的加工和物理-心理隐喻加工经过不同的加工过程。两种隐喻的加工难度具有差异。以往研究发现，HFA 者的心理理论能力缺陷可能导致该群体无法准确推知他人的用意，无法有效理解隐喻语句的人物心理状态，因而可能对物理-心理隐喻的理解存在困难。

本研究旨在考察 HFA 者在知觉隐喻和物理-心理隐喻的语义整合情况，并在结果统计时进行两组被试的对比，确定组间和组内差异。此外，也通过这两类不同难度的隐喻来考察 HFA 是否在知觉不同加工深度和难度的隐喻上也存在 WCC 的特点。基于以上目的，本研究采用句子-目标词启动范式，通过设置知觉隐喻和物理-心理隐喻两种类型的启动句和隐喻解释词、喻体关联词、无关词和错误词来考察两组被试对特定类型的隐喻语义整合的差异。并采用再认任务对启动任务的结果进行佐证。基于此，本研究提出如下假设：

（1）同 HFA 组相比，对照组对两类隐喻的喻体解释词的反应时快于其他类的目标词，对反应正确率和再认正确率都要高。对于隐喻解释词的启动效应存在，体现出隐喻句的隐喻语义加工正常。

（2）相对于对照组，HFA 组对喻体关联词的反应时快于其他类型的目标词，反应正确率和再认正确率都要高。对于喻体关联词的启动效应存在，体现出隐喻语义加工的 WCC 特点。

（3）对照组被试在知觉隐喻和物理-心理隐喻上，对隐喻解释词上表现出的启动效应无差异。

（4）HFA 组被试在物理-心理隐喻上，对喻体关联词的启动效显著应显著强于知觉隐喻，由于加工难度的差异，WCC 特点更加明显。

第二节　实验一：隐喻映射具体性对孤独症理解隐喻影响的语义启动研究

一、研究方法

1. 实验设计

句子-目标词启动任务采用 2×3 两因素被试内实验设计，自变量分别启动句类别（分为知觉隐喻、物理-心理隐喻 2 个水平）、启动类别（分为隐喻关系解释词、喻体关联词、一般直义词 3 个水平）。另外，增加一类错误词起到平衡被试正误按键的作用，不参与统计计算。被试的任务是通过按键判断目标词的字面含义是否正确，即是否为真词。因变量为被试在启动判断任务中的反应时和正确率。

再认任务采用单因素实验设计，自变量是再认的启动词类别，分为隐喻关系解释词、喻体关联词、无关词三种水平。因变量是被试在再认任务中的反应时和正确率。

2. 被试

本研究被试与第四章研究相同。HFA 有效被试 20 人，TD 有效被试 20 人。

3. 材料

本实验所用语料均来自中国语料库在线。知觉隐喻启动句和物理-心理隐喻启动句各 30 个，按照 MIE 任务材料生成的方法，请不参与实验的 30 个本科生或研究生分别对每个句子的知觉隐喻符合情况及物理-心理隐喻符合情况做 5 点评分。各自的类别中，分数为 4 分以上保留。为每个句子对应 4 类目标词，每类各 30 个，具体对应情况见表 6-1。

启动句材料中，知觉隐喻句是指隐喻句的本体和喻体都是人们可以通过感官通道知觉到的事物，如"湖面是镜子"。该类型隐喻的本体和喻体的相似性只存在于物理属性层面上，不需要进行更深层次的抽象和加工。物理-心理隐喻则通常体现出本喻体之间存在的深层次的心理层面的联系和相似性。该类型的隐喻本体通常是人物而喻体通常是其他的事物，二者的相似点在心理品质或状态上有相似性，如"父亲是火山"，为了表达父亲的脾气暴躁不定而用火山来隐喻。整合该类型的隐喻需要对本喻体词进行深层次的抽象和加工（Melogno，et al.，2012、2014）。

表6-1 语义启动任务材料

启动句	目标词	启动句	目标词
知觉隐喻句30个	隐喻关系解释词30个 喻体关联词30个 无关词30个 错误填充词90个	物理-心理隐喻句30个	隐喻关系解释词30个 喻体关联词30个 无关词30个 错误填充词90个

本实验对目标词的分类和选取方式同隐喻新颖性的启动实验启动任务完全相同。同样，为了排除复杂性对熟悉性的干扰，本研究中知觉隐喻句和物理-心理隐喻句在熟悉性上保持一致，即在两组隐喻句中，传统隐喻句和新异隐喻句的个数相同。基本语料确定后，将每个启动句和每个目标词进行对应搭配，共形成360个启动刺激的组合。并选取30名不参与实验的研究生对目标词对启动句的解释性及关联性进行5点评分。其中，与隐喻关系解释词对应的启动刺激材料做解释性的5点评分，对喻体关联词对应的启动刺激材料进行喻体词与关联词的关联性5点评分。评分大于4分的材料保留，评分低于4分则进行调整和替换，直至符合要求为止。同理，对无关词分别做以上两种评分。分数大于1分的材料需要重新调整替换，直至符合要求为止。

再认材料从以上启动任务的真词目标词中随机抽取15个，再匹配启动任务中未出现的词作为填充，填充词在词频、词性上与出现过的目标词相同。再认材料包括出现过的词90个，未出现的词90个，共180个。

4. 实验程序及任务

知觉隐喻、物理-心理隐喻句子-目标词启动任务

实验程序同隐喻新颖性的启动实验的启动任务相同。实验使用E-prime 2.0程序，在装载Windows XP系统的笔记本计算机上完成，每个试次开始时，在屏幕中心呈现一个注释点"+"，持续200ms，随即呈现启动句，2000ms后消失；再次出现一个注视点"+"，持续600ms；目标词出现，在之前注视点出现的位置，直到被试进行反应。被试反应后1500ms后，下一个试次出现。

被试在最后的目标词出现时通过反应盒对其是不是真词进行按键反应，按键概率在被试的左右手间平衡。实验程序如图 6-1。

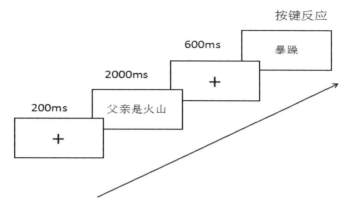

图 6-1　语义启动任务流程图

知觉隐喻、物理-心理隐喻词再认任务

实验程序使用 E-prime2.0 程序，在装载 Windows XP 系统的笔记本计算机上呈现，被试在启动任务完成后，屏幕上会随机出现一个数字，被试需要在随后的 1 分钟内，对该数字进行减 3 的任务，以防止被试对之前材料的主动复述。

随后，再认测试开始。每个试次开始时，屏幕中心出现一个注视点"+"呈现 200ms，随即待判断的双字词出现在原来注视点的位置持续 500ms，ISI 为 900±100ms。要求被试判断屏幕上出现的词在启动任务中是否见过，见过的按反应盒"左键"，没见过按"右键"。见过和没见过的次数进行左右手平衡，过程如图 6-2。

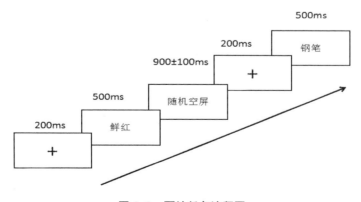

图 6-2　再认任务流程图

二、研究结果

1. 语义启动任务的反应时和正确率

HFA 和 TD 被试在两类启动句对应的 3 类启动词的平均反应时、正确率结果见表 6-2。首先，反应时方面，三因素混合方差分析结果显示，目标词类型主效应显著，$F_{(2,76)}=111.36$，$p<0.001$，$\eta p^2=0.75$，喻体关联词的反应时短于隐喻关系解释词；组别的主效应显著，$F_{(1,38)}=9.14$，$p=0.004$，$\eta p^2=0.20$，HFA 被试反应时显著长于 TD 被试；启动句类型、目标词类别和组别三重交互作用显著，$F_{(2,76)}=7.42$，$p=0.027$，$\eta p^2=0.62$。简单效应分析结果显示，HFA 被试在知觉隐喻句和物理-心理隐喻句启动下，对喻体关联词的反应时均快于隐喻关系解释词和无关词（$ps\leqslant0.011$），后两者差异不显著；TD 被试在知觉隐喻句和物理-心理隐喻句启动下，隐喻关系解释词的反应时显著短于喻体关联词，喻体关联词反应时短于无关词（$ps\leqslant0.003$）；在两类隐喻句启动下，TD 组对隐喻关系解释词和无关词的反应时快于 HFA 组，HFA 组被试对喻体关联词的反应时快于 TD 组（$ps\leqslant0.037$）。HFA 组中，同样对喻体关联词的启动，知觉隐喻句的反应时快于物理-心理隐喻句（$p=0.003$）。

其次，反应正确率方面，启动句主效应显著，$F_{(1,38)}=4.43$，$p=0.042$，$\eta p^2=0.10$；知觉隐喻正确率高于物理-心理隐喻；目标词类型主效应显著，$F_{(2,76)}=177.61$，$p<0.001$，$\eta_p^2=0.82$，喻体关联词反应时短于隐喻关系解释词；组别、启动句类型、目标词类别三重交互作用显著，$F_{(2,76)}=5.31$，$p=0.045$，$\eta p^2=0.22$。简单效应分析结果显示，对于 HFA 被试而言，在知觉隐喻句和物理-心理隐喻句启动下，喻体关联词的正确率高于和隐喻关系解释词和无关词（$ps\leqslant0.008$），后两者差异不显著；TD 组中，在知觉隐句和物理-心理隐喻句启动下，隐喻关系解释词的正确率高于喻体关联词和无关词，喻体关联词正确率高于无关词（$ps\leqslant0.014$）；在两类隐喻句启动下，TD 组对隐喻关系解释词和无关词的正确率高于 HFA 组，HFA 组被试对喻体关联词的正确率高于 TD 组（$ps\leqslant0.028$）。HFA 组中，对于喻体关联词的启动中，知觉隐喻句启动的正确率高于物理-心理隐喻句（$p<0.001$）。具体数据见表6-2。

表 6-2　启动任务中两组被试的平均数（m）和标准差（s）

启动句类型	目标词类型	反应时（ms）		正确率（%）	
		TD	HFA	TD	HFA
知觉隐喻句	隐喻关系解释词	620.23±8.89	925.07±11.43	99±0.6	81±0.43
	喻体关联词	811.34±11.12	748.49±11.82	96±1.5	98±0.44
	无关词	825.65±11.07	921.26±15.33	72±2.3	78±1.36
物理-心理隐喻句	隐喻关系解释词	820.44±8.99	1322.01±8.99	94±1.6	71±2.37
	喻体关联词	1057.48±11.22	967.69±9.79	88±1.0	97±2.18
	无关词	1289.33±10.21	1334.91±12.08	55± 1.7	72±0.62

2. 目标词再认任务的反应时和正确率

HFA 和 TD 被试在再认任务中的平均反应时、正确率结果见表 6-3。首先，反应时方面，三因素混合方差分析结果显示，目标词类型主效应显著，$F(2,76)=5.31$，$p=0.007$，$\eta p^2=0.12$；目标词类别和组别交互作用显著，$F(2,76)=62.49$，$p<0.001$，$\eta p^2=0.62$，对于两类隐喻句，HFA 组中，3 类目标词的再认反应时彼此间差异显著（$ps\leqslant0.047$），由短至长依次为喻体关联词、隐喻关系解释词、无关词。TD 组中，隐喻关系解释词再认反应时显著短于喻体关联词和无关词（$p<0.001$），后两者差异不显著。TD 被试对隐喻关系解释词和无关词的再认反应时显著短于 HFA 被试（$p<0.001$），HFA 被试对喻体关联词的反应时显著短于 TD 被试（$p<0.001$）。句子类型和目标词类别的交互作用显著，$F(2,76)=9.75$，$p<0.001$，$\eta p^2=0.20$；组别、句子类型、目标词类别三重交互作用显著，$F(2,76)=8.26$，$p=0.003$，$\eta p^2=0.36$。简单效应分析结果显示，HFA 被试在知觉隐喻句和物理-心理隐喻句启动下，对喻体关联词的再认反应时均快于隐喻关系解释词和无关词（$ps\leqslant0.026$），后两者差异不显著；TD 被试在知觉隐喻句和物理-心理隐喻句启动下，隐喻关系解释词的再认反应时显著短于喻体关联词，喻体关联词反应时短于无关词（$ps\leqslant0.035$）。HFA 组中，知觉隐喻启动句对应的喻体关联词再认的反应时短于物理-心理隐喻启动句。

其次，反应正确率方面，启动句主效应显著，$F(1,38)=10.84$，$p=0.02$，$\eta_p^2=0.22$；组别主效应显著，$F(1,38)=7.15$，$p=0.011$，$\eta p^2=0.16$；组别、目标词类别和启动句类型三重交互作用显著，$F(2,76)=8.98$，$p<0.001$，$\eta p^2=0.83$。简单效应分析结果显示，对于 HFA 被试而

言，在知觉隐喻句启动下，喻体关联词的准确率显著高于隐喻关系解释词和无关词，三者之间差异显著（$ps \leqslant 0.021$）；在物理-心理隐喻句启动下，喻体关联词再认的准确率显著高于隐喻关系解释词和无关词（$ps \leqslant 0.027$），后两者之间差异不显著。TD 组中，两种句子启动下，隐喻关系解释词和喻体关联词的正确率高于无关词（$ps \leqslant 0.011$），前两者之间差异不显著。HFA 组中，知觉隐喻句对喻体关联词的启动正确率高于物理-心理隐喻句（$ps \leqslant 0.005$），具体数据见表 6-3。

表 6-3　目标词再认任务中两组被试的平均数（m）和标准差（s）

启动句类型	目标词类型	反应时（ms）		正确率（%）	
		TD	HFA	TD	HFA
知觉隐喻句	隐喻关系解释词	700.02±10.11	1103.54±9.94	85±1.81	77±0.29
	喻体关联词	912.23±9.59	791.73±10.72	83±0.92	84±0.63
	无关词	1055.57±10.98	830.22±11.23	57±1.23	67±1.15
物理-心理隐喻句	隐喻关系解释词	694.99±8.76	994.39±10.35	76±0.85	60±0.36
	喻体关联词	931.03±11.75	832.21±10.12	73±1.82	80±0.77
	无关词	1152.97±9.01	995.49±8.76	54±0.78	62±1.83

三、讨论与小结

　　本研究采用句子启动目标词的启动范式，在方法上同前文所述的启动研究完全相同。不同的是，本研究以知觉隐喻句、物理-心理隐喻句为启动句，以隐喻关系解释词、喻体关联词、无关词和假词为目标词，采用语义启动范式考察 HFA 者对于需要不同加工深度的隐喻的加工情况，并同样考察 WCC 特点是否出现，并进一步探讨隐喻复杂度是否对 HFA 隐喻语义整合中可能存在的 WCC 特点产生影响。语义启动实验结果显示，HFA 者在知觉隐喻和物理-心理隐喻加工过程中均存在显著的 WCC 认知特点，这意味着该类被试在诸如隐喻等深层语义加工层面也存在 WCC。该特点主要体现在对喻体关联词相对较高的语义启动效应和再认结果方面。

　　在语义启动任务的两种隐喻句启动条件下，HFA 被试对喻体关联词的反应时最短，且对喻体关联词和隐喻关系解释词的正确率显著高于无关词。而 TD 组则对隐喻关系解释词呈现出更大的启动效应。同样，HFA 对喻体关联词的显著启动效应。再认任务的结果支持了启动任务，HFA

被试无论在知觉隐喻句还是物理-心理隐喻句的启动下，他们对喻体关联词的再认效率都显著较高。这意味着在不同复杂度的隐喻类型识别上，他们仍旧存在 WCC 特点。

本研究同样关注不同复杂程度的隐喻类型对 HFA 者的 WCC 是否造成影响。本研究尝试按照隐喻复杂性将隐喻类型分为知觉隐喻和物理-心理隐喻，并假设当 HFA 被试在隐喻语义整合存在 WCC 时，对于物理-心理隐喻启动条件下的 WCC 将比知觉隐喻条件下更加明显。该假设也得到了验证。本研究的结果与前文所述启动研究结果类似，之前研究中，HFA 这种 WCC 特点随着隐喻熟悉性的降低而增加，呈现从传统隐喻到新异隐喻逐渐明显的状态。本研究发现 WCC 特点从知觉隐喻到物理-心理隐喻逐渐明显的状态。两个研究的材料不同，却表现出了类似的趋势。这说明句子复杂程度也能够影响 HFA 被试对不同复杂程度隐喻语义的整合中的 WCC。Zachi 等人（2014）指出，WCC 很可能随着刺激材料难度的增加而更加明显。也有研究表明，ASD 者在不同项目类别的 WCC 分数之间可能有所不同（López，et al.，2003；Smith，Kenny，Rudnicka，Briscoe，Pellicano，2016），由此推测，本研究中涉及的知觉隐喻和物理-心理隐喻由于语义复杂程度上有明显差异，二者在 WCC 的结果上就会显现出明显的不同。无论是隐喻的不同熟悉度水平还是隐喻的加工深度都会对 HFA 被试的 WCC 造成影响。对于这一结果，可以从实验材料和被试特点两个角度加以分析。

首先，实验材料方面，本研究中，知觉隐喻的加工依靠被试对本体和喻体概念做物理属性方面的觉知，并且在物理属性层面即可完成映射。物理-心理隐喻则要经过物理属性层面的映射失败，再到心理层面的映射过程。因此，相比知觉隐喻，物理-心理隐喻经历了更深一层的加工步骤、消耗更多的认知资源，知觉隐喻的理解可以基于具体的范畴，隐喻关系可以从一个物理范畴直接映射到另一个范畴，而物理-心理隐喻涉及物理和心理的双重特点，对语义整合的要求更高。虽然这种类型的隐喻也可以通过具体的概念呈现，但当个体试图理解这类隐喻时，不得不经历从物理水平到心理水平的转化，再完成本体和喻体之间的映射。这个转化经历了一个语义从具体水平到抽象水平的加工步骤，例如，相比知觉隐喻"月亮是玉盘"，"父亲是火山"的加工更加复杂。由于加工过程复杂程度的存在，HFA 对知觉隐喻加工的 WCC 可能多体现在视觉-空间关系层面，而在深度的语境层面则体现较少。

其次，从 HFA 被试自身角度而言，这种结果可能来自两个方面。其一，世界知识和常识的积累方面。有研究表明，隐喻的理解不仅需要具备与隐喻表达有关的先前经验和概念知识，也要具备关于概念自身特定领域和概念之间联系的知识（Bambini，et al.，2016；Moseley，Shtyrov，Mohr，Lombardo，Baron-Cohen，Pulvermüller，2015）。Gibson 等人发现，即便是言语功能相对较高的 HFA 者来说，他们仍旧存在自身偏好的领域，而其他领域的知识则相对薄弱，例如有关人际关系领域的知识内容涉猎并不丰富，虽然 HFA 成人具备了较为丰富的常识和世界知识，但与同龄的普通人相比，可能仍旧存在差距，这可能是该类人群对复杂度更难的隐喻表现出更明显的 WCC 特点的内在原因之一。其二，心理理论的发展水平方面。Schaeffer 等人的研究表明，HFA 者在社交能力上高于一般的 ASD 者，且由于年龄的增长，HFA 成人的自身发育和后天经验的习得可能使其 ToM 能力可能有所提高，但 Baron-Cohen 等人（1997）已发现，HFA 成人在奇怪故事测试（Strange Story Test）中有关心理状态推理的任务中仍旧表现出明显的缺陷。这意味着，即便到了成年，HFA 者的心理理论发展并未达到和同龄普通人一致的水平。反观本研究中的物理-心理隐喻句子，该类型的句子均包含与任务心理状态和情感表达有关的内容，并且这些语义内容是以隐喻的形式表达的，因此，当被试无法有效地对他人的心理状态进行推理和理解的时候，他们对正确隐喻语义的理解自然会出现问题。这也可能是本研究中 HFA 成人对物理-心理隐喻加工中表现出的更加显著的 WCC 特点的又一个内在原因。

总体上来看，HFA 成人在知觉隐喻句和物理-心理隐喻句的启动下均表现出了 WCC 的认知加工特点，并且该特点的确随着隐喻复杂程度而更加明显。这也在另一个角度证明了对于潜在的隐喻语义理解，HFA 成人存在 WCC 特点，且该特点可能多体现在语义的语境信息统合层面。本实验得到如下结论：

（1）HFA 成人在知觉隐喻、物理-心理隐喻的隐喻语义整合中均体现出 WCC 的认知加工特点。

（2）HFA 成人在知觉隐喻、物理-心理隐喻语义整合过程中，WCC 的程度随句子加的工复杂程度提高而变化。

第三节　实验二：隐喻映射具体性对孤独症理解隐喻影响的ERP研究

一、研究目的与研究假设

以往已经有研究从隐喻加工角度采用双词范式考察了孤独症者将两个词整合成一个隐喻的神经加工情况。但鲜见有研究采用尾词范式在句子条件下对具体的隐喻类别进行探讨。

同时，右脑缺陷作为解释孤独症者隐喻加工的重要假说仍旧需要进一步的论证。因此，本研究在以往研究的基础上对 HFA 和对照组的知觉隐喻和物理-心理隐喻加工的时间进程和半球参与情况进行探索，以期从神经生理层面进一步发现 HFA 对具体隐喻类别加工的特点及缺陷。据此，本研究提出如下假设：

（1）知觉隐喻和物理-心理隐喻的反应时上，对照组都要快于 HFA 组；反应准确率上，对照组都高于 HFA 组。

（2）对照组的知觉隐喻和物理-心理隐喻反应时正确率均无差异。HFA 组两者知觉隐喻的反应时要显著快于物理-心理隐喻。

（3）两种隐喻的加工上，对照组被试明显存在右脑优势，但两类隐喻之间无差异。HFA 组被试在两类隐喻上均没有体现出右脑优势。

二、研究方法

1. 实验设计

实验采用 2×4 两因素混合实验设计，自变量为被试类型，分为 HFA 组和对照组 2 个水平；句子类型分为知觉隐喻句、物理-心理隐喻句、直义句和错误句 4 个水平。被试任务是判断句子的语义是否正确。因变量为反应时和 ERP 脑电成分的潜伏期及波幅等指标。

2. 被试

本实验的被试与第四章研究相同，其中 HFA 成人有效被试 20 人，TD 有效被试 20 人。

3. 实验材料和设备

根据实验任务内容及脑电实验的要求，共分为知觉隐喻句、物理-心理隐喻句、直义句、错误句 4 类句子。前三类句子每类各 60 个，为语义正确句。为平衡正误按键，将前三类句子的本体和喻体随机搭配，形成错误句。本实验所用句子均来自启动任务的启动句。直义句则来自第四章研究。所有句子均由 5 个字构成，如"父亲是火山"。采用 EGI 脑电记录与分析系统，使用 128 导电极帽采集脑电。行为实验使用搭载 Windows XP 的 E-prime2.0 台式计算机呈现。

4. 实验程序

根据脑电实验的惯用规则，实验采用逐词呈现的范式。实验开始时，屏幕中心出现"+"注视点，持续 800ms，然后在 200－500ms 的随机空屏后出现句子的第一个双字词（隐喻句中则为本体词），持续 1000ms。在 200－500ms 的空屏后"是"字出现，持续 500ms，在 200－500ms 随机空屏后句子最后的双字词出现，呈现时间为 3000ms。在此时间段内，被试需要对句子的语义是否正确做出判断。具体程序如图 6-3。

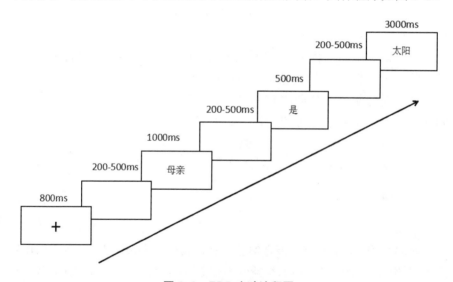

图 6-3 ERP 实验流程图

5. 行为和脑电记录

行为实验部分使用 E-prime2.0 在 Windows XP 系统环境下同步完成刺激呈现和数据收集。脑电实验采用美国 EGI 公司生产的 EGI-128 脑电记录系统记录刺激产生的 EEG 数据，电极布局为国际 10－20 系统。以 Cz 点为参考电极，并分别通过双眼外侧、上下的电极记录垂直眼电和水平眼电。带通滤波范围为 0.3－30Hz，采样频率为 250Hz，电极与头皮接触的电阻控制在 50kΩ 以内。

6. 数据分析

行为实验数据及波幅数据采用 SPSS 22.0 进行重复测量方差分析。在收集完连续脑电信息后对脑电数据进行离线处理。基线为尾词呈现前200ms，每个试次截取的脑电从尾词呈现前 200ms 开始，持续到呈现后1000ms。系统自动矫正眨眼等伪迹，反应正确的试次数据参与分析。根据研究目的和对以往同类研究的借鉴，按照"左中右"和"前中后"的电极选取原则，最终选取了 F3、C3、P3、Fz、Cz、Pz、F4、C4、P4 共 9个电极，对各个成分的平均波幅进行 2（组别：HFA、TD）×4（句子类型：传统隐喻句、新异隐喻句、直义句、错误句）×3（半球部位：左、中、右）×3（电极位置：前部、中部、后部）四因素重复测量方差分析，p 值采用 Greenhouse-Geisser 法校正。

三、研究结果

1. 行为反应时和正确率

HFA 和 TD 组被试对 4 类句子语义判断的反应时的平均数和标准差见表 6-4。对反应时数据进行混合设计方差分析，结果显示，句子类型主效应显著，$F_{(3,114)} = 63.37$，$p < 0.01$，$\eta p^2 = 0.63$；组别的主效应显著，$F_{(1,38)} = 9.32$，$p = 0.004$，$\eta p^2 = 0.20$；句子类型和组别的交互作用显著，$F_{(3,114)} = 27.19$，$p < 0.01$，$\eta p^2 = 0.42$。（见图 6-4）简单效应分析发现，TD 组被试对 4 类句子的反应时从长到短依次为错误句、物理-心理隐喻句、知觉隐喻句、直义句，其中，错误句的反应时显著长于其他三类句子，$p < 0.01$，后三者之间差异不显著，$ps > 0.05$。HFA 组被试对 4类句子的反应时从长到短依次为物理-心理隐喻句、错误句、知觉隐喻句和直义句，前两者之间差异不显著，物理-心理隐喻句和错误句的反应时分别显著长于知觉隐喻句和直义句，知觉隐喻句的反应时显著长于直义句，$ps \leq 0.003$。HFA 被试在对物理-心理隐喻句、错误句和知觉隐喻句的反应时上显著长于 TD 被试，$ps \leq 0.027$，在直义句上二者差异不显著，$ps > 0.05$。正确率方面，句子类型主效应显著，$F_{(3,114)} = 135.18$，$p < 0.01$，$\eta p^2 = 0.78$；组别主效应显著，$F_{(1,38)} = 24.14$，$p < 0.001$，$\eta p^2 = 0.39$；句子类型和组别的交互作用显著，$F_{(3,114)} = 84.05$，$p < 0.01$，$\eta p^2 = 0.69$。（见图 6-5）简单效应分析发现，TD 组四类句子的正确率之间差异不显著，$ps \geq 0.05$，HFA 组中知觉隐喻句的正确率显著大于其他三类

句子，且 HFA 组物理–心理隐喻句的正确率显著高于 TD 组，$ps \leqslant 0.008$，其他条件下未见显著差异。

表 6-4　HFA 和 TD 组被试对 4 类句子的行为反应时和正确率的描述统计

句子类型	TD		HFA	
	反应时（ms）	正确率（%）	反应时（ms）	正确率（%）
知觉隐喻句	615.25±219.33	89.45±8.06	859.36±407.63	98.17±8.08
物理–心理隐喻句	639.84±216.53	88.42±9.17	1166.32±383.33	66.23±9.35
直义句	606.55±166.71	93.08±11.87	614.36±278.81	90.27±11.73
错误句	827.47±200.91	90.07±12.66	1109.97±385.92	88.58±12.76

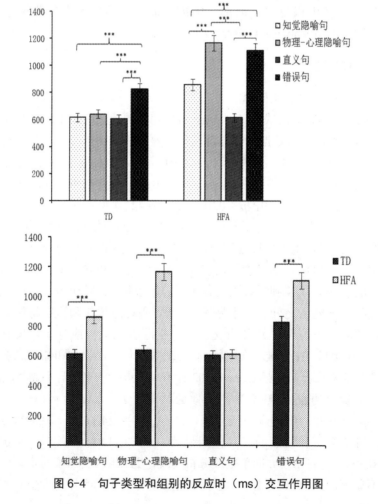

图 6-4　句子类型和组别的反应时（ms）交互作用图

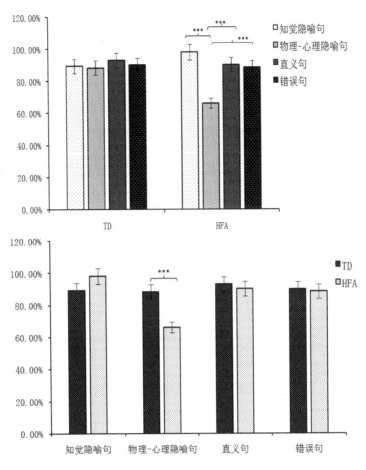

图 6-5　句子类型和组别正确率（%）交互作用图

2. 句子语义加工中的脑电波幅

图 6-6 和图 6-7 分别为 TD 组和 HFA 组被试在 4 种句子条件下的总平均波形图。与隐喻新颖性的 ERP 实验类似，两组被试在物理-心理隐喻句、知觉隐喻句、直义句、错误句条件下 ERP 波形均出现了正向或负向的偏离。在早期的 120－145ms 和 150－225ms 时间窗口内先后出现了明显的负走向波和正走向波，分别可确定为 N1 和 P2 成分。首先，对二者的潜伏期和平均波幅的方差分析也均未发现显著效应。这表明 4 类句子的早期视觉加工不存在差异，本实验语料具有良好的一致性。在 300－500ms 时间窗口内，出现了明显的负走向波，确定为 N400；在 500－800ms 时间窗口内，出现了明显的正走向波，确定为 P600 或 LPC。方差

分析发现在晚期的 P600 或 LPC 成分的平均波幅上，组别、句子类型的主效应及交互作用均不显著。而 N400 成分发现显著效应。这表明本实验中，实验效应主要来自被试在语义整合方面的差异，进而着重对 N400 成分的平均波幅进行进一步分析。

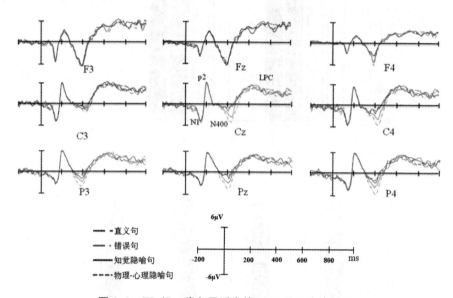

图 6-6　TD 组 4 类句子诱发的 ERP 总平均波形图

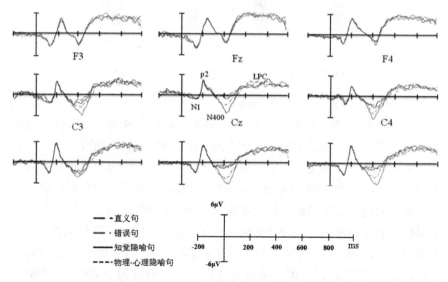

图 6-7　HFA 组 4 类句子诱发的 ERP 总平均波形图

方差分析结果显示，组别、句子类型、半球部位和电极位置四重交互作用显著 $F(12,456)=33.89$，$p<0.001$，$\varepsilon=0.36$，$\eta_p^2=0.58$，随即进行简单效应分析。在物理-心理隐喻句方面，HFA 被试的 N400 波幅在 F4、C4、Cz、Pz 点上显著大于 TD 组，$ps\leq0.024$；错误句方面，HFA 被试的 N400 波幅在 F4、C4、Pz、P4 电极点上显著大于 TD 组，$ps\leq0.028$；知觉隐喻句方面，Cz、C3、Pz、P4 电极点上，HFA 被试波幅显著大于 TD 组；直义句方面，二者 N400 波幅差异不显著，$ps\geq0.05$。

总体上，在错误句和物理-心理隐喻句条件下，HFA 被试在位于头皮右半球中部和顶部位置的电极点上均呈现出了较 TD 组被试更大的 N400 波幅，且在知觉隐喻句条件下也有个别电极点的 N400 波幅大于 TD 组。这说明，HFA 在加工不同程度的包含潜在含义的语义内容时比 TD 被试更加困难，需要更多的认知资源参与。

为了更加清晰地考察各组内不同句子类型在两组被试内的不同电极点上的 N400 波幅差异，随即在不同电极点上做句子类型间的 N400 波幅比较。结果发现，TD 组中，错误句在 Cz、Pz、C4、P3、P4 电极点上的 N400 波幅显著大于物理-心理隐喻句、知觉隐喻句和直义句，$ps\leq0.009$，在 F4 电极点上的 N400 波幅显著大于知觉隐喻句和直义句；物理-心理隐喻句在 F4、Cz、C4、P4 电极点上的 N400 波幅显著大于知觉隐喻句，$ps\leq0.016$，在 F4、Cz、C4、P3、Pz 电极点上的 N400 波幅显著大于直义句，$ps\leq0.044$；知觉隐喻句在 Pz 电极点上的 N400 波幅显著大于直义句，$p=0.001$。其他电极点上未发现句子类型间显著的 N400 波幅差异。总体上来看，TD 组被试在中间部位以及右半球的多数电极点上，错误句和物理-心理隐喻句较多地呈现出了 N400 波幅大于知觉隐喻句和直义句的情况，知觉隐喻只在个别电极点上的 N400 波幅大于直义句。4 类句子中，错误句的 N400 平均波幅最大，错误句和物理-心理隐喻句也在激活程度上体现出了一定的右半球优势。

HFA 组中物理-心理隐喻句在中部和顶部的 C3、Cz、C4、Pz、P4 电极点上的 N400 波幅均显著大于错误句、知觉隐喻句和直义句，$ps\leq0.025$。错误句在 C4、Cz、Pz、P4 电极点上的 N400 波幅显著大于知觉隐喻句，在 Cz、C4、P4 电极点上的 N400 波幅显著大于直义句，$ps\leq0.039$；知觉隐喻句和直义句未发现显著差异，$ps\geq0.05$。总体上，HFA 在左、中、右半球部位的多个电极点上均出现物理-心理隐喻句和错误句的 N400 波幅显著大于知觉隐喻句和直义句的情况，其中，与 TD 被试不同的是，物理-心理隐喻句 N400 平均波幅最大，且对于该类句子，两半球均有一定数量的电极点出现句子类型之间的 N400 波幅差异。

此外，对 4 种句子引发的 N400 波幅做左右半球对称电极的比较发现，TD 组中，知觉隐喻句在 C3、P3 上显著大于 C4、P4，$ps \leqslant 0.043$。错误句在头皮中部和顶部右半球的 F4、C4、P4 电极点上引发的 N400 波幅均分别显著大于位于左半球的 F3、C3、P3 电极点，$ps \leqslant 0.019$；物理-心理隐喻句在 C4、P4 电极点上引发的 N400 波幅分别显著大于位于左半球的 C3、P3；直义句在 C3 电极电的 N400 波幅显著大于 C4 点。可见，TD 组被试右半球对错误句和物理-心理隐喻句均具有较大的激活水平，左半球对于知觉隐喻句、直义句具有较大激活。HFA 组方面，物理-心理隐喻句在左半球的 C3、P3 电极点上的 N400 波幅显著大于右半球的 C4、P4 电极点，知觉隐喻在 P3 电极点的 N400 波幅显著大于 P4 电极点，错误句和直义句未发现左右半球差异。这一结果与 TD 被试相反。从结果中可以看出，HFA 被试对物理-心理隐喻句在左半球有更高的激活水平。其他类型句子未见左右半球间的显著差异。

3. 句子语义加工的脑地形图

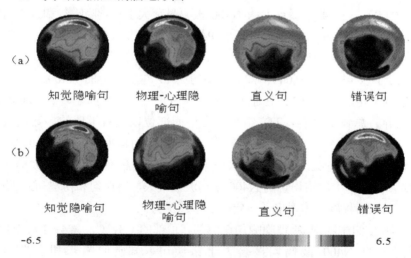

（a）知觉隐喻句　物理-心理隐喻句　直义句　错误句

（b）知觉隐喻句　物理-心理隐喻句　直义句　错误句

-6.5 ▬▬▬▬▬▬▬▬▬▬▬▬ 6.5

图 6-8　HFA 和 TD 被试加工 4 类隐喻句子的 ERP 地形图

图 6-8 为两组被试在 300—500ms 时间窗口内的 ERP 地形图。从图 6-8（a）可见，HFA 被试在头皮顶部位置有最大的负电位，错误句诱发的负电位更大，且左右半球分布无明显差异。物理-心理隐喻句的负电位在左半球有较大分布，知觉隐喻的分布范围较物理-心理隐喻句范围略

小。直义句左右半球分布无明显差异；图 6-8（b）显示物理-心理隐喻句和错误句在 TD 被试头皮中部和顶部诱发了更大的负电位，且在右半球的激活水平大于左半球，其中错误句诱发的负电位最大，分布最广；知觉隐喻句在左半球的负电位分布范围更大；直义句则在左半球有相对较高激活水平。

四、讨论与小结

行为结果方面，与传统隐喻和新异隐喻的行为研究结果类似，HFA 组对 3 类包含非字面语义的句子的反应时在总体上显著长于 TD 组，而直义句上未见组间差异，这一结果再次表明本研究的实验材料具有良好的区分度。所不同的是，在 TD 组中，错误句的反应时显著长于其他三类句子，而两类隐喻句和直义句的反应时差异不显著。这表明，对于 TD 被试而言，加工后三类句子时具有同样的难易程度。换言之，理解两类隐喻句对于 TD 被试而言并不比直义句困难。而 HFA 组中，虽然物理-心理隐喻句的反应时并未达到最长，但其与错误句的反应时差异不显著，而二者均显著长于知觉隐喻句和直义句，后两者之间也存在显著差异。这表明，HFA 组对四类句子具有不同的理解难易梯度。此外，与传统隐喻句和新异隐喻句的行为结果不同，在本研究中，两组被试在各类句子的正确率上存在一定的差异，具体表现为，HFA 组中物理-心理隐喻句的正确率极为显著地低于其他句子类型，也低于 TD 组。这表明，对于 HFA 被试而言，理解物理-心理隐喻句比其他类型的句子更加困难。HFA 被试理解物理-心理隐喻句的难度不仅高于直义句和知觉隐喻句，甚至高于错误句，这也在一定程度上说明，物理-心理隐喻存在与知觉隐喻不同的加工机制。

脑电结果方面，本研究在 300−500ms 时间窗口内，发现了一个明显的负成分，确定为 N400。本研究中，HFA 组被试在物理-心理隐喻句、错误句和知觉隐喻句 3 类句子中呈现较 TD 组更大的 N400 波幅，其中前两类句子更为明显。这一脑电结果与反应时具有基本一致的结果，这说明相比 TD 被试，HFA 被试在理解包含概念之间生疏的语义关系的表达形式时遇到更大的困难。

在对句子类型的 N400 效应分析发现，TD 组中，4 类句子的波幅差异广泛分布于顶部和右半球，物理-心理隐喻句、错误句两类句子与直义句的波幅差异在多个电极点上均有体现。对于 TD 被试而言，加工难度最

大的同样是错误句。在 HFA 组中，N400 波幅从大到小依次为物理-心理
隐喻句、错误句、知觉隐喻句和直义句，物理-心理隐喻句引起的波幅大
于错误句，这表明，HFA 被试加工物理-心理隐喻句较错误句更难，这一
趋势与隐喻新颖性的 ERP 实验结果类似。所不同的是，新异隐喻的理解
需要个体对两个语义关联性较弱的概念形成一致性的整合，这一过程更多
地需要想象、联想能力与创造力的参与。而物理-心理隐喻的理解则更多
依靠心理理论能力、心理推理能力等实现。尤其是心理理论能力的不足使
得该群体无法有效理解言语者的心理状态和潜在意图，对于包含人物的语
境无法透彻理解，更无法通过移情等策略从第一人称视角感知和处理信
息。近期有研究发现，孤独症群体的镜像神经元的发育缺陷严重影响言语
习模仿、执行功能、心理理论的发展。（Stadnick，Stahmer，Brookman-
Frazee，2015；Schreibman，et al.，2015；Williams，Whiten，Suddendorf，
Perrett，2001）目前对于孤独症镜像神经元的研究仍旧处于探索阶段，但
可以肯定的是，镜像神经元是影响孤独症者社会参与、社会交流、情景体
察的重要神经结构，近期的脑成像研究则推测脑结构的异常可能影响孤独
症的镜像神经系统从而造成其社交障碍（Hamilton，2013；Chien，
et al.，2015）。

从本研究结果来看，孤独症在物理-心理隐喻的加工上存在较为显著
的缺陷，无论反应时指标还是脑电指标均有显著的差异。这说明，与其他
类型隐喻不同，物理-心理隐喻对于 HFA 者而言是一类特殊的隐喻类型。
以"父亲是火山"为例，该类隐喻的本体是一种人物、身份，而喻体是某
一事物。根据结构关系理论的主要观点，被试要完成隐喻语义的通达必须
找到"父亲"和"火山"的共同点。显然，二者在物理属性上并无一致，
因此在对物理属性的知觉加工层面，被试无法完成隐喻语义通达，进而需
要进一步对心理层面进行探索和尝试。当被试理解父亲脾气的暴躁和火山
的喷发具有相同的"火爆"的特点时，隐喻的关系才得以构建。因此，对
该类型隐喻的理解比知觉隐喻经历了另外一个步骤理解的探索和尝试。如
果这一步骤进展顺利，则会在相对节省认知资源的情况下，完成隐喻语义
通达。但如果这一"再探索"步骤由于某种原因无法顺利进行则会消耗更
多的认知资源，甚至导致隐喻语义通达失败。HFA 被试和 TD 被试的主
要区别很可能出现在通过知觉性层面进行隐喻映射无法完成后的心理层面
映射的阶段。有关知觉隐喻和物理-心理隐喻的加工过程可形象化为图 6-
9 所示的过程。

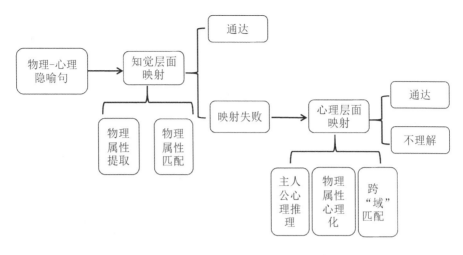

图 6-9　知觉/抽象性及心理复杂程度维度隐喻加工过程

从本研究的 ERP 成分各指标的分析可见，在与早期视觉及字形加工有关的 N1、P2 和晚期与语法加工有关的 P600/LPC 成分方面，均未发现显著的差异。但在对语义整合加工过程敏感的 N400 成分上，错误句、物理-心理隐喻句、知觉隐喻句均存在显著组间差异。结合行为研究结果，尤其在对物理-心理隐喻句的加工上，组间差异更加明显。由此推测，HFA 对物理-心理隐喻的加工能力相对较弱，其核心问题可能发生在两个环节：其一，在知觉层面映射阶段，HFA 被试即已出现对本体和喻体概念的属性提取和匹配困难；其二，在心理层面映射阶段，可能存在对物理-心理隐喻句所承载的主人公心理推理，物理属性心理化或跨"域"匹配等加工困难。

本研究同样对两组被试在知觉隐喻和物理-心理隐喻的 N400 成分波幅做了左右半球间的对比，以考察隐喻新颖性的 ERP 实验中所发现的 HFA 右脑加工能力不足是否在这两类隐喻的加工中也有类似体现。从结果来看，TD 被试对物理-心理隐喻句和错误句仍旧表现出了右脑加工的优势，对知觉隐喻表现出左半球加工的优势，而在物理-心理隐喻句、知觉隐喻句和错误句条件下，HFA 被试左半球比右半球在中部和顶部位有更大水平激活。这表明，与加工新异隐喻不同，HFA 被试加工物理-心理隐喻时可能同时存在右脑优势的缺失和左脑的代偿激活。此前，Nikolaenko（2003）曾在研究中发现隐喻理解能力和联想思维能力之间存在相关，HFA 儿童在 7－8 岁时呈现出基本正常的隐喻理解能力，而 13－

15 岁时呈现突降的趋势。Nikolaenko 指出，隐喻理解能力不足是由于 HFA 儿童左脑激活的增加和右脑激活的病态减少从而体现出"left-hemisphere"类型的加工导致的。本研究的脑电结果也表明至少在物理-心理隐喻语义的加工上，成年 HFA 也可能存在右脑隐喻语义加工的不足和左脑的替代性加工。该群体在隐喻加工中存在左右脑半球交互的紊乱。但 Nikolaenko 的研究并未对隐喻的具体类型进行划分。从本研究结果来看，HFA 者对于物理-心理隐喻的加工体现出了左右脑分工异常，左脑对于该类隐喻的异常参与以及右脑的参与不足很可能是导致该类型隐喻加工困难的内在机制。

　　另外，与心理理论有关能力的发育不足可能是 HFA 者对该类型隐喻加工困难的重要原因。对物理-心理隐喻，HFA 者不仅右脑激活不足，而且左脑激活更大，体现出左脑的代偿加工。这种结果的出现可能与 HFA 者参与心理理论、潜在语义、特殊语义推理等任务的脑区激活不足和协调异常有关（Mikita, et al., 2016）。Happé 等人（1996）曾在早期的 PET 研究中发现，ASD 者在进行心理理论任务时，额中回激活明显不足，额中回是个体完成心理理论任务的主要脑结构。Weng 等人（2010）发现孤独症者额中回、左侧额下回、左侧颞中回、右侧颞顶连接等存在激活不足的现象，并指出这些区域的激活水平低和区域间的神经信息沟通不良意味着孤独症者在加工特殊的语义时可能在更加广泛的脑区和皮层下结构出现异常激活。隐喻语义的加工既涉及词汇语法及字面语义的加工，也涉及更深层次的非字面语义关系的推导。物理-心理隐喻很可能是心理理论能力和包括隐喻在内的非字面语义理解能力参与的集中体现。由于 HFA 者同时存在两种能力的缺陷，进而表现出对该类型隐喻加工的显著困难。本实验得到如下结论：

　　（1）HFA 者对物理-心理隐喻句理解的反应时均长于 TD 者，物理-心理隐喻句理解的反应时最长，正确率显著低于 TD 者。表明 HFA 者对于物理-心理隐喻的加工存在明显困难。

　　（2）隐喻句在 HFA 组中引发的 N400 波幅显著大于 TD 组，物理-心理隐喻引发的 N400 波幅最大。表明在总体上 HFA 成人对隐喻理解比 TD 组困难，且物理-心理隐喻的理解最为困难。

　　（3）HFA 者对物理-心理隐喻和知觉隐喻语义加工同样表现出脑半球偏侧化效应缺失。在中线部位和右半球的优势确实也为 HFA 成人隐喻加工中的右脑缺陷提供了进一步的证据。

第四节　综合讨论

本研究采用行为实验和脑电实验着重考察母语为汉语的 HFA 成人隐喻加工的情况，本研究的主要目的为两个方面，其一是确定该人群是否如同国外研究有关孤独症幼儿的研究成果所述那样也存在隐喻加工缺陷；其二是进一步确定该人群的隐喻加工特点，以及对有关假说进行进一步的论证，为需要积极参与社会生活的大龄孤独者的社会交流技能提高提供可行的意见和建议。

1. HFA 成人隐喻语义整合缺陷的确定

McGuinty 等人（2012）的研究表明 HFA 儿童存在明显的隐喻加工缺陷，体现在具体的隐喻方面，但由于 HFA 者具有相对良好的语言能力以及相对较大的社交范围，随着年龄的增长，隐喻加工能力可能有所提高。Gernsbacher 等人（2012）在研究中指出，HFA 成人可能已经不存在隐喻加工的缺陷，但 Chouinard 等人（2016）发现，HFA 成人在隐喻加工后期出现字面含义的抑制困难，因此仍旧表现出隐喻加工缺陷。同时，对于汉语为母语的 HFA 者是否存差异仍旧不得而知，且在国内尚未见针对成年 HFA 人群的隐喻加工研究。据此，本研究特选取 HFA 成人作为被试，同时在中文语境下展开实验研究。在解决这一问题上，本研究的首要任务是对中文语境下的成年孤独症群体的隐喻加工能力进行初步的判断。为此，第四章研究采用了 Glucksberg 等人（1982）提出的隐喻干扰范式的简化形式，通过对实验过程和材料的简化和本土化，形成了以汉语隐喻句子为语料的隐喻干扰范式。该范式最初用于考察个体的隐喻语义自动加工能力。在实验中，该范式假设被试对于隐喻句的反应时长于直义句时存在隐喻干扰效应，该效应的存在说明被试在理解隐喻句的字面含义时受到了潜在隐喻语义的干扰，因此导致隐喻句的反应时更长。同时，隐喻干扰效应越大，表明干扰效果越明显，也就说明该类隐喻句的隐喻语义加工需要更多认知资源的参与。该范式是基于隐喻加工的"同时模型"提出来的，该范式因测查被试的隐喻自动加工能力而被广泛采用。

本研究中，隐喻干扰效应实验作为探测性的实验，在实验材料的具体设置上，使句子的长度、结构保持一致，在隐喻句的熟悉性、抽象性及心理复杂程度等方面采取随机处理的办法，并未对其进行进一步的划分，分别通过简化的隐喻干扰范式和回忆任务对 HFA 成人隐喻加工的一般能力进行探测。隐喻干扰效应的缺失意味着隐喻语义整合的失败。同时，Cleveland 等人认为，回忆率的高低是语义加工深度的外在体现，当被试能够理解并深度加工语义信息时，则会产生较为深刻的印象，因此对于这部分信息具有较高的回忆率。为了使隐喻干扰范式中的反应时结果更具客观性和说服力，本研究特加入了回忆任务。从第四章研究的结果来看，隐喻干扰范式的反应时指标和回忆任务的正确率指标一致地表明 HFA 成人被试相比 TD 被试存在明显的一般语隐喻语义加工困难。该结果与 Hermann 等人（2013）的研究结果多有不同。在他们的研究中，被试同样完成了简化版的语义判断任务，结果发现，被试和对照组常人一样都表现出对隐喻句子的反应时更长，且回忆率更高。这意味着，该组被试也存在基本完好的隐喻自动加工能力。Hermann 等人的研究与本研究的差异存在于两个方面，首先是被试方面，虽然同属于孤独症范畴，但是他们的研究被试是 AS 者，该类别孤独症者的言语能力和社交能力较普通孤独症者更高。在隐喻理解任务中，相关的社交能力可能比智商起到更多的作用。其次，该研究使用的材料与本研究不同。他们的研究将语义判断任务的材料做了高低典型性的区分，而本研究并未做这样的区分。为了更加简便直接地对比有关差异，本研究只是将材料分为隐喻句、杂乱隐喻句和一般直义句。材料的差异和更强的对比性可能将 HFA 者隐喻自动加工的实际能力暴露出来。因此表现为 HFA 者并没有出现对隐喻句的隐喻干扰效应。

总体来看，第四章研究是本研究整体系统的出发点，该研究的结论表明，HFA 成人的确存在隐喻语义自动加工的困难。但是对于具体不同类别的隐喻而言，这种困难如何表现，以及背后的机制和原因解释则需要后续研究继续探索。据此，在后续研究中，需将隐喻分类并对以上问题做进一步探索。

2. HFA 成人对传统隐喻和新异隐喻的语义整合

将隐喻从熟悉性维度划分为传统隐喻和新异隐喻是以往有关普通人和孤独症者的隐喻研究中较为常见的划分方式。因此，本研究的隐喻新颖性的启动实验和 ERP 实验旨在从隐喻的熟悉性角度出发，发掘 HFA 成人对这两类隐喻加工的特点和内在机制。首先，在以往研究的基础上，设置隐喻新颖性的启动实验中的语义启动任务和再认任务，以确定 HFA 成人对两类隐喻的语义整合是否存在问题，以及是否如同文献综述中提到的，在这两种隐喻加工中，HFA 者存在 WCC 的语义整合特点。隐喻新颖性的启动实验发现，HFA 成人对于喻体关联词的启动和再认反应时都更短，正确率更高。这说明该组被试对于喻体关联词的加工具有特殊偏好，这种偏好体现为对喻体关联词的显著启动效应。从该结果看，HFA 成人在传统隐喻和新异隐喻的加工中存在 WCC 的特点，且从传统隐喻作为启动句比新异隐喻有更高的加工效率可以看出，HFA 成人在这两种隐喻加工中表现出的 WCC 特点随着隐喻熟悉性的降低而更加明显。

此前，Hsu（2013）研究发现，孤独症者 WCC 主要在于知觉的一般加工层面，例如镶嵌字母任务中，孤独症者在识别单个字母时存在明显的优势，而在将多个单个字母整合成一个更大的字母过程中明显缓慢。这一研究的结果表明，孤独症者在视知觉层面存在 WCC 认知加工特点。该特点并不一定总是作为缺陷而起作用，在某些需要细致观察和依靠细节识别策略完成的认知加工过程中，该特点将会成为孤独症者的独特优势。后续的研究则提出新的疑问，即 WCC 特点对于孤独症者而言是否在更复杂、更深层的认知加工层面也存在，例如语境信息加工，潜在语义加工等。据此，隐喻新颖性的启动实验以隐喻作为非字面语言的一种代表，来考察 HFA 在非字面语义层面是否也存在 WCC 认知加工特点。在句子语义启动任务中，先前的句子以逐词形式呈现，将这些分散出现的单个词的整合成一句有意义的话需要进行两个层面的加工：一个层面是视觉层面，包括词语的字形结构等；另一个层面是语义加工层面，该层面分为两个内容，其一是字面含义，即直义，其二是潜在含义，即隐喻义。以上两个层面中的任何一个出现整合困难均会影响隐喻语义的整合效率，从而影响启动句对后续目标词的启动。根据本研究的结果可以看出，HFA 成人对喻体关联词的快速反应是先前内容启动的结果。但显然，这种启动来源于先前分散逐词呈现的材料中的最后一个词，即喻体词。HFA 成人对启动句整合的失败，造成了他们对和喻体词直接相关的目标词的加工效率最高，体现出显著的启动效应。这一结果支持了先前的假设。且对于新异隐喻而言，这种喻体关联词的启动效应更强，这说明隐喻的新异性或陌生性使得启动句的隐喻含义整合更加困难，因此对于后续的目标词而言，整句的语义启动几乎为零。很显然，句子语义启动任务和再认任务从语义整合和再认层面均证明了 HFA 成人这种 WCC 特点至少在潜在的隐喻语义加工层面的确存在。那么，如何对这一现象进行进一步解释呢？这种现象的神经机制如何呢？

隐喻新颖性的 ERP 实验尝试对以上问题进行了探索。从隐喻新颖性的启动实验可以看出，HFA 者之所以出现上述启动效应，是因为该组被试对于先前的启动句的隐喻语义整合出现问题。为了更好地探明 HFA 在整合隐喻语义过程中的时间进程和脑活动特点，特设置隐喻新颖性的 ERP 实验的 ERP 研究，希望通过该技术为研究提供更进一步的电生理证据。隐喻新颖性的 ERP 实验的材料与隐喻新颖性的启动实验的启动句内容相同。根据以往研究（Thierry，et al.，2007；Yu，Lu，Zhu，Li，Lin，Wu，2016），本研究最终选取了 N1、P2 两个早期成分，以及 N400 和 P600（LPC）等与语义整合和语法加工有关的中晚期成分。结果发现，在早期成分中并未发现任何形式的显著差异，这表明，无论是组间还是组内各条件之间均不存在差异，这意味着在早期的字形、视知觉加工中本研究的材料具有一致性，也表明 HFA 者在对隐喻句的早期加工过程和 TD 者没有差异。同时，对于晚期的 P600（LPC）成分的分析也未发现差异。这表明对于结构简单的由五个词组成的隐喻句子具有良好的句法一致性，且隐喻语义加工的晚期过程中，HFA 者也未见异常。问题主要体现在中期的隐喻语义整合阶段。以往研究表明，N400 成分被作为检测句子中的词语整句语境相违背的主要 ERP 成分，已经在一般语义和隐喻语义加工研究中广泛使用。（Weber，Lavric，2008；Kutas，Federmeier，2011；Thornhill，Van Petten，2012）N400 成分差异的存在表明 HFA 者的隐喻语义整合存在和常人不同的加工机制。Mashal 等人（2007）提出的"粗略语音编码"模型指出，个体在进行隐喻加工时是存在隐喻语义和直义的左右脑分工的，即左脑负责直义语义、字面语义等精细语义的编码，而右半球负责隐喻语义、新异语义、语境信息的粗略编码。（王小潞、冯骏，2014）隐喻新颖性的 ERP 实验结果显示，TD 被试对传统隐喻出现了左半球的加工优势，右半球出现了对新异隐喻的加工优势，这一结果支持了"粗略语音编码"模型。通过进一步的分析和比较发现，HFA 者在对新异隐喻加工的过程中，右半球的激活不足，这从神经生理层面为以往研究中提出的有关 ASD 隐喻加工的右脑缺陷假说提供了进一步的证据。右脑参与度的不足很可能是 HFA 者隐喻语义整合效率低下的重要原因。同时，该组被试在对传统隐喻的加工中，左半球的优势并不明显，因此在总体上，HFA 者的隐喻语义整合体现出双脑共同激活，但加工效率低下的特点。造成这样结果的原因可能有两个方面。其一，右脑发育缺陷在 HFA 成人中仍旧存在，该缺陷并没有随着年龄的增长、社会阅历的增加、后天技能的习得而有所改善，而是和 HFA 幼儿呈现出类似的状态。其二，左右脑同时激活却呈现出较低的工作效率，可以从孤独症领域中的沟通不良理论来解释。该理论最早由 Just、Cherkassky、Keller 和 Minshew（2004）提出，主要内容是孤独症负责统一功能的多个脑区之间在实时加工过程中存在信息沟通的不畅，因而从电生理指标上来看，全脑的激活状态较高，但实际上加工的效率较低。有关该问题有待今后借助 MRI、fMRI 等先进技术进行进一步的结构和功能层面的探索。总体上，隐喻新颖性的启动实验和隐喻新颖性的 ERP 实验表明 HFA 成人对于传统隐喻和新异隐喻加工存在困难，该困难与他们的 WCC 认知特点有关，且该特点主要存在于非字面语义的深层次语义整合层面。右脑缺陷和脑区间沟通不良可能是造成以上问题的内在原因。

3. HFA 成人对知觉隐喻和物理-心理隐喻的语义整合

隐喻映射具体性的启动实验和隐喻映射具体性的 ERP 实验是在第四章研究的基础上从隐喻的知觉-心理的复杂性角度对 HFA 成人隐喻加工进行了进一步的探索。Melogno 等人（2012）在研究中指出，与普通人可能不同，HFA 者作为一种功能较好的孤独症者，在理解具有复杂心理内容的物理-心理隐喻，例如"父亲是火山"时，可能出现问题，并主张有关研究应该从隐喻本质中传达的心理意义角度出发来对隐喻进行知觉-抽象性及心理复杂程度的划分，这样更有利于发觉孤独症者这类特殊群体的隐喻加工缺陷的实质，也有助于澄清隐喻加工基础领域的理论内容。鉴于此，本研究特选择高功能孤独症成人为被试，同时考虑这类人对有关实验任务高要求的执行力，特设置知觉性和抽象性及心理复杂程度的隐喻句子作为材料，对以上问题展开探索。

先采用同隐喻新颖性的启动实验中相同的句子语义启动范式，将两类隐喻设置为长度相等、结构相同的五个字呈现的隐喻句，目标词同样分为隐喻关系解释词，喻体关联词和无关词，并设置一类假词作为填充刺激。假设中提出，如果 HFA 在对两类隐喻的语义整合过程中同样存在 WCC 特点，那么他们对于喻体关联词的加工效率也一定会体现在较短的启动、再认反应时和较高的启动、再认正确率上。实验的结果支持了该假设。同时，研究也发现，与传统隐喻和新异隐喻的关系类似，HFA 成人在对知觉隐喻句和物理-心理隐喻句的语义整合中的 WCC 特点，也遵循着从简单到复杂的趋势增加而越发明显。

这一个结果很容易理解，随着句子难度的增加，在面对逐词呈现的启动句时，HFA 成人将之整合为一个完整的隐喻语义的难度也随之增大，进而将 WCC 的特点体现得更加明显。Giora 等人（2000）指出了

ASD 者语境敏感性较低时他们整合隐喻语义发生困难的重要原因。这一点在隐喻映射具体性的启动实验中体现得更加明显。相比知觉隐喻，物理-心理隐喻的加工需要涉及除物理属性以外的语境信息的编码和匹配以完成隐喻映射，例如，该类型的隐喻涉及隐喻句内主人公的心理状态推测，脾气秉性的推理和猜想，以及可能的说话者目的的觉察，这些内容都是完成该类型隐喻理解的重要语境信息。（Ferreira，2016）有关能力的缺乏使得 HFA 成人在理解物理-心理隐喻时无法有效生成和利用有关语境信息，因而无法整合出有效的隐喻含义，从而无法对隐喻关系解释词进行有效的启动。这种语境敏感性的低下，不仅没有生成正确隐喻语义，反而加剧了 HFA 成人被试对启动句各个单词的分散效应，体现出对喻体关联词的显著启动效应。从结果来看，隐喻映射具体性的启动实验和隐喻新颖性的启动实验中的语义启动结果类似，但是潜在的原因可能有所不同。隐喻新颖性的启动实验中，涉及的是隐喻的熟悉性变量，从以往文献的梳理和本研究的结果可以推断，HFA 成人在加工新异隐喻和传统隐喻时存在右脑功能缺陷，左右脑沟通的困难甚至不同脑区间的沟通不良问题。因为隐喻的新异性可能直接对应半球的优势效应，半球优势效应的缺失使得该类被试体现出诸如隐喻新颖性的启动实验中提到的研究结果。而隐喻映射具体性的启动实验中的主要变量是隐喻的知觉-抽象性及心理复杂程度。其中值得关注的是两类隐喻加工的步骤和层次问题。

如果物理-心理隐喻的理解比知觉隐喻具有更多的步骤、需要更多的认知加工，那么对于 HFA 成人而言，其加工的神经机制如何？为了探索这一问题，隐喻映射具体性的 ERP 实验同样采用 ERP 技术，考察尾词出现后被试的行为反应和脑电情况。行为结果发现，与隐喻新颖性的 ERP 实验不同的是，HFA 成人组对于知觉隐喻和物理-心理隐喻的行为反应的正确率指标有显著差异，体现在 HFA 成人组对物理-心理隐喻理解的正确率显著低于其他类型，同时也低于 TD 组的物理-心理隐喻正确率。从该结果来看，物理-心理隐喻对于 HFA 成人而言可能是一种非常特殊的隐喻类别。正如之前讨论中所述，物理-心理隐喻的加工较知觉隐喻多出一个步骤，HFA 成人可能在整合后期的心理映射阶段出现了问题。因此，对于该类隐喻出现了显著较低的正确率。在 ERP 成分方面，早期和晚期成分也均没有发现条件之间的差异情况。表明虽然知觉隐喻和物理-心理隐喻可能经过不同的加工步骤，但是在早期的视觉加工和晚期的句法加工上二者并无差异。主要差异来仍旧来自隐喻语义的整合阶段。这些差异通过

N400 成分体现出来。在 TD 组中，四类句子的 N400 波幅中最大的是错误句，而在 HFA 成人组中 N400 波幅最大的是物理-心理隐喻句。这表明该组被试对于物理-心理隐喻的语义整合最困难，这一结果从神经生理层面支持了隐喻映射具体性的启动实验的结果，并且与本研究中的行为数据结果相符。进一步的对比发现，虽然隐喻映射具体性的 ERP 实验的结果和隐喻新颖性的 ERP 实验有类似的趋势，即在各自的研究中，HFA 成人组被试对新异隐喻或物理-心理隐喻均为所述实验中具有最大 N400 波幅的句子类型，但对于 HFA 成人而言，两类隐喻的语义整合过程可能具有各自不同的加工机制，需要依靠不同的认知加工能力。首先，根据以往研究的结果可知，新异隐喻具有脑半球的优势性，主要依靠右脑加工，与创造力、创新思维、抽象思维能力有关（Aberg，Doell，Schwartz，2016；Benedek，et al.，2014）。而物理-心理隐喻则遵循其独特的加工机制，即经过物理层面的属性匹配和隐喻语义关系映射，当映射失败，再进行物理-心理的跨"域"映射。HFA 加工前者时，由于右脑缺陷的存在导致新异隐喻的 N400 波幅更大。而物理-心理隐喻则可能是 HFA 成人在进行物理-心理跨"域"映射过程中，心理理论能力不足导致加工的困难，因此呈现出更大的 N400 波幅。

其次，两类隐喻的 N400 成分激活的分布情况有所不同。在隐喻新颖性的 ERP 实验中，HFA 被试对两类隐喻均体现出了右脑半球加工优势的缺失，呈现激活相对居中的状态。一方面表明右脑优势的缺失，另一方面表明对于传统隐喻和新异隐喻，HFA 成人都呈现出双脑同时加工的状态。与此不同的是，在隐喻映射具体性的 ERP 实验中，HFA 成人对物理-心理隐喻句和错误句在左半球均有更高的激活水平。这表明 HFA 对于物理-心理隐喻句的加工不但存在右脑优势的缺失，也体现出了左脑的代偿激活。从这一结果可以看出，物理-心理隐喻是一种较为特殊的隐喻类别。HFA 成人在加工该类型隐喻时，遵循着特殊的加工模式。此外，对于知觉隐喻的研究结果发现，该类型的隐喻对于 HFA 成人而言相对容易，从 N400 波幅来看，该类型隐喻仅比直义句稍大，且从脑地形图角度粗略看来，HFA 成人被试在左半球上的激活强于右半球，从而体现出明显的左脑加工优势。

总体上看，HFA 成人同 TD 被试具有不同的隐喻加工机制，尤其对于新异隐喻和物理-心理隐喻等特殊的隐喻类型的加工更是如此。其中，新异隐喻的加工主要依靠右脑，HFA 成人右脑激活的不足可能是新异隐喻加工困难的主要神经基础；物理-心理隐喻涉及从物理域到心理域的跨越过程，HFA 成人的心理理论相关能力的依旧薄弱可能是物理-心理隐喻加工困难的主要原因。

4. 本研究的创新之处

有关孤独症的研究国内外学者已经从传统的知觉、情绪情感、行为干预等角度广泛展开。随着研究的不断深入，有关以上心理过程的加工机制问题受到了广泛关注。同时，由于孤独症症状的特殊性，该群体往往在完成规则要求较为严格的实验室实验时无法达到要求。但实验室实验具有较高的控制性，对于深入考察某类人群的认知及神经加工特点具有重要意义。

目前，有关孤独症言语方面的研究并不多见，主要原因在于孤独症通常给人以无法言语或者言语障碍的印象，因此给该问题的解决带来先入偏见，即孤独症者既然语言具有明显障碍，那么孤独症语言的研究是无法进行的。但实际上，孤独症群体之下仍具有下位分类，例如，HFA 是指智力和社交能力明显优于一般孤独症的群体，他们的结构性语言完整，也就是可以进行对话，行为的稳定性相对较好，但往往在语用方面出现问题。该类孤独症群体的存在为研究者窥测孤独症语言障碍提供了有利的切入点，有利于研究者开展对孤独症语言特点的探索。

（1）研究方法上的创新

第一，本研究在结合以往研究经验的基础上，针对孤独症执行能力的切实需要在保证实验具有足够信度和效度的情况下将 Glucksberg 等人（1992）提出的隐喻干扰范式进行了合理简化，取得了较好的实验效果。

第二，本研究尝试将句子启动目标词的启动范式与隐喻语义整合结合起来。通过目标词的启动情况来探测被试对于启动句的语义整合情况，是启动范式的一种创新性应用。

第三，以往研究的关注点在于孤独症儿童的隐喻理解能力的早期评估，因此被试的取样主要关注儿童。本研究将取样范围转向 HFA 成人，对于进一步了解这一特殊的孤独症群体隐喻加工能力具有重要意义。另外，孤独症多伴随行为问题，其稳定性较差，在具体完成实验室实验时存在困难。而年龄稍大的成年孤独症的稳定性相对较高，这为严格的实验室实验提供了相对较高的可操作性。

第四，技术层面，由于孤独症儿童的行为、执行力、稳定性等问题，国内鲜有研究者尝试针对该群体进行脑电研究。本研究在以 HFA 成人为被试的基础上，尝试采用脑电技术对其隐喻加工问题进行探索，有利于发掘更多的神经生理层面的信息，具有方法和操作性上的创新性。

第五，本研究针对孤独症群体的心理理论能力不足、对他人心理推理能力薄弱的特点，加入了知觉和物理-心理维度的隐喻划分方式，并采用行为和脑电技术从这一新的角度对 HFA 者隐喻加工机制进行了探索。

（2）研究内容上的创新

第一，HFA 成人的隐喻语义的自动加工仍旧存在异常。以往研究发现 HFA 者的智力、言语和社交能力均优于一般孤独症者。因此，有关该群体的隐喻加工能力是否在成年有所变化是学界关注的问题。本研究发现，虽然在某些类别的隐喻和直义语言上该类成人基本正常，但在涉及创新思维、心理理论能力等方面的隐喻类别加工上他们仍旧存在能力缺陷。

第二，本研究也从字面语义和非字面语义两个层面考察了 HFA 成人的隐喻加工过程中是否存在 WCC 情况。研究发现，该类成人对于直义语言的加工基本完好，但隐喻语义整合过程中，在非字面语义层面仍旧存在 WCC 的认知加工特点。

第三，对于不同类型的隐喻，HFA 成人具有不同的脑优势效应和脑部激活模式。对于新异隐喻语义，该群体表现出右脑加工优势的缺失，对于物理-心理隐喻语义则表现出左脑的代偿激活。

第五节　结论

本研究从 HFA 者隐喻的自动加工情况探索展开，深入隐喻的具体分类，采用语义判断任务、语义启动任务以及 ERP 技术考察这一特殊群体对不同熟悉性和不同物理-抽象性及心理复杂程度的隐喻加工的行为特点及神经生理机制问题进行了系列研究。本研究得到如下结论：

（1）HFA 成人存在隐喻语义整合异常，体现为字面语义判断任务中隐喻干扰效应的缺失。

（2）HFA 成人对于传统隐喻和新异隐喻语义整合存在异常。在不同熟悉性的隐喻句子启动下 HFA 成人对喻体关联词表现出显著启动效应，且新异隐喻句启动效应最明显，表明该人群在隐喻加工中存在 WCC 认知特点，且 WCC 强度随隐喻熟悉性降低而增强。

（3）ERP 结果显示，HFA 成人在加工传统隐喻和新异隐喻时存在半球优势的缺失，总体上呈现出双半球同时激活但加工效率相对较低的特点。

（4）HFA 成人对于知觉隐喻和物理-心理隐喻语义整合存在异常，主要体现在面对不同抽象性及心理复杂程度的隐喻句子启动时，HFA 成人对喻体关联词表现出显著的启动效应，且物理-心理隐喻句的启动效应最为明显，表明 HFA 成人隐喻加工中存在 WCC 认知特点，且 WCC 随着抽象性及心理复杂程度的增加而增强。

（5）ERP 结果显示，HFA 成人未出现对知觉隐喻加工的半球优势异常，知觉隐喻的加工体现出左半球的优势效应；在物理-心理隐喻加工方面，HFA 成人出现右半球的优势缺失，同时，表现出明显的左半球代偿激活。

本研究从行为和神经机制两个层面考察了 HFA 成人的隐喻语义整合特点。总体上，HFA 成人在隐喻语义整合过程中存在行为反应和脑半球激活异常。相比字面语义，HFA 成人的 WCC 特点主要体现在潜在的隐喻语义整合层面。

第七章　孤独症隐喻理解缺陷的干预

第一节　孤独症隐喻理解缺陷干预的注意事项

一、尽早干预

孤独症的本质是一组神经发育障碍，个体语言的发展需要具备良好的神经发育基础。1—3 岁是儿童神经系统发育的关键时期，也是开发语言、形成正确认知的关键时期，主要表现在言语和社交行为的迅速发展。对于孤独症儿童，如果在 2—3 岁时实行及时的干预，会取得较好的效果，一旦晚于这个年龄（严重的孤独症患者在 3 岁以后再确诊、干预）收效就不太乐观，孤独症或许会伴随儿童终生。对于症状程度为中度的孤独症儿童，6 岁以前的干预都会有不同程度的收效。对于症状程度较轻的孤独症儿童，6 岁以后仍有机会继续干预，这种机会或许一直延续到 12 岁左右。干预的主要收效情况可能因人而异，和具体干预实施过程中的医疗条件、家长配合和支持程度等都有关。

孤独症语言障碍的干预也符合上述发展规律。隐喻作为一种非字面语言形式在日常社交场景中被广泛使用。这一性质决定了孤独症的隐喻理解缺陷干预具有很重要的语用学意义。儿童在学习和获得语言的过程中不断操作和使用语言进行交流的现象被称作儿童的语言运用，这是一种典型的语用现象。正是在人际交往的不断互动的过程中儿童得以发展出自己的语用能力。这一过程主要表现为儿童学会如何运用适当的语言形式表达自己的交往倾向；如何运用适当的交往策略开展与他人的交谈；如何根据不同情境的需要运用适当的方法组织语言，表达自己的想法。有研究者将儿童语用发展分为三个不同层次，以此来探讨儿童语用发展的问题。具体而言，他们要考察的是儿童语用交流行为的习得、儿童谈话技能的发展和儿童话语策略的掌握。语用交流行为是儿童最早出现的语用行为，同时也是最基本的语用现象。他们的研究发现，儿童是具有很强的社会互动倾向的群体。他们能够对社会性的或者非社会性的刺激做出不同的反应。这是一种典型的社会互动过程。当儿童还处在婴儿阶段，尤其是在可以正式用言语表达之前，他们就已经尝试用动作姿态、发声、固定的语音形式甚至是这些方式的结合来进行具有一定倾向的社交活动。早期语言发展过程中，儿童逐渐地学会使用越来越多的含有一定意义的语言形式来传递他们的不同交往意图和内心的行为倾向（Ninio，Snow，1996）。

Ninio 等人（1990）的研究考察了儿童早期语用交流行为的发展状态。他们发现，儿童最初会倾向借助于手势和表情以及声音来表达自己的愿望，进而逐渐地学习使用语言来表达自己的想法。随着年龄的增长和经验的累加，儿童的交往倾向类型和言语行动类型均有不断扩张。与此同时，由这两个方面能力整合构成的儿童语言运用的变通能力，即儿童语言运用的灵活性也随之得到发展。儿童由此更灵活自如地运用语言来产生不同的交往效果。此外，在早期儿童语言交流行为的发展过程中，存在着一些较早出现并且常用的核心类型（Ninio，Snow，1996），这些核心类型是他们之后言语发展的基础。研究认为儿童语言运用能力的习得过程，反映了儿童在认知能力、社会理解力及更严格意义上的语言技能的整合性发展的状态。换言之，儿童的语言、社会和认知这三个方面的成长是互动促进、密不可分的统一整体（Ninio，Snow，1996；Snow，et al.，1990）。

典型发育儿童的隐喻理解研究表明，2—6 岁的年龄段当中，儿童隐喻理解能力随年龄增长不断增长，虽然 2—3 岁时，儿童隐喻理解能力鲜有出现，但 4 岁时理解能力出现明显转变。同时，儿童对物理相似性隐喻的理解优于对心理相似性隐喻的理解，对以颜色、形状为基础的物理相似性隐喻表现出更好的理解能力。这些研究结果给我们一个启示，那就是对于孤独症隐喻等非字面语义理解能力缺陷的干预需要在儿童早期尽快准备和实施。一方面，早期的训练有利于孤独症儿童形成基本的结构语言能力，另一方面，对于他们抽象思维和想象力的训练也可以增加他们在隐喻加工过程中完成隐喻映射时所需要的世界知识。

二、关注个体差异

在以往的诊断标准当中，孤独症被界定为 PDD 的代表性疾病。虽然目前 DSM-V 已经将多种亚型均统一纳入孤独症谱系障碍当中，但是，我们应该了解到，在此前的 DSM-IV 当中，曾将广泛性发育障碍分为 5 种：孤独性障碍、Retts 综合征、童年瓦解性障碍、AS 和未特定的广泛性发育障碍。其中，孤独性障碍与 AS 较为常见。这意味着我们如今界定的 ASD 当中会包括多种亚型，他们在具体的认知风格、行为方式和疾病症状上会有一定的差异。尤其是 AS 者通常在结构语言尚未显现出明显的缺陷。这意味着，面对同样的隐喻材料，这些认知功能相对较好的个体会具备先天的优势。虽然他们的非字面语言加工存在一定的不足，但我们设置隐喻训练任务时需要考虑个体在具体症状和能力上的差异性。

另外，孤独症的性别差异也是我们在隐喻理解缺陷干预过程中所必须考虑的问题。孤独症发病的男女比例存在明显的偏向性，男女比例约为 4∶1，男孩比女孩多 3—4 倍。虽然以往对于典型发育儿童的隐喻理解研究并未发现隐喻理解的性别差异，但我们必须注意到的是，隐喻理解与个体的世界知识和生活经验有直接的关系。典型发育的儿童可能具有类似的成长环境和生活经历，但对于孤独症而言，失调的男女比例会导致不同的教养方式和生活经历。例如，女性孤独症儿童相比男性孤独症儿童会缺少玩伴，从事体育活动的经验也会相对较少。这些因素很可能导致不同性别孤独症儿童之间存在不同的认知发展水平。这些后天习得的学习模式和经验模式可能会对隐喻理解能力的形成和发展造成影响。

个体年龄的差异也是我们在进行隐喻理解缺陷干预过程中需要关注的问题。如今，孤独症问题受到了社会各界的广泛关注，很多孤独症者的家长能够对孤独症儿童进行科学有效的培养和训练，使他们在基本认知能力、身体协调能力、感觉统合能力等方面有所提高，甚至很多孤独症儿童通过后天的训练，其社交能力也有一定的提高。随着年龄的增长，孤独症自身的能力水平也会相应地提高。这要求我们在进行干预的前期准备时需要针对孤独症的年龄特点展开。无论是内容的设置还是流程的安排和实施都需要根据孤独症不同年龄阶段发展特点的需要进行，体现出干预的阶段性和发展性特点。

三、合理设置并实施干预内容

隐喻理解是一个需要多项认知能力共同参与的高级语义加工过程。隐喻理解缺陷干预的成功是一系列阶段任务共同作用的结果。在具体设置和实施干预任务时，需要考虑以下几个问题。

1. 选择有针对性的训练模式和方法

干预训练的模式和方法多种多样。鉴于孤独症的群体内差异，隐喻理解缺陷的干预需要做出有针对性的选择。2－3 岁的低年龄孤独症者，其隐喻理解的能力处于将要形成的过渡阶段。此时所谓的干预和训练并非针对隐喻理解能力本身。而是需要考虑对和隐喻发生发展有关的能力进行训练。例如，可以训练儿童的物品识别能力、色彩辨别能力、事物共同特征判断能力等。这些基本的初级能力的发展对于隐喻本体和喻体关联性的建立起到了准备作用。4－12 岁儿童的训练可以视为对低龄幼儿的训练模式的延续和完善，但在任务的复杂程度上可以适当提高。例如，可以训练儿童采用手势、简单词汇语言来归纳事物之间的共同点，加入少量的抽象思维和想象任务。这一过程实际上是需要不断地重复来完成。这期间需要外界的帮助和支持，促使孤独症个体建立新的沟通、社会和自我控制技能，与同伴、康复教师和社区的其他成员形成更正向的互动关系，这一方面有利于提高他们的社交技能，同时可以获得隐喻理解所必需的世界知识和生活经验。对于 12 岁至成年阶段的孤独症者而言，在保证之前的训练内容的基础上可以着重发展他们的隐喻生成能力。可以结合具体的图形、物品，也可以通过词汇和句子完型等形式，提供必要的语境信息，促进他们生成新颖隐喻。最终的干预和训练目标是使孤独症者能够理解传统隐喻并能在适当场合生成新颖隐喻。我们将在本章后续部分介绍几种具有代表性的隐喻干预模式。

2. 安排恰当有效的干预环境

孤独症隐喻缺陷干预与孤独症一般症状的干预并非完全割离，很多干预过程的细节可以和日常行为干预同时进行。并且，干预并不需要设置单独的教学式房间和机械的空间布置。实际上，由于隐喻具有很强的语用意义，隐喻能力的训练恰恰应该放在日常的生活场景中。具体干预实施过程既可以在结构化的情景中进行，比如教室；也可以在自然的情境中进行，比如购物、外出就餐，或者放学回家的路上。这一过程可以要求康复训练师或监护人与孤独症儿童一对一互动，也可以创设情境以小组模式进行。但无论采取哪一种具体的干预模式，都要安排与之匹配的干预环境。所谓的干预环境是一个广义的概念，例如，在放学回家的途中，家长开始训练孤独症儿童的隐喻理解能力，那么需要控制周围的复杂信息介入和干扰。此时可以选择开车接送，应该回避嘈杂的闹市，在车内创设相对独立安静的空间。如果需要几个儿童共同完成一个隐喻完型任务，那么可以选择在安静的房间内，也可以在房间内布置丰富多彩的物品和图案，激发他们的隐喻生成。因此，无论是单独的干预训练还是团体训练，恰当干预环境的创设是干预取得成效的必要保障。

3. 有效使用强化物，促进学习效果正迁移

根据行为主义心理学的主要观点，儿童的行为是可以被塑造和消退的。这一原理在多种干预场景和任务中都被广泛使用。其基本机制通常是在强化原理的支撑下完成的。就是说，干预训练师可以通过对强化物的有效控制来完成对儿童行为的改变。在干预或训练活动中，干预训练师应采用强化物选择程序，通过给予儿童选择权，提升强化物对儿童当前状态的效果。每种强化物要轮流使用，不能局限在一两种。尽快让儿童从初级强化物过渡到次级强化物。初级强化物直接（间接）与人类的生理需求有关，如食物；次级强化物是初级强化物的信号，它是在一定条件下习得的，是因为次级强化物伴随初级强化物反复出现，而具有了强化的作用。例如，目标行为出现后的鼓励、赞扬、肯定性的表情和动作（如夸奖、笑容、亲吻），玩喜欢的游戏，听喜欢的音乐，也可以是相应的分数、代币等。这些次级强化物都能有效提高儿童的积极性。当然，达到最佳的训练效果，应该使孤独症儿童形成自发的隐喻加工功能能力，此时的次级强化物应该是儿童完成任务后获得的自豪感、成就感等。强化物的合理使用可以存进干预进程的发展。

此外，在隐喻加工能力的训练过程中，应有效采用泛化的技巧，让孤独症儿童把学习到的隐喻理解技巧应用在不同的情境当中。这样一方面可以有效巩固训练的效果，另一方面可以避免孤独症儿童刻板地重复固定行为，真正使习得的隐喻加工能力体现出社会意义。在孤独症隐喻缺陷干预和隐喻加工能力训练过程中，通常可采用安排明确的程序系列训练促进泛化，结合有效的自然强化，提供丰富的参考范例等技巧。

四、实时评估和总结

对于所有干预过程而言，最为重要的一个环节就是对干预过程、结果的全称式评价和总结。孤独症隐喻缺陷干预过程也不例外。实施有效的评估的前提是准确实时地搜集干预过程的多项数据，以数据分析结果作为评估的依据，从而为下一步的计划和方案实施提供指导和方向。从干预的阶段角度来看，评估可以分为干预前评估、干预过程中的实时追踪、干预后的效果评价几个部分。评估采用的方法有几种。

观察法。干预训练师自身即可作为评估者，根据自己对孤独症儿童语言及行为的观察来确定孤独症隐喻加工能力的变化情况。

访谈法。通过访谈内容的设置可以考察孤独症儿童隐喻语义的掌握情况。例如，按计划在访谈提纲当中设置隐喻的内容，在访谈过程中自然地呈现，进而搜集有关信息。访谈可以通过结构和半结构方式进行。结构访谈可以依靠现行的结构化的问卷、量表。例如，使用本书第一章所涉及的多种评估量表，也可以使用专门的隐喻能力测试量表完成。

测试法。可以设置与隐喻有关的测试题目，以文本或者口头形式呈现给孤独症儿童，直接考察他们对隐喻语义的理解。

间接评估法。可以利用他评问卷或从监护人角度间接搜集信息。一般情况下，与孤独症儿童生活在一起的家人是最佳的间接评估信息获取渠道。因为他们与孤独症儿童朝夕相处，孤独症儿童很多日常的行为语言的细微变化都会被家人捕捉到。很多时候，评估的结果会因为没有被观察到而被误认为没有效果。

此外，应注意评估方式和手段的多样化，可以将多种方法得到的数据结果综合起来，进行综合性的评估。

第二节　基于思维地图的隐喻理解缺陷干预

一、思维地图的概述

思维地图是基于语义学、认知心理学的理论基础，以文字结合网状、树枝状、桥状、圆圈状的形式呈现，用于对比和描述客观对象的可视化学习辅助工具。20 世纪中期，Upton 和 Samson 为提高儿童知识理解和问题解决能力开创了名为"Upton-Samson"的学习模式。Hyerle 在此基础上开发出一种语言认知加工的辅助工具，即思维地图。借助该工具，学生可以在纸上或者电脑上描述和组织自己的想法，实现对问题的形象化理解。随后，Innovative Sciences, Inc 等网站也公布了思维地图培训和使用手册（Thinking Maps: Tools for Learning）。

至今，思维地图以其提高学生的思维能力、促进学生的学习兴趣等优势而被美国、新加坡和新西兰等多个国家和地区所引进，并将其应用于教学实践中，目前已呈现出良好的发展势头。但在我国，其使用范围主要集中在对正常学生群体的具体学科教学中，鲜见在有关特殊儿童的认知、行为、语言干预方面的应用。而鉴于孤独症儿童群体语言行为的特殊性，该工具的使用已显现出重要意义。

二、思维地图的种类

依据人类大脑思维加工的一般规律和不同任务的加工特点，思维地图共分为圆圈图、起泡图、双起泡图、树形图、括号图、流程图、复流程图、桥型图 8 种类型。

其中，对于概念及概念之间关系进行学习和思考的辅助而言，起泡图和双起泡图是最佳的思维地图工具。在起泡图中，学习者可以将需要认识的概念写在中心的圆圈内，而将有关的属性和特征写在外周的圆圈内，如图 7-1a。该过程可以使练习者对概念及其属性形成直观的认识。两个起泡图的结合则演化成双起泡图，概念相同的特征则写在中间相交的圆圈内，表示二者的联系和相似之处，如图 7-1b。双起泡图对认识两个概念之间的属性、异同性具有显著优势。在隐喻加工过程中学习者可以将本体和喻体概念及属性分别对应到双起泡图的两端，形成对二者关系的形象化理解，这对促进隐喻学习具有重要意义，由此，双起泡图在隐喻学习中被具体化为一种隐喻思维地图。

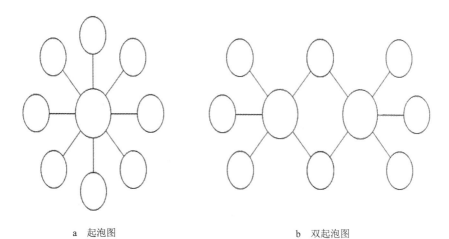

a　起泡图　　　　　　　　b　双起泡图

图 7-1　起泡图和双起泡图

三、思维地图对隐喻加工缺陷干预的理论基础

1. 关联理论

Sperber 和 Wilson 在论著《关联性：交际与认知》一书中首次提出关联理论（Relevance Theory）。在隐喻方面，该理论指出隐喻的正确理解需要通过对本体、喻体概念及其之间关系的准确取舍和关联来实现。以往研究表明，隐喻往往分为知觉隐喻和物理-心理隐喻，前者的本体和喻体都是知觉到的物理性客体，而后者的本体是物理性的客体，喻体则是心理现象。二者差别在于喻体的不同，因而喻体概念的正确理解是隐喻语义通达的关键（Melogno，D'Ardia，Pinto，Levi，2012）。关联理论重视信息传递的有效性，因此对喻体概念理解具有较高要求，同时也注重本体和喻体属性之间的联系。从该理论角度来看，概念及其属性的有效认知和分解是隐喻关联形成的关键，而受话者对语境信息的运用对于构建特定隐喻结构来说则是非常重要的。因此，为了完成隐喻的理解，个体必须具备充足的语义知识和对概念属性及范畴的准确把握能力。关联理论较早地从概念的认知加工角度对隐喻理解的认知框架和机制提出了解释，这也为隐喻思维地图在该群体中的具体应用提供理论支持。

2. 结构关系理论

Skinner 在其论著中提出关系结构理论（Relational Frame Theory，RFT）。该理论认为，关系结构是所有操作行为中最高级的操作行为，是强化过去行为而产出的产品，关系结构的形成是过去多次榜样训练的结果。在众多关系结构中"对等""隶属"和"区分"三种关系结构对隐喻操作具有较强的解释力，对这三种关系的正确把握是个体隐喻形成的关键。图7-2 是一个简化的隐喻加工模型，假设本体和喻体都只存在三种属性，为了完成隐喻语义通达，个体首先要对本体进行属性的列举以形成隶属关系，然后对喻体也进行同样的隶属关系确定。其次，对本体和喻体的属性进行对照和联系，这个过程会形成两种关系：当属性之间不相同时则形成区分关系，相同时则形成对等关系。对等关系的成立意味着本体和喻体相似性的构建，随之形成对隐喻的理解。该模型中，三种关系的确立先后进行，模拟了隐喻理解的分解过程。

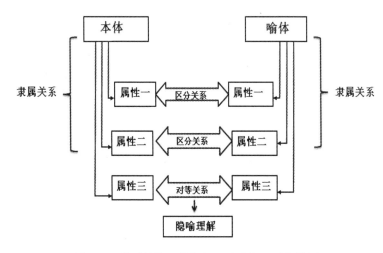

图 7-2　关系结构理论框架下隐喻加工过程模型

关系结构理论对隐喻语言的分析具有内在的实用性，并为将隐喻语言教授给缺乏理解能力的个体提供了可测量的操作模式，有效地为目标个体建立多种与隐喻操作有关的行为，包括工作记忆（Baltruschat，et al.，2011）、规则行为（Tarbox，et al.，2011）、推理对等的命名关系（Gould，Tarbox，O'Hora，Noone，Bergstrom，2011）以及动词的过去式用法等（Greer，Yuan，2008）。从内涵和结构上看，该理论中的对等、隶属和区分等关系结构的操作是对关联理论中隐喻关系构建的动态实现。两种理论从概念加工的角度解析了隐喻操作的基本过程，为隐喻思维地图的构建提供了理论依据。

以往研究发现视觉辅助对 HFA 儿童的行为习得和保持具有良好的效果。根据以上理论内容，以起泡图和双起泡图及其变式为主要形式的隐喻思维地图正是从概念理解和属性取舍角度对隐喻加工起到视觉辅助的作用。借此，HFA 儿童可以确立形象的概念定义、拆解和关联过程，从而深入理解本体、喻体的相同及相关之处，最终形成隐喻理解和生成结构。

四、思维地图的应用及效果

Lundgren 等人使用思维地图对右脑损伤患者的隐喻理解缺陷进行了干预，取得了良好的结果，并指出包括隐喻能力在内的非字面语言加工能力均可以通过思维地图训练得到提高。同时，以往多项研究均已指出 HFA 者存在一定程度的右脑缺陷，且表现出隐喻加工的不良（Lundgren，

Brownell，Roy，Cayer-Meade，2006）。因此，思维地图在应用于该类群体隐喻能力的提升上应具有较强的可行性。Mashal 和 Kasirer 使用类似的思维地图强化高功能孤独症儿童对隐喻中的本体和喻体的形象化操作能力。干预中，20 个 HFA 儿童以 2—4 人的小组形式参与先后两次会面。在每次会面中，他们要学习使用思维地图对 5 种不同隐喻句子进行表达。研究者将隐喻表达的内容写在卡片中的双起泡图内，例如对于短语"train of thought"，实验者鼓励儿童将这个比喻短语中的核心词分别写在左右两个中心圆圈上，并将与每个核心词有关的信息写到周围对应的分支圆圈中（见图 7-3）。

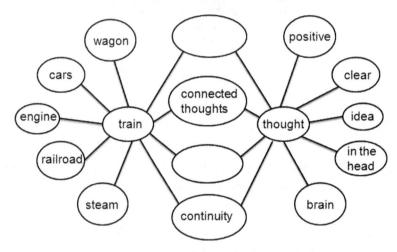

图 7-3　隐喻思维地图（双起泡图）举例

随之，研究者引导儿童思考其他能够表达两个词共同特征的词汇，例如"continuity""connected"等，并将这些词写在共同连接两个核心词的圆圈中，陪同儿童对图上核心词整体的表达内容进行讨论，以引出对隐喻的理解。

在此过程中，研究者一方面鼓励儿童抑制无意义的解释，另一方面，将刚获得的隐喻表达内容展现给儿童并将之嵌入一个具有语境的句子中，例如"During the exam children heard noisy knocks on the door and their **train of thought** was disrupted"。随即指导儿童阅读句子并将注意力集中到粗体显示的短语上，判断和讨论这种句子的表达是否有意义。这种训练可以激发儿童产生一个宽泛的语义联系，这些联系是他们经过对恰当的关联含义逐个搜索的结果。该研究真正地将思维地图应用于 HFA 儿童的隐喻缺陷干预上，具有一定代表性，经过干预，该组儿童隐喻加工的整体能力均得到显著提高。

与此同时，来自 Persicke 等人（2013）的干预则从结构关系理论角度出发，采用思维地图的一种变式对 3 个 5—7 岁孤独症儿童的隐喻理解进行了榜样训练。他们采用 54 个故事作为前后测和训练材料。每个故事中包含 2—10 个句子，故事后有 3 个体现隐喻内容的问题：比如"如果我说'蛋糕是香水'，那么我想表达什么意思呢？"正确的答案是"蛋糕闻起来很香"。干预的工具是一个大小为 8.5cm×11cm 的两栏分层卡片。儿童需要在卡片左侧栏目上方写上本体，在右侧栏目上方写上喻体，在本体、喻体下方写上各自的特征，最后用线将匹配的共同特征连接起来。训练开始阶段，干预者使用语言和手势教会被试如何正确使用该工具。与 Mashal 和 Kasirer 使用的程序不同之处在于，该研究注重将思维地图和多次重复强化训练相结合。如果儿童在连续 5 个训练小节后仍旧没有进步，才引入思维地图作为视觉辅助。该工具是思维地图的一种变式，其原理同样是辅助儿童通过分析本、喻体及其属性之间的联系，找到二者的共同点，激发对隐喻含义的理解。这种强化与辅助相结合的训练原理来自关系结构理论中的行为习得。训练中，儿童总是在未进行过多指导的情况下自主地练习。这给儿童提供了独立反应的机会，强调儿童主动性的培养，并通过长期重复训练和强化，使儿童确立本、喻体在隐喻关系上的稳定性。此外，该研究也发现了个别儿童出现了隐喻生成的现象。这说明思维地图及其变式对干预该群体的隐喻缺陷、促进隐喻生成都是有效的。

近期，Melogno 和 Pinto 也使用了隐喻思维地图对 HFA 儿童进行了个案干预，除了采用类似的双起泡思维地图工具外，还引入了策略辅助的思维图示。干预中，给儿童呈现的卡片上是两个简笔画人物，如图 7-4 所示：左边人物头上的两个"思想泡"中分别写有"I MEAN""I SAY"以启发儿童理解说话人的意图，右面的"思想泡"里分别写着"X is Y""X is like Y"，以此训练儿童用"X is like Y"的句式将隐喻的本体和喻体通过明喻的形式表述出来，随后逐渐转向"X is Y"的隐喻形式，以使其理解"X is Y"是在表达"X is like Y"。实施过程经过研究者解释策略—主试演示策略—主试和儿童互动练习—儿童独立尝试策略的过程。经过训练，该儿童基本掌握了思维地图及其辅助图示的使用策略，隐喻理解能力有所提高。

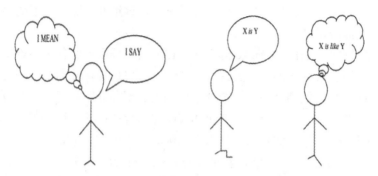

图 7-4　高功能自闭儿童隐喻思维地图的策略辅助图示

五、运用思维地图干预的原则

1. 坚持"最小辅助"原则

HFA 儿童具有结构性语言几乎无受损，智商正常或超长的特点。其语言问题来自语用和社交方面的缺陷，因此，对于该群体的多数语言和行为缺陷的干预都要坚持"最小辅助"原则。该原则强调在对孤独症儿童进行行为干预和训练时，干预者要以儿童为中心，在保证其正确完成任务的情况下，做到提供辅助的最小化。隐喻作为一种高级的语言操作行为，也要遵循该原则。这主要体现在干预过程中，研究者在给予儿童正确的示范后，由儿童自己主动完成概念的拆解和关联。当出现隐喻理解困难时，要给予简单提醒，而不是过多解释甚至代劳。对他们的辅助要做到点到为止，既保证他们习得有效的隐喻加工策略，又要确保不被干扰。

2. 启发引导与即时强化

即便语言能力较为完好，但 WCC 和语义知识的相对缺乏仍旧会给HFA 儿童的隐喻加工策略习得带来困难。而在干预过程中，机械的重复和直接的指示并不能达到良好的效果，启发式的引导则显得尤为重要。并且，当儿童做出错误反应时，研究者需要及时纠正，采用"苹果还有什么样的特征呢"这样的提示性问句给予启发式引导；当儿童做出正确的反应时，要给予语言或者物质强化并鼓励。

3. 定期重复及情境推广

当儿童已经习得了某些隐喻理解策略时要定期检验策略保持情况并进行重复性训练，该过程可能根据习得情况重复进行。另外，对于 HFA儿童而言，通过思维地图习得的隐喻加工策略往往具有机械性，他们很有可能尚未形成理解本、喻体共同属性的一般化抽象能力，这就阻碍了他们进行举一反三地理解同类隐喻，也更难生成新异隐喻。因此，在定期重复训练的同时，需要根据每个儿童的自身特点，选择其感兴趣的知识域，设计具有针对性的隐喻干预材料，逐步提高情境的推广性和生态效度。

六、基于思维地图的孤独症隐喻理解缺陷干预方法

HFA 隐喻加工缺陷干预仍旧处于探索阶段。Melogno 和 Pinto（2014）使用思维地图对孤独症儿童的隐喻理解缺陷进行了个案干预，取得了良好的结果，并指出包括隐喻能力在内的非字面语言加工能力均可以通过思维地图干预得到提高。本研究以此为借鉴，制定适合汉语为母语的 HFA 隐喻加工缺陷干预方案，并尝试对多个高功能孤独症进行隐喻加工缺陷的干预。

1. 干预步骤

HFA 干预组：前测－干预－后测

HFA 对照组：前测－干预－后测

前测与后测：本项项目中的实验 1 和实验 2 是考察被试隐喻加工特点的行为范式，该范式可作为评估被试隐喻语义理解水平的测试。因此，干预方案以实验 1 和实验 2 为前后测任务，两次测试间隔为 1 年。将前测任务中隐喻刺激反应正确率低于 50%的 HFA 进行同质的平行分组，只对其中一组进行干预，另一组作对照组只做阅读训练，每个小组不多于 5 人。在两次测试中间每月进行一次干预任务，最终通过前测的组间对比和各组的前后测对比来考察 HFA 的隐喻加工干预效果。

2. 材料与干预策略

策略一：基于相似策略辅助的重命名任务。干预的材料为 30 张 8.5cm×11cm 写有隐喻句本体、喻体词及 2 张"是"和"像"的卡片。另外，对于知觉隐喻配有本体和喻体的实物，如网球、柠檬等。干预开始时，干预者拿出写有本体、"是"和喻体词的三张卡片，分别放在桌子上，从左到右依次排列。例如"荷叶""是""雨伞"。向孤独症者说明，荷叶和雨伞都是物体。为了使儿童理解这个句子的含义，主试先使用"相似策略"辅助干预，即将写有"像"字的卡片放在"荷叶"和"雨伞"两个卡片之间，这样就形成了一个新的句子"荷叶像雨伞"，同时给儿童呈现一张卡片。如图 7-5 所示，图片左边人物头上的两个思想泡中分别写有"我的意思是？""我说的是？"以启发儿童理解说话人的意图，右面的"思想泡"里分别写着"X是Y""X像Y一样"，以此干预儿童用"X像

Y一样"的句式将隐喻的本体和喻体通过明喻的形式表述出来，随后逐渐转向"X是Y"的隐喻形式，以使其理解"X是Y"是在表达"X像Y一样"。实施过程经过干预者解释策略－主试演示策略－主试和儿童互动练习－儿童独立尝试策略的过程。

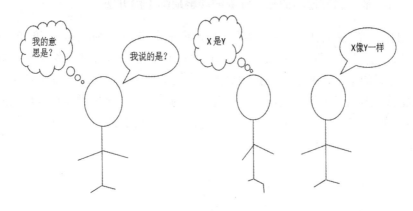

图7-5 策略视觉辅助干预模式图

以往我们已借鉴 Melogno、Pinto 和 Di Filippo（2017）的干预方法对个别孤独症个体尝试过干预，干预过程举例见表 7-1（以知觉隐喻和物理-心理隐喻为例）：

表7-1 基于相似策略辅助的重命名任务

知觉隐喻物体重命名举例	物理-心理隐喻人物重命名举例
在一个干预项目中，干预者给孤独症者呈现一个网球，并进行如下对话：	干预者对孤独症1："如果用一个动物的名字来称呼你，你认为你叫什么呢？"
干预者："让我们玩一个重新起名字的游戏。我们将看到这个物体，让我们来为它们重新起名字吧！"	孤独症1：……"雄狮吧。"
孤独症1："一个小球。"	干预者："那我们问一下**（孤独症1）为什么他把自己命名为一头雄狮好吗？"
孤独症2："网球。"	孤独症1："雄狮强壮。"
干预者："好的，但是现在让我们试着为这些物体生成一个新的名字。"	孤独症2："狮子是食肉动物。"
孤独症3："一个柠檬。"	孤独症3："狮子是猫科动物，但是公狮子和母狮子不一样，因为它有鬃毛。"

知觉隐喻物体重命名举例	心理物理隐喻人物重命名举例
干预者："那么，如果我说网球是柠檬，为什么呢？"	干预者："好的，雄狮是强壮的，食肉的，是哺乳动物和猫科动物。那么如果我说'他是个雄狮'时，我们说的是一个人，而不是一个动物，那么'他是个雄狮'是什么意思呢？"
孤独症3："因为它是黄色的。"	孤独症3："他有很多胡子和头发像一个雄狮。"
干预者："哦，是因为颜色？"	干预者："好的，我们继续。"
孤独症2："一个黄色的石头。"	孤独症2："哦，我明白了，我应该是野马。"
干预者："为什么？"	干预者："好的，给我们解释一下吧。"
孤独症2："因为它们都是圆的。"	孤独症2："小的时候是马驹，然后长大了成为一匹野马。我喜欢野马。"
孤独症1："因为它们都有点儿小褶皱。"	干预者："好的，但是如果我们说'他是一匹野马'我们想表达什么意思呢？"
孤独症4："那是月亮……因为月亮是个盘子。"	孤独症4："那样他就可以进行更多的练习和运动了。"
孤独症1："不对，月亮是个卫星。"	干预者："能给我们更好地解释一下吗？"
孤独症4："它是盘子因为它的形状。"	孤独症4："一匹野马可以游泳，奔跑，跳跃。那么，它就是一个运动员了。"
孤独症1："不，因为颜色。"	干预者："那么野马除了能够运动还有长鬃毛，它有什么样的脾气呢？"
干预者（给孤独症1补充）："你说网球和柠檬表明都有点儿小褶皱，那么我们怎么给他们重新命名？"	孤独症1："快，着急！"
孤独症1："网球是一个皮球。"（虽然说错了，但需要继续）	干预者："能多说一些吗？"
……	孤独症2："着急的野马"
	……

知觉隐喻物体重命名举例	心理物理隐喻人物重命名举例
以上的过程干预者让孤独症者对用一个新的名字命名当前物体。直到鼓励儿童说出"X 是 Y"这样的正确句式，如"网球是柠檬"	干预者进一步鼓励孤独症者说出"他的脾气急，像野马一样"，或者类似的反映人物心理特点的比喻

当干预组孤独症者经过 5 轮干预仍旧不能有效理解隐喻句子的正确含义，则采用策略二。

策略二：隐喻思维地图干预。干预者采用 54 个故事作为前后测和干预材料。每个故事中包含 2—10 个句子，故事后有 1 个体现隐喻内容的问题：比如"如果我说'蛋糕是香水'，那么我想表达什么意思呢？"正确的答案是"蛋糕闻起来很香"。干预材料是一张大小为 8.5cm×11cm 的两栏分层卡片，其形式与图 7-6 相类似。孤独症者需要在卡片左侧栏目上方写上本体，在右侧栏目上方写上喻体，在本、喻体下方写上各自的特征。最后用线将匹配的共同特征连接起来。找出本体和喻体形成概念。向孤独症者解释隐喻的本体和喻体概念是什么，鼓励孤独症者尽可能多地说出概念的多个属性和特点。画出概念的双起泡图，如图 7-6。干预者鼓励孤独症者将这个隐喻短语中的核心词分别写在左右两个中心圆圈上，并将与每个核心词有关的信息写到周围对应的分支圆圈中画出双起泡图，寻找共同点。随即指导孤独症者阅读句子并将注意力集中到粗体显示的短语上，判断和讨论这种句子的表达是否有意义。然后配合策略一的方法直到孤独症者准确理解并说出隐喻句子。

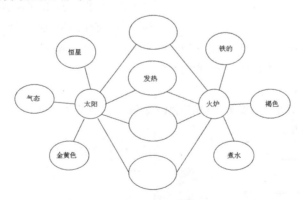

图 7-6　隐喻双起泡图视觉提示举例

3. 效果预期

以思维地图为核心的干预方式可以使孤独症者具象化理解隐喻本体概念和喻体概念之间的关系，本项目预期经过系列干预后，孤独症对于基本的知觉隐喻如"柿子是灯笼"的理解趋于正常，对于复杂的隐喻，如"父亲是火山"形式的物理-心理隐喻或涉及抽象思维过程的隐喻理解水平有所提高。基本形成自发构建隐喻思维地图的隐喻理解模式。

从近期研究看来，由于符合 HFA 儿童的认知特点，思维地图在 HFA 儿童隐喻加工缺陷干预方面具有积极作用，因此在未来研究中必将得到广泛的关注和发展。首先，在语义知识的学习上，思维地图提供了对概念和属性的归类和划分的视觉辅助，能够使概念的范畴形象化，有助于长时记忆。其次，对于本体和喻体关系的认识上，思维地图则构建了二者之间的关系网络，使隐喻加工过程得以清晰推演，这对该群体保持良好的隐喻结构分析习惯具有重要意义。

此外，也应看到，思维地图在该领域中的应用只有一个短暂的历史，并且具体的应用研究较少，在跨文化应用上，其信度和效度仍旧需要具体检验。该工具的干预角度主要集中在对概念及其属性的认知加工层面，并未考虑该群体的心理理论缺陷、执行功能障碍和 WCC 等社会认知特点的间接作用。因此，可能造成干预结果上的差异性。鉴于以上有关思维地图的优势与不足，未来研究中，对于该工具合理的改造和应用推广也将是必须关注的问题。对于隐喻思维地图而言，其作用机理存在于概念学习层面，为了使其更好地辅助学习，可以开发生动形象的硬件和软件载体，如思维地图卡片、电脑及移动终端上的思维地图软件等，在实现人机互动便利性的同时也可以提高儿童的兴趣，有利于提高干预的实效性。同时，以往研究发现心理理论缺陷、WCC、执行功能障碍以及脑神经沟通不良等也是造成该群体隐喻加工缺陷的重要因素，因此，今后的研究在重视概念学习的基础上也应考虑思维地图和其他隐喻缺陷干预方法的配合使用，并积极探索其他有效形式，开发多角度、立体化的干预模式。

第三节　基于图形组织者的隐喻理解能力训练

一、图形组织者概述

Piccolo 在 1987 年最先提出图形组织者（Graphic Organizer）的概念。图形组织者，也称作心智地图，是以一种视觉方式组织、再造、计算及绘画与信息联结的综合性方法。具体而言，图形组织者是用图或者表格来组织、阐述和表达知识的工具，是人脑对知识和思维过程的图形化心理表征。人们用图表的方式表现事物的关系和内容结构。这一方法可以提高理解水平、确保知识经验组织和信息的长期有效性，突出有意义的学习和信息操作。

图形组织者在国外一直作为搜集、筛选、整理和交流教育信息的工具运用在多个学科中：幼儿教师使用图形组织者教授儿童对事物进行对照比较；语文教师老师会选用图形组织者中的时间线让学生记录自己的成长经历，运用故事图式和网络图训练学生讲故事的逻辑思维能力，学习语境中的单词；建筑工程师们使用较为复杂的图形组织者开发新的建筑工艺，模拟建筑实际施工结构。图形组织者不仅直观生动地描述了总体信息，而且允许我们的大脑清楚"看到"信息的具体形态和关系。究其根本，其真正价值在于思维的可视化模型和关系的具体呈现。这一过程有利于我们从模型和关系中衍生出新的想法和构想。

图形组织者目前已经被应用于孤独症儿童的日常教学和缺陷干预实践当中。在实施中，教师或培训师对所要学习的材料进行系统分析，先确定学习任务中涉及的主要概念，明确概念的定义和关系，然后借助图表或大纲，指导孤独症儿童对概念进行排列或归类，从而把握事件整体框架，形成整体的认识和理解。图形组织者有着不同的组织形式，具体包括"5w"问题组织者（wh-question graphic organizers）、故事地图（story map）和概念地图（concept map）等，这些均被统称为图形组织者。美国国家阅读小组曾计划将图形组织者作为教授学生阅读理解最有效的策略之一，同时图形组织者在社会科学概念理解、语言表达、写作、社会交往等多个领域中也有所应用。

到目前为止，在孤独症领域，图形组织者所面对的使用者主要集中在 HFA 群体。虽然 HFA 儿童通常有着正常的智力水平和结构性语言能力，能够较好地理解词汇的基本意思，且短时记忆能力相对完整，但在故事中的有效信息提取和整合、将注意力放在故事中的成分间转换等方面仍旧存在缺陷。这些特点会直接影响到他们对篇章内容的整体把握和理解水平，尤其是需要通过语境信息推导出非字面语言的意义时，更是如此。

但与此同时，我们应该看到，孤独症自身存在着认知方面的一些优势。基于孤独症儿童在认知特征上的视觉优势（Mesibov，Shea，2010），图形组织者已经被用于孤独症儿童阅读理解缺陷的干预和研究中。String-field 等人（2011）采用多基线被试间设计，采用故事地图对 3 名 8－12 岁的 HFA 儿童进行了阅读流畅性和理解水平的干预研究。干预过程中，研究者首先对故事地图的功能进行详细讲解，然后按照步骤指导孤独症儿童完成故事地图的制作，包括故事时间线梳理及地点、人物、经过和结果等信息的复盘，随后引导孤独症儿童利用制作的故事地图完成阅读理解的测试。该研究取得了预期的成效，3 名孤独症儿童均能够在干预者的辅助下逐步学会填写和制作故事地图，且在故事地图的辅助下阅读理解水平得到了显著提升。该研究过程当中值得注意的是，研究者在干预期和维持期之间加入了一个"选择期"，孤独症儿童可以自行选择在答题前是否制作和使用故事地图作为工具。实际上，3 名孤独症儿童中只有 1 名选择继续使用故事地图，但即便如此，其阅读理解水平均没有表现出明显下降。这一结果说明具有视觉记忆优势的 HFA 儿童在接受故事地图的训练后，主动内化了这种模式，并且在完成阅读理解测试时不再对故事地图产生依赖。

图形组织者的其他形式也曾被使用辅助孤独症的阅读理解。Bethune 和 Wood 使用"5w"问题组织者干预了 3 名 8－10 岁孤独症儿童的阅读理解缺陷。该研究结果发现，这 3 名孤独症儿童回答文本后面的问题的正确率有显著提高，并且这种效应得到了保持和泛化（Bethune，Wood，2013）。这说明，这种图形组织方法对孤独症儿童阅读理解水平的提高是有效果的。但也有研究得到了不同的结果，Connelly（2016）的研究对象是 2 名孤独症儿童，2 人中仅有 1 人通过使用"5w"问题组织者提高了自身的阅读理解能力。

总体上来看，以往干预研究基本上恰当地选择了具有针对性的图形组织者形式，并对孤独儿童的阅读理解能力进行了系统的干预或培训。但可能由于选取的孤独症儿童数量较少，得到的结果存在一定的分歧。但这并非说明图形组织者作为一种认知工具是不可靠的。因为，对于不同的孤独症儿童而言，学习效果受到多种因素的影响。图形组织者的使用需要考虑选题内容的多个方面的问题。此外，目前采用图形组织者进行语言或阅读能力干预的对象主要停留在年龄较小的孤独症儿童当中，对于世界知识相对丰富，具有一定社会经验的孤独症青少年个体的语言理解问题，图形组织者的作用仍旧需要进一步探索。

二、常见的图形组织者形式

在对以往教学经验的总结中，研究者们发现，几乎全部有意义的信息均可以使用图形组织者来呈现和概括。我国学者唐辉云（2016）结合以往研究发现，共归纳了6种常见的图形组织者形式。

1. 描述性类型

描述性图形组织者用于描述与词汇术语或者具体的人、地点、事物和与事件的事实有关的信息，这些信息不需要排列成特定的顺序。例如，在生物教学中，可以用图7-7来表示鸟类特征。

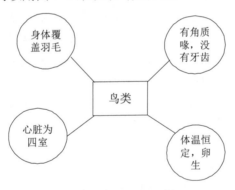

图 7-7 鸟类特征

2. 时间/序列类型

按照具体时间顺序来组织事件的组织者形式就是时间/序列图形组织者。例如，在历史教学中，关于中国古代朝代变更的历史可以用图7-8来表示。

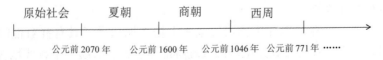

图 7-8 中国古代朝代变更图（部分）

3. 过程步骤/原因-结果类型

该类图形组织者的主要形式是通过一系列连续的步骤或者一个因果网络图来组织信息。最终这些信息能产生一个具体的结果。例如，在地理课程中，解释全球变暖的部分原因，可以通过图 7-9 来描述。

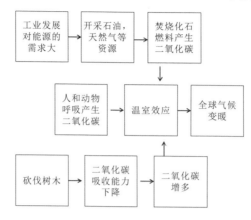

图 7-9 全球气候变暖的原因推导图

4. 事件类型

事件类型组织者的目的是从总体上还原事情的全貌，将和事件有关的大量信息进行组织和整合，包括：（1）背景（时间和地点）；（2）人物；（3）持续期间；（4）事件发展顺序；（5）原因和结果。例如，某老旧小区 2020－2021 年改造过程可以用图 7-10 来表示。

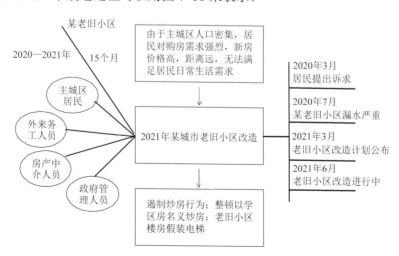

图 7-10 某老旧小区 2020－2021 年改造过程

5. 概括/原则类型

该类型的图形组织者是用具体的举例来支持某个陈述的观点、定理等。例如，数学老师在陈述勾股定理的原理时，先介绍定理的内容"直角三角形的两条直角边的平方和等于斜边的平方"，然后做成如图 7-11 的图形组织者，配合讲解课程内容。

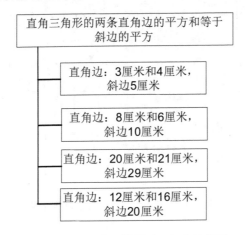

图 7-11　勾股定理的图形组织者示意图

6. 概念类型

概念图形组织者是所有图形组织者中使用最为广泛的一种类组织者型，其主要的原理是用代表人、地点、事物和事件的种类的一个词或者短语来组织信息。概念的特性或属性被归入概念图中。例如，寓言故事的概念就可以采用图 7-12 的方式呈现。

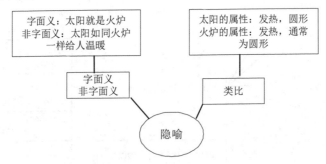

图 7-12　隐喻概念解释的图形组织者举例

三、图形组织者理论基础

1. 图式理论

"图式"是个体在生活经历中不断积累起来的知识和经验的结构。每个人都在自觉或不自觉地利用图式认识和解释客观世界。图式理论认为，无论是口头还是书面的语言材料的加工都取决于听者或读者已有的知识经验。人们在理解新事物的时候，需要将新事物与已知的概念、过去的经历联系起来。对新事物的理解和解释取决于头脑中已经存在的图式。输入的信息必须与这些图式相吻合。例如，当我们谈起学校，就会想到老师、学生、教学楼、图书馆等事物，这是我们头脑中有关学校的图式起到了作用。

图式理论认为阅读理解过程首先需要输入一定的文本信息，然后大脑会在记忆中寻找能够解释这些信息的图式，当足以说明这些信息的图式被找到以后，就产生了理解。读者理解一个语篇材料的过程就是其头脑当中的图式与语言材料所提供的信息之间交互作用的过程。当读者把头脑中的图式与语言材料所提供的信息联系起来时，就能获得作者所要传递的意义，达到读者与作者之间信息交流的目的。

图式作用的发挥实际上是个体认知建构的过程。图形组织者正是图式作用过程的形象化。一方面，通过图形组织者，我们可以将图式的检索和应用过程具体化，从而指引我们整理自己的认知流程和结构模式。另一方面，图形组织者的应用过程可以反向作用于我们的认知结构和图式，并完成认知结构和图式的再分析和再调整。因此，图形先行者可以被用在几乎所有教学科目当中，促进知识的梳理和传播。

2. 知识可视化理论

Eppler 和 Burkhard（2004）认为知识可视化（Knowledge Visualization）是在科学计算可视化、数据可视化、信息可视化基础上发展起来的新兴研究领域。知识可视化指的是可以用来构建、传达和表示复杂知识的图形图像手段，除了传达事实信息之外，知识可视化的目标还在于传输人类的知识，并帮助他人正确地重构、记忆和应用知识。通过提供一种更丰富的表达方式，人们所知道的知识和信息可以被有效地传播。这一过程的实质是将人们的个体知识以图解的方式表示出来，形成能够直接作用于人的感官的知识外在表现形式。知识可视化有助于知识的传播，在信息技术条件下，知识可视化得到了新的发展机遇。目前，依靠知识可视化制作的工具越来越多，制作方法越来越便捷，表现形式也越来越多样化。知识可视化在心理训练和教育领域也逐步应用起来。知识可视化作为学习工具为图形组织者提供了基本的理论依据和指导，它可以改变人们认知方式，促进有意义学习。

3. 认知负荷理论

心理学家 John Sweller（2008）以资源有限理论和图式理论为基础提出了认知负荷理论。认知负荷是指人类能够加工的信息总量，可以理解为人们加工信息时，认知系统承载的负荷大小。具体而言，认知负荷指信息加工时，工作记忆对存储和加工信息的总量。在学习过程中，学习者的认知负荷来源于内部认知负荷、外部认知负荷和关联认知负荷。其中，内部认知负荷是由学习的知识内容本身带来的。内容的难易程度会影响学习者的内部认知负荷情况，难度大的知识内容会给学习者带来更大的内部认知负荷；外部认知负荷是由不当的教学方案设计和实施带来的。对学习材料的组织和呈现方式会影响学习者的外部认知负荷。因此，为了降低学习者的外在认知负荷，科学地组织和呈现学习材料是必要的。

相对于内部和外部认知负荷，关联认知负荷则包括学习者在对文本进行加工时产生的认知负荷和监控整个学习过程时产生的元认知负荷两个部分。关联认知负荷的存在实际上对学习是有利的。因此，在学习过程中应该尽可能地增加关联认知负荷，减少外部认知负荷，进而控制认知负荷总量。根据认知负荷理论，学习者在学习中的认知资源总量是有限的，我们从事的每一个学习活动和认知加工过程都会占据认知资源，如果总的认知负荷超出人类可以承受的限度，就会导致认知系统超载，最终影响学习效果。图形组织者很好地解决了这一问题。在具体学习过程中，图形组织者有效地归纳、梳理、简化了知识结构，并形成了具体化的知识图谱。这有效地降低了外在认知负荷。学习者结合自身的内在认知负荷资源加之以关联认知负荷系统的参与可以有效提高学习效果。

四、基于图形组织者的孤独症隐喻理解能训练方法

1. 训练对象

HFA 青少年 3 人，均为男生。年龄在 15－18 岁。经过专业医学诊断，确定为孤独症者，3 人在语言能力上水平基本一致。结构性语言相对完整。能够在日常生活中表达自己的观点和想法。其中 1 人有刻板行为，主要体现为在说话间隙会不自觉咳嗽，且有明显的口头语重复现象。另有

2 人说话语调过于平静呆板，并伴有情绪不稳定的问题。无其他共患疾病。经过韦氏智力测试，智力水平处在中等水平，总智商分数在 105－112 分，言语智商在 100－120 分。训练前隐喻理解能力评估发现，3 人的隐喻理解能力稍差，表现为对单独的新颖隐喻句子理解不准确，当提供一定的语境背景和训练师的提示之后，可以理解新颖隐喻。另外，3 人对隐喻语义的理解和使用兴趣不高。其中 1 人对类似的文字表达感到厌烦。训练时，3 人当中有 1 人在进行融合教育，随普通中学常规班级进行跟班学习；另 2 人已经在工作岗位从事工作，1 人为保洁人员，1 人为西点师。

2. 训练方法与原则

本训练采用的核心理论和方法是图形组织者。鉴于隐喻语言结构和映射的特点，在图形组织者的选择上。主要采用三种图形组织者来设置具体的训练材料和训练内容。分别为描述型图形组织者，概念型图形组织者和概括/原则型图形组织者。三种类型的图形组织者是逐层递进的关系。首先，借助描述型图形组织者加强对隐喻当中涉及的本体和喻体概念进行形象化的学习和理解。其次，依靠概念型图形组织者进一步分析本体和喻体概念范畴所包含的多种属性，形成对核心概念的丰富认知。进而激发孤独症者头脑当中关于概念及其相关事物的图式，为隐喻的理解打好基础。最后，通过概括/原则型图形组织者对学习过的内容进行归纳和总结，得出隐喻的一般原理和规律。

3. 训练步骤

步骤一：基于描述型图形组织者的隐喻核心概念认识训练。

对"河流是丝带"的图形组织者构建。内容如图 7-13 所示。训练师引导孤独症者给出核心概念的属性或联想到的事物，形成概念的描述型图形组织者。

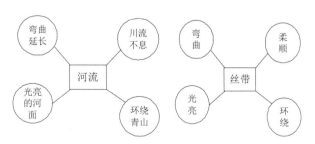

图 7-13　河流和丝带两个概念的简单描述图

步骤二：基于概念型图形组织者的详细概念理解训练。

在描述型图形组织者的基础之上对本体和喻体的核心概念进行更详细的描述和特征划分。在描述过程当中应注意对隐喻目标域即本体的描述和阐释。在"河流是丝带"这个隐喻句当中本体是河流，喻体是丝带。在通常情况下本体作为目标域，是隐喻描述的起点但却是理解的终点。目标域河流的概念型图形组织者呈现如图 7-14 所示。

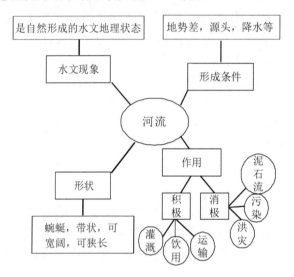

图 7-14　"河流"的概念型图形组织者举例

步骤三：基于描述型图形组织者的隐喻理解训练。

在经过前两个步骤的反复训练和头脑风暴之后，孤独症者对本体和喻体的概念有了全新的认识。他们脑海当中关于"河流""丝带"两个概念的图式有了新的完善和变化。他们对隐喻的基本原理有了模糊的认识。接下来，步骤三当中，训练者采用概括/原则型图形组织者剖析这个隐喻背后运作的基本原理。训练者以列举多个例子的形式，丰富和展示事物间的相似性对于隐喻映射形成的重要作用。在经过多轮的重复和训练之后，孤独症者基本掌握隐喻的形成机制，进而也形成了对隐喻现象和隐喻本身的概念图式。有关这一例子的概括/原则型图形组织者见图 7-15。

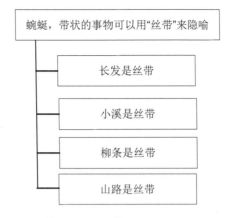

图 7-15　"河流是丝带"原理总结的图形组织者

第四节　基于视觉支持策略的隐喻加工能力训练

一、视觉支持策略概述

所谓视觉支持，是指综合利用运用各种视觉工具（包括图片、线条图、视觉活动时间表、地板上的点和线、计时器、书面时间表和具体的边界等）来帮助儿童紧跟日常活动，理解时间顺序，了解环境特点等的一种体系。视觉支持策略是已被国内外孤独症干预及研究领域广泛应用的一种有效的孤独症的语言干预策略。该策略有助于让孤独症儿童保持注意力、排序和组织环境、帮助理解口语，并为他们的活动或过渡做好准备。（Rao，Gagie，2006）视觉支持弥补了孤独症者在保持注意力、处理听觉信息、排序和组织环境等方面的困难，同时提高了他们的顺应性，减少了行为问题，从而帮助其开始社交互动。此外，视觉支持策略还能有效减少孤独症儿童的各种问题行为，如退缩行为、攻击性行为（Dettmer，Sarah，Simpson，Richard，Myles，Smith B.，et al.，2000），通过排列特定的任务，为孤独症者提供独立完成任务的机会。

二、视觉支持策略应用于孤独症语言障碍干预的依据

在语言理解方面，Rubina 等人（2007）的研究表明，视觉支持策略能够有效提高孤独症儿童的词汇数量、主动性和被动性言语表达次数。孤

独症儿童表现出多样化和复杂的社交和沟通需求和优势，尤其适合使用视觉支持（Cafiero，et al.，1998）。在标准化的智力测量上，ASD 儿童的表现量表得分相对较高。他们在视觉空间和知觉组织技能方面表现出很少的缺陷，并且似乎有完整的感觉运动能力（Siegel，Minshew，Goldstein，1996）。他们在需要外部提示的任务上的表现，例如那些需要死记硬背、提示回忆和联想学习的任务，已经被发现优于那些需要自由回忆的任务，从而表明对非语言材料的记忆比对语言材料的记忆受到的损害要小（Quill，1997、1998）。在语言领域，一个可能成立的假设是孤独症儿童在语言的理解和运用中需要借助于视觉能力。

Prizant（1982）基于理论和观察视角，认为孤独症个体加工和学习语言是以"格式塔形式"完成的，而不是分散进行的。（Prizant，1982）Wetherby 等人（2000）的研究发现，当使用完形策略时，单个单词及其组成词组不会被单独分析，而是通过模仿整体的话语块（Chunks of Speech）来学习，然后再将它们分解成有意义的语言单位。人们可以通过延迟模仿或直接模仿来形成这种语言学习风格。孤独症儿童的刻板语言模式、坚持特定的言语习惯和代词倒转等现象也可能反映了对整体信息组块的模仿。在加工实时的分散的语言信号方面遇到困难可能是导致孤独症儿童使用这种完形学习模式的原因。相对于瞬时的细微语言信息，视觉支持具非瞬时属性，它可以让孤独症儿童利用相对的视觉空间优势，支持他们弥补加工更短暂信息的不足。像图形符号这样的视觉支持本质上是格式塔，因为它们代表的是信息块，孤独症儿童可以有更长的时间来编码和解码，因此，视觉支持对孤独症语言理解是一个很好的辅助工具。

临床的行为观察上，孤独症儿童常被描述为"视觉思维者"或"视觉思考者"。著名的 HFA 成人患者坦普尔（Temple Grandin），是一位专业的畜牧农具设计师，我国学者曹漱芹和方俊明（2008）在文章中介绍了这位孤独症者的例子。她在她的自传著作《用图片思考》（Thinking in Picture）中对自己的语言和思维特点进行了总结："单词对于我而言就像第二语言。我把口语和书面语都翻译成彩色电影。我的头脑里就像在放映一部有声音的录像。别人跟我说话时，他的话立刻被翻译成图片。一般的人都是用语言来思考，而我是用视觉形象来思考。例如，我对'狗'这一概念的理解便是基于我所知道的每一只狗的具体形象。在我看来，'狗'这个词就等同于我所看到各种狗的系列。而且，这个概念还会不断地扩充，因为我会把新的狗的样例不断地放进去。我的记忆总是以严格的图像顺序出现，我看到的图像总是具体的，没有一个一般化的概念。""渐渐长大之后，我开始学习将抽象的思想转化为我能够理解的图片。例如，我能够看见'和平'和'诚实'。我用鸽子代表'和平'，一只印度的和平鸽。诚实就意味着在法庭里把手放在《圣经》之上，而电视中一则归还钱包的报道也为'诚实'行为提供了图片符号。""阅读时，我常常把书面词汇翻译成彩色电影，或者我简单地将书页的影像'拍摄'下来存在大脑中。当我回顾材料，我便能在脑海中看见这些书页的形象。然后我能够像录音机一样复述出书页上的这些文字，就像电影《雨人》中的天才般的孤独症患者雷蒙德（Ryamond），能够使用简单的策略记忆电话本、地图和其他信息。他一定是简单地把电话本'拍成照片'存储在大脑。当想要寻找一定的数字，只要浏览大脑中的电话本就可以了。"

坦普尔的这些描述揭示了她异于常人的思维方式——视觉性思维，类似于心理学当中的联觉现象。她以自己的亲身体验生动地阐述了 HFA 个体在语言理解中对于视觉形象的依赖程度，同时介绍了这种思维方式的具体运作方式。这些经验性的描述是体现孤独症儿童语言加工中存在视觉偏好的重要证据。与此相一致，临床的教育实践人员也发现，他们在教育干预中越是利用视觉工具，孤独症儿童就越容易取得成功，"视觉工具是补偿孤独症注意、听觉加工、顺序和组织方面困难的有效工具"。

此外，孤独症语言障碍的基础类研究也有一定的发现。例如，Toichi 和 Kamio 等研究发现，图形和语词都能够促使孤独症成人的语义理解，但图形的促进作用明显更强，控制组则呈现出语词的优势。（Toichi，Kamio，2001）Toichi 等（2001）在另一项研究中则发现，孤独症成人的语词理解能力与非言语智商存在着显著相关，与瑞文图形测验的相关系数可达 0.59（远高于控制组的 0.15）。这些结果表明，孤独症成人虽能够像典型发育对照组成人那样理解基本的词汇语义，却更可能依赖于较低水平的视知觉能力。这种停留在浅层次的加工策略通常缺乏灵活性，呈现出语言理解的机械呆板，从而可能会导致孤独症难以完成高级语义和语篇的理解。

后续的脑成像及脑功能对以上观点提供了脑认知及脑神经方面的证据。Gaffrey 等人（2007）采用语义判断任务（如判断"锤子"是不是"工具"）和知觉判断任务（如判断某个单词中是否有字母"k"）考察了 10 名 HFA 成人语义加工过程的脑区激活状况。脑激活模式结果显示，典型发育对照组成人在语义判断任务中表现出左前额回（left inferior frontal gyrus,布洛卡分区的语言中枢位置:BA44 和 BA45 区域)的大面积激活。相对而言,孤独症成人在这些区域的激活面积较小,但他们在双侧视觉中枢(extra-triate visual cortex bilaterally,布洛卡分区的视觉中枢:BA18 和 BA19)表现出明显更多的激活。这样的结果很可能说明,视觉想象等视知觉成分在孤独症成人的语义判断中起到了很重要的作用。也说明,孤独症成人在语义加工中,对视觉中枢的依赖比典型发育对照组成人更强。另一项研究则设置了和隐喻加工有关的实验材料,通过功能性核磁共振技术考察了 13 名 HFA 成人在加工不同表象水平的句子时的脑激活情况。实验当中,实验材料被分为"高表象句子"(如"数字 8 在旋转 90 度后看起来像一副眼镜")和"低表象句子"(如"加、减、乘都是数学技能")(Kana,Keller,2006)。结果发现,在低表象句子任务下,孤独症成人在与视觉表象有关的顶叶和枕叶出现显著更多的激活,这意味着他们更加依赖视觉来达成语言理解。这表明,不同表象水平的句子对于孤独症成人而言都需要通过更强的视觉中枢激活来完成。

结合上述研究结果来看,孤独症成人在语义加工过程中更加倾向于利用低层次视知觉信息来完成不同难度的语义信息的加工。这说明,他们无论对于简单的句子还是语义深度更高的文本信息,都倾向于借助视知觉偏向来完成加工。那么,我们是否可以巧妙地利用这一特点促进他们的语义加工呢?显然,视觉支持策略的提出很好地解答了这个问题。这也是视觉支持策略能够有效提高 HFA 者语言和社交技能的原因所在。

隐喻理解是建立在对本体和喻体概念的准确表征基础之上的。尤其对于对话过程中实时生成的新颖隐喻理解需要话语接收者能够及时在头脑中表征出事物的具体形象。这一过程很难在长时记忆中直接检索到现有的图式。因此,隐喻理解对于孤独症而言具有一定的困难。视觉支持策略的介入可以帮助孤独症解决这一问题。

首先,视觉支持策略对于孤独症理解不同表象水平的句子理解具有帮助。正如 Kana 和 Keller(2006)的研究所发现的那样,孤独症对于低表象水平的句子也有大面积的视觉皮层激活。视觉支持策略的介入契合了孤独症的这一语义加工特点,为孤独症对低表象水平句子的语义加工提供了初级的视知觉信息加工支撑,这对形成句子的总体语义理解具有帮助作用。其次,视觉支持可以提高 HFA 抽象概念的表征能力。有研究表明,视觉支持通过将抽象的概念转化为具体的东西来帮助孤独症减少社交过程中的焦虑情绪,这可以让孤独症者专注于特定的任务(Rao,Gagie,

2006）。在隐喻理解过程中，抽象概念作为本体的隐喻通常更难理解。例如"理想是风帆"，这个例子中，"理想"是一个抽象的概念，由于现实当中没有特定的事物直接可以作为替代，因此，对于抽象思维能力存在不足的孤独症者而言，这种隐喻的理解会表现出更多的困难。此时，视觉支持策略可以通过人为制作符号来赋予"理想"这个词汇一个具体的符号形象，从而很好地促进了孤独症对此类隐喻的理解。

此外，视觉支持策略可以从行为监管和督促角度加强孤独症个体在隐喻使用情景中的暴露频率。视觉支持策略不仅可以促进孤独症词汇概念的具体化认知，也可以在训练的过程中起到训练行为的总体指导作用。通过设置隐喻理解和应用的视觉流程表配合概念的视觉组织图可以很好地引导孤独症在恰当的时间和场合准确理解和使用隐喻。因此，我们可以通过视觉支持策略从宏观和微观两个层面支持孤独症隐喻能力训练的全过程。

三、视觉支持策略类型与隐喻干预策略选择

视觉支持策略。包含很多不同的种类。每个种类的具体功能又不尽相同。多数视觉知识策略倾向于对孤独症日常生活行为的训练，少有研究将视觉支持策略直接用来对孤独症语言理解问题进行干预。但这些视觉支持策略当中，的确有可以借鉴并使用的类型。我国学者曹漱芹和方俊明（2008）总结了 4 种常见常用的视觉支持策略：视觉流程表（Visual Schedules），信息分享表（Information Shares），组织图（Checklists Organizers），行为支持图表（Visual Behavior Supports）。

视觉流程表能够用于帮助孤独症儿童安排一段时间内的活动计划（如半天、一天或一周）。一般视觉流程表会列出两列信息，一列是用图形描绘出的时钟代表时间，时间另一例则用实物，图片或符号描绘出要做的事情。视觉流程表可以将抽象的时间和计划具体化，从而有效地增进孤独症儿童对未发生的活动的理解。根据孤独症儿童的理解程度不同，视觉流程表上呈现的视觉支持物也应该有所区别。对于年龄较小理解力较差的孤独症儿童可以使用同比例的整个实物、缩小的实物、部分实物或者相对应的照片作为支持线索。对于年龄较大理解力较好的儿童可以使用图片以及简笔画符号作为支持线索。此外，也应该根据儿童的年龄和能力水平来安排计划时间表的长度和活动的数量。

信息分享表够较好地帮助孤独症儿童回忆一段时间的活动并理解这些活动，进而组织自己的想法完成对活动的总体认知。例如，关于"今天

我做了什么?"这样的事情,就可以画出一个信息分享表,表中将孤独症儿童一天时间当中,做的主要事情画出简笔画并用文字标注出来。通过信息分享表,教师和家长之间可以实现准确信息的分享和及时沟通。

组织图可以用来呈现完成一项活动所需要的具体步骤,从而促进孤独症儿童对于活动概念的准确理解。通过这一组织图,儿童能够更好地了解某一活动的概念,也更容易正确地完成该活动。例如,对于吃饭这一日常活动的组织图,在图中,我们可以把吃饭的互动拆分成不同阶段或者步骤:饭前洗手,拿筷子,端起碗,夹菜,把饭菜放到嘴里,咀嚼,等等。每个阶段均做出简笔画配上文字。这样,儿童就可以通过整个图谱来掌握"吃饭"这一概念。

行为支持图表的主要功能是对行为的相关原则进行规定,同时也表示出如果不遵守这些原则的后果。它能促进儿童对于社会情境的意识和理解。例如,在一个正常的人际交往情景中,说话人的说话顺序是交互的,先后交替的。不应该一个人一直说,另一个人则默不作声。因此,对话双方应该遵守一个交替说话的原则,并且在对方没有说完之前不要打断。对于这一原则,我们可以制作简笔画呈现对话双方说话的顺序先后,配合文字说明这一原则。

几种视觉支持策略,对于孤独症日常的行为规范和语言交流都有重要的帮助。通常情况下这几种策略可以综合使用,也可以从中选取一个具有针对性的策略单独使用。从这几种知识策略的本质原理来说,视觉流程表、组织图和行为支持图表比较适合隐喻理解和隐喻生成的能力训练。

四、基于视觉支持策略的孤独症隐喻理解能力训练

1. 训练对象

从某孤独症康复中心选取 HFA 儿童 1 名,年龄 8 岁,男生。经过专业医学诊断,确定为孤独症者,无其他共患疾病。在孤独症康复中心接受日常的行为训练,持续时间为 2 年以上。该孤独症儿童结构性语言相对完整,日常对话有主动发起的行为,社交回避现象不明显。有刻板重复某句话的现象。例如,会反复重复"总会有办法的"。口语发音准确,说话语气偏正式,日常交流中,情绪相对稳定。该孤独症智力水平正常,阅读能力良好,对于隐喻,反讽,幽默等非字面语言的理解水平和敏感度较低。访谈发现,该儿童对地名相关的地理知识特别感兴趣。对于喜欢的地质结构或自然现象有很强的兴趣,但很少见到用隐喻等方式表达自己所见到的

事物也不善于用此方法来表达情绪情感。

2. 训练前准备

（1）环境准备

该个案训练采用组织图和行为支持图作为主要训练工具。在具体干预训练之前需要对儿童的主要生活环境进行总体的了解。对监护人进行必要的培训。首先，确保孤独症儿童生活和学习的空间具有充分的固定性和可控性，为训练的系统实施做好准备。

（2）学习材料准备

在具体的干预材料准备上，该个案一共要完成 10 个包含隐喻语义的短篇小故事的理解。10 个故事选自 Rundblad 和 Annaz（2010）的研究，并加以翻译和修订。每个故事由 4 张图片配合叙述图片情景的文字组成。前三个故事构成了故事的主题和铺垫，第四个图片出现的时候，需要儿童完成隐喻的理解，具体形式如图 7-16。在 10 个故事之外，另设置 5 组简化的组织图，供儿童复习所学的隐喻知识。每组图是针对于一个隐喻句子制作的有支持语境和无支持语境的情况。要求儿童对哪一个是隐喻表达的真实含义做出选择，图片举例见图 7-17。此外，为了辅助完成视觉支持任务，材料方面还包含画笔、纸张、胶带等工具和材料若干。

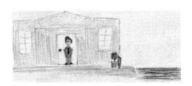

1 Stuart works at a museum. The museum is in the middle of town near a big river.

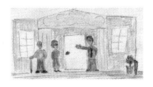

2 It is a small museum and not so many people come to the museum.

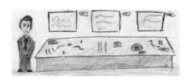

3 Stuart's boss wants more people to come to the museum. So Stuart prepares a very special exhibition. Stuart's boss tells lots and lots of people about Stuart's exhibition.

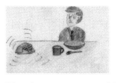

4 It is Monday morning and Stuart is at home. Suddenly, the phone rings; it is Stuart's boss. Stuart's boss says: 'You did it Stuart! There is a flood outside the museum.' Stuart runs to the museum to look. What does Stuart see?

图 7-16　图片情境举例

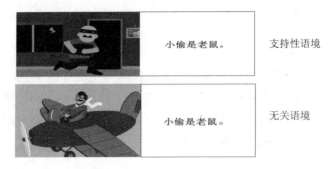

图 7-17　不同语境条件组织图举例

3. 训练步骤和内容

（1）前事告知环节

首先，培训任务的具体实施之前，将所有的培训内容和注意事项告知孤独症儿童。并在明确告知完成任务可得到的强化物和奖励。在这个环节可以询问孤独症儿童对于接下来要进行的训练内容是否有疑问和抵触情绪。同时解答家长和教师提出的问题，并对此次培训的内容进行必要的解释。这个过程一方面有利于儿童形成对环境和训练内容的安全感，为训练的正常进行做好准备；另一方面，可以为训练的正常开展创造有利的环境。

其次，制作视觉流程表，明确告知孤独症儿童整个日程安排。很多孤独症儿童存在计划打乱后的情绪问题。完整的日程安排满足孤独症儿童"按部就班"的需求，降低因"未知"而产生的焦虑，并在引入"惊喜"后，训练孩子逐渐适应和接受临时变化的能力。

（2）训练过程中的行为替代

行为替代，是指当孤独症儿童在行事过程中，遗忘某个行为或者做出错误行为之时，用正确的行为进行替代。这个环节继续使用视觉流程表，将每个隐喻理解需要经过的各个步骤详细地表现出来。当儿童反应错误的时候（如在不同语境支持条件下选择故事的正确语义时出现错误），训练师则指出正确的选择给儿童看，引导他做出同样的选择。后期可逐渐撤销"指"的动作，引导孩子自己去寻找并照做。

4. 后效告知环节

后效告知，是指明确告诉孩子，正确完成任务之后，能够得到何种奖励。没有完成，则会有何种后果。这一环节应用了行为支持图表和组织图。其中行为支持图表的作用是让儿童明确隐喻理解的原则和规则。首

先，找到本体和喻体相似的属性，其次总结对比，最后形成对隐喻的正确
理解。对儿童每个反应均做好记录，在一个训练阶段完成之后，及时告知
儿童取得的成果如何。任务结束后，将与孤独症儿童约定的事项一一列
出，并做相应得分记录。得分最终达到预期，则予以奖励，没有达到预
期，则取消奖励。

第八章　孤独症隐喻研究未来发展趋势

第一节　孤独症隐喻生成研究

以往大量研究发现，ASD 者在理解非字面语言方面存在困难，并倾向于对歧义句表达、隐喻表达、幽默或讽刺的短语、习语或间接请求等语言现象进行字面解释（Happé，1993、1995；Kerbel，Grunwell，1998；Rapin，Dunn，2003；Rundblad，Annaz，2010；Mashal，Kasirer，2011）。尽管孤独症者对隐喻语言的理解方面已有广泛的研究，但对于孤独症者如何产生隐喻却少有研究关注，因此，我们对孤独症隐喻生成的具体机制知之甚少。事实上，已经有研究者考察了类似的问题，但并未将注意力直接放到该群体的隐喻生成上。造成这种现象的主要原因有如下几个。首先，孤独症在大众眼中，似乎是不会说话的特殊群体，他们对于语言的理解已经存在严重的问题，甚至发生无语言现象，更谈不上语义的生成。因此，研究者从实际问题出发，主要对该群体当中功能相对较好的 HFA 者作为研究对象，考察该群体的语义理解，多数研究尚未考虑到隐喻生成的问题。其次，隐喻理解和隐喻生成可能存在很多类似的加工内容，因此，解决孤独症隐喻理解的同时，相当于在探索该群体的隐喻生成。但无论是什么原因，如今对于隐喻理解的研究规模和数量要远超过隐喻生成。

早期关于 ASD 创造力的研究实际上与该群体的隐喻生成具有一定的关联性。该领域的研究主要集中在非语言能力而不是语言能力上。研究结果大多证明孤独症的非字面语义加工表现有缺陷，特别是在使用想象力导向的任务时更是如此（Craig，Baron-Cohen，1999）。在一项研究中，研究者发现孤独症儿童（12－15 岁）与正常发育（典型发育对照组被试）儿童在理解传统隐喻方面存在差异，但在理解新异隐喻方面没有差异

（Mashal，Kasirer，2011）。在这项研究中，研究者使用了多项选择任务，在该任务中呈现几种隐喻：传统隐喻（如尖锐的舌头），新异隐喻（如快乐的片段）和不相关的词组（如洗衣店的兔子）。与传统隐喻在心理词典中进行语义编码不同，新异隐喻需要在线解释和加工。这个研究的结果发现，孤独症者在明显不相关的概念之间建立新的语义联系的能力可能没有受损。与这一结果一致的是，Hermann 等人（2013）发现 20 名患有 AS 的成年人（22－68 岁）对新异隐喻的加工与年龄匹配的典型发育对照组被试个体的表现相似。他们的实验包括一个语义判断任务，在任务中，被试被要求对给定句子的字面真实性做出快速决定。这项任务包括四种类型的句子：字面上真实的高典型的句子（例如，一些律师是少年地方法官）；字面上真实的低典型的句子（例如，有些律师是税务顾问）；隐喻（例如，有些律师是标尺）；混乱的隐喻（例如，有些律师是春天的休息日）。结果发现，孤独症者和典型发育对照组被试对隐喻的反应时都明显慢于对其他类型的表达的反应时。但这一结果模式表明，在孤独症组的隐喻的理解能力没有表现出明显的损伤。因此，有证据表明孤独症者在非字面语言方面没有困难，这与之前文献中的观点相反。

　　但值得注意的是，一些早期的研究的确发现，孤独症者由于执行功能的困难而不能理解非字面语言（Russell，1997）。根据这种说法，孤独症在执行功能的多个方面，包括计划、认知转换（认知灵活性）、工作记忆和抑制等是存在缺陷的（Ozonoff，Strayer，1997）。已有研究表明，执行功能障碍与孤独症典型的沟通和社交障碍有关（Landa，Goldberg，2005）。然而，实际上孤独症执行功能障碍的证据仍然不够丰富。例如，Robinson 等人（2009）发现孤独症和典型发育对照组被试在抑制、计划和自我监控方面存在差异，但在认知灵活性和语言流畅性方面没有发现组间差异。这一结果表明，可能孤独症在执行功能的某些方面是受损的，但在另外的方面又不存在缺陷。因此，以往研究发现的不一致结果，很可能与他们采用的具体实验任务和内容不同有关。

　　其他研究则表明，孤独症在言语流畅性方面存在困难（Rumsey，Hamburger，1988）。实际上，执行功能障碍对计划形成良好的新语言结构的能力，以及从一个词或短语的一个意思转换到另一个意思的转换能力有相当大的消极影响，特别是在隐喻语言理解的情况下这种消极影响会更加明显。（Landa，Goldberg，2005）因此，与理解字面表达的能力相比，执行功能缺陷可能更容易影响将两个词结合起来形成隐喻的有意义表达的能力（Amanzio，et al.，2008），而这能力恰恰是隐喻理解和隐喻生成的关键。随后，Mashal 和 Kasirer（2011）的研究也确实证明了执行功能障碍干扰了孤独症儿童对新异隐喻的理解。

执行功能不仅对理解很重要，对隐喻的生成也很重要（Dietrich，2004；Chiappe，Chiappe，2007）。要生成包含本体和喻体的完整隐喻，说话者必须首先选择归属于该本体的属性，然后检索长时记忆中的语义知识以找到合适的喻体，以将其作为抽象的高阶属性范畴的例证，从而完成隐喻的生成。这个过程要求保持对感念范畴的访问，同时抑制与高阶类别无关的本体和喻体的特征。也就是说，高度可访问但不相关的语义知识（如描述本体的形容词）以及许多可访问但老套的可能性（如惯用语和传统的隐喻等语义）都必须被禁止。最后，说话者必须评估隐喻是否传达了想要的意思和情感基调，然后在必要时修改调整它（Silvia，Beaty，2012）。

有证据表明，传统隐喻和新异隐喻的产生依赖于不同的认知能力（Bowdle，Gentner，2005；Mashal，2013）。Silvia 和 Beaty（2013）指出，传统隐喻的生成受个体的常识或词汇的影响，而新异隐喻的生成受流体智力和执行功能的影响。Silvia 和 Beaty（2012）给他们的被试两种不同的提示，并指导他们通过隐喻描述过去的情感经历。第一个提示要求人们"想想你上过的最无聊的高中或大学课程。并且要求你一直坐到最后是什么感觉？"在下一个提示中，被试被要求"想想你吃过或喝过的最恶心的东西。吃它或喝它是什么感觉？"另外，他们采用了主要包含非语言推理和视觉空间推理六种归纳推理方法来评估被试的流体智力。结果表明，流体智力预测了新异隐喻的创造性。这表明非语言智力高的人比非言语智力低的人能产生更多有创造性的隐喻。

在孤独症研究中，创造力主要是通过非语言任务来衡量的，这些任务包括自发地生成颜色、色调或图画序列任务（Frith，1972；Lewis，Boucher，1991；Liu，et al.，2011）或言语流畅性任务（Boucher，1988）。很少有研究对新语言概念的产生进行广泛的调查。Craig 和 BaronCohen（1999）使用托兰斯创造性测试（Torrance Creativity Test）检验孤独症儿童的创造性思维。他们的被试可以对一个物体生成自认为的新的用途（例如，"一支铅笔还能是什么？"），但总体而言，与典型发育对照组被试组儿童相比，他们产生的这种新用途更少。此外，孤独症儿童的想法往往是非常具体的，而不是具有虚构性的。但 Liu 等人（2011）强调，想象力对于成功完成涉及创造性和原创性的任务并不一定很重要。他们使用了一个发散性思维的练习任务，任务中包括 12 个不完整的图形。被试的任务是以原创的方式完成这些图形，并给它们命名。最终，被试完成的图画需要在流畅性、开放性、灵活性、原创性和惊喜思考等维度上进行评估。根据 Liu 等人的研究，患有 AS 的儿童比同龄的典型发育对照组被试儿童表现出更好的思考能力和独创性。可见，HFA 群体具有更高和更稳定的创造力。这一优势很可能会促进其隐喻的生成。

　　Kasirer 和 Mashal（2014）考察了孤独症成人的隐喻加工问题，该研究旨在考察孤独症成人在理解、生成传统隐喻和新异隐喻时的区别。其研究结果表明，孤独症成人在理解传统隐喻和新异隐喻方面没有困难。此外，孤独症成人在隐喻生成方面的表现优于同龄的典型发育对照组被试。对产生的隐喻类型的考察表明孤独症组比典型发育对照组产生更多的原创和创造性的新颖隐喻。其研究的另一个发现是，与其最初假设相反，孤独症被试比典型发育对照组被试生成了更多的隐喻。实际上，令研究者特别感兴趣的是，测试当中，患有孤独症的成年人在做隐喻生成任务的时候是否依赖于他们的先验知识，从而使用熟悉的隐喻或习语，或者，他们是否产生了自己新颖的和原创的隐喻。当前研究的另一个发现是，与我们的假设相反，孤独症被试比同龄的同龄人产生了更多的隐喻。我们特别感兴趣的是测试患有孤独症的成年人是否依赖于先前的知识，从而使用熟悉的隐喻或习语，或者，他们是否产生了自己的原创的隐喻。例如，他们独创了一些句子，"感觉成功就像从山顶看风景"和"感觉自己一文不值就像给南美人端上沙拉"。这些例子与对照组成人提供的更传统的比喻表达形成了对比，比如"感觉悲伤就是得到忧郁"。这些研究结果表明，患有孤独症的成年人可以创造独特的语言联想，而不局限于先验知识，这反映出孤独症者独特的语言创造力。据报道，孤独症者当中有 1/10 的个体在音乐、艺术、日历计算或数学等领域表现出一些超长的技能（Treffert，2009）。然而，仍有很多研究都表明孤独症者的创造力不足。例如在标准化测试中的表现，以托伦斯创造力测试为例。与典型发育对照组被试相比，孤独症者表现出认知灵活性和想象力流畅性方面的困难，以及想象力和独创性的缺乏。（Craig，Baron-Cohen，1999）

　　那么，为什么患有孤独症的成年人在产生隐喻方面表现出更强的创造力，而之前的研究发现他们缺乏想象力？Baron-Cohen 等人（2009）认为，孤独症的特点是知觉的高度敏感性，这导致了他们对事物细节的高度关注。在语言创造力方面，这种对细节的关注与 WCC 的认知风格有关。这种特点致使他们更重视局部特征而不是全局特征。Lyons 和 Fitzgerald（2005）强调，与社交障碍者相比，AS 者具有更高的创造力和独创性、出色的记忆力、强烈的注意力集中性和特定的认知风格。在一些研究中，孤独症组产生的独特的语言联想可能反映了对细节的记忆和 WCC 特点。

Kasirer 和 Mashal（2014）的研究中，孤独症成人生成更多原创性新颖隐喻的另一个原因可能与心理理论能力不足有关。"心理盲"使他们专注于自己的当下想法，忽视了其他人的信息（Happé，Vital，2009），这可能会导致他们生成更多的非传统的表达方式（Liu，et al.，2011）。在早期研究中，Asperger 也于 1941 年在他的病人的言语中发现了某些表达，这些表达类似于年幼的典型发育对照组儿童所产生的新颖语言形式。Kanner（1946）第一个注意到他研究的孤独症儿童所产生的独特的短语可以被解释为隐喻语言。出众的智力和对社会习俗规范的漠视等特征可能是某些新思维和创造力形式的先决条件。Fitzgerald（2004）还指出，AS 者具有非凡的毅力和观察力以及充沛的精力和较强的动机，并能集中注意力于一个单一的主题。似乎有些孤独症者非常有创造力，富有想象力和独创性，甚至他们的幽默可以覆盖低层次的文字游戏和声音联想以及高层次幽默的精确表达和内在的诙谐语义层面。Lyons 和 Fitzgerald（2004）发现，一些孤独症者似乎也掌握了幽默的认知加工过程，即相对复杂的双关语和文字游戏的产生。

Kasirer 和 Mashal（2014）试图确定执行功能以及语言和非语言技能在多大程度上有助于预测孤独症隐喻理解和生成。他们发现，虽然语言能力，如词汇和图片命名任务有助于理解传统隐喻，但这并不适用于新异隐喻，这与以往的第四章研究致（Chiappe，Chiappe，2007；Silvia，Beaty，2013）。此外，执行功能被证明可以预测新异隐喻理解（Pennington，Ozonoff，1996；Amanzio，et al.，2008；Mashal，Kasirer，2011；Mashal，2013）。对新异隐喻的理解依赖于认知灵活性，因为它是基于新表达中出现的单词的字面意义和隐喻意义之间的转换实现的。

事实上，通过非语言认知能力是能够预测孤独症隐喻生成的。Silvia 和 Beaty（2012）也强调了流体智力对创造性隐喻产生的贡献。隐喻的生成，尤其是新异隐喻，可能依赖于想出新解决方案的能力。这种能力的水平可通过流体智力测试评估得到。另外，Kasirer 和 Mashal（2014）在研究中也记录了非语言智力和明喻生成之间的类似联系，但在明喻生成方面没有发现孤独症和对照组之间的差异。这说明，隐喻的生成和明喻的生成存在加工机制上的差异。明喻相对隐喻，本体和喻体之间的关系明确成都高，语义模糊性低，理解线索的存在为比喻语义的加工提供了支持。

同时，应该考虑到 Kasirer 和 Mashal（2014）研究的一些局限性。他们对执行功能内容的测量相当有限。执行功能包括很多内容。研究表明，孤独症者可能会在需要抑制反应的任务中或当他们被要求从一种反应转向另一种反应时出现困难。（Hughes，Russell，1993；Hughes，1996；Russell，1997；Robinson，et al.，2009；Ozonoff，Strayer，1997）。低反应抑制可能导致孤独症被试产生独特的语言表达。因此，未来研究可能需要将孤独症执行功能的研究范围扩大到工作记忆和抑制控制等方面，从而进一步考察孤独症谱的抑制控制与隐喻生成的关系和内在机制。

第二节　孤独症的多模态隐喻加工研究

隐喻加工研究在孤独症非字面语言研究领域之所以重要，是因为隐喻是人类赖以生存的重要的认知方式，对于人类的认知活动来说是不可或缺的。与普通人的隐喻研究发展轨迹类似。以往有关孤独症隐喻的研究主要集中在文字语言框架内，研究的维度基本上局限在对不同类别隐喻的加工差异对比、隐喻加工的认知神经机制、隐喻加工的影响因素等方面。其中在隐喻类别的区分当中，主要以隐喻的新颖性研究为主。但总体上，孤独症隐喻加工研究领域对隐喻种类的区分仍旧相对单一。

实际上，隐喻的表现形式多种多样，可以涉及多个感官通道的加工，从而衍生出多种形式。从感官通道上区分，隐喻可以通过图像、声音、颜色、动作等多种形式呈现，这意味着隐喻可以存在于多种模态之中。随着计算机技术，数字技术和多模态信息交互的普及，"多模态"已经成为很多学科关注的热点话题，并以此为契机，开展很多跨学科研究合作。多模态隐喻是隐喻研究和多模态语篇分析相结合的产物。在普通人隐喻研究领域，多模态隐喻研究呈现出异军突起的局面，在国际上掀起了隐喻研究的新的浪潮。多模态隐喻研究的开展促进了人类隐喻思维的跨学科、多角度和纵深研究。相比之下，传统语言学认为，隐喻是语言中的一种修辞现象人们使用隐喻是为了达到特殊的修辞或交际效果，研究主要从语言学角度展开。

Lakoff 和 Johnson（1980）的著作《我们赖以生存的隐喻》的问世将传统隐喻研究的视野大大拓宽。其中内容开辟了隐喻研究的新路径，将传统隐喻的研究从单纯的文学，语言学领域拓展到认知语言学，语用学维度，同时确立了隐喻在认知中的重要地位。认知语言学认为，隐喻是人类赖以生存的主要思维方式和认知工具，它是从一个较为具体的熟悉的概念域到另一个较为抽象不熟悉的概念领域的映射，概念隐喻具有系统性，隐喻根植于我们的具身体验。概念隐喻体系的运作是非人为的、自动的、持续的、不为个人所察觉的，也无需我们付出额外的努力。在人类语言和概念形成过程中，概念隐喻体系起着极其重要的作用。

认知隐喻理论如今成为普通人隐喻研究的一个热点和重点内容。基于对这个理论的衍生和探索，相关的研究成果犹如雨后春笋般不断涌现。随着隐喻理论的不断发展和完善，研究者们开始关注一个新的隐喻研究方向-多模态隐喻。对多模态隐喻的关注，意味着隐喻研究不再仅仅局限于语言层面的隐喻表达。Forceville（1996）率先提出了多模态隐喻研究的重要性。Forceville 和 Urios-Aparisi（2009）出版的论文集《多模态隐喻-认知语言学应用》是目前多模态隐喻研究领域中最系统全面和最具影响力的研究成果。在论文集中，他们介绍了多种隐喻的模态包括广告、漫画、手势、声音、音乐、雕塑等。他们认为，所谓的"模态"应该被解释为"可通过特定的认知过程进行阐释的符号系统"。模态主要包括图像符号、文字符号、言语符号、手势、声音、音乐、味道、气味、接触（触感）等。

根据对模态的理解，隐喻可以被分为两大类：单模态隐喻和多模态隐喻。其中，单模态隐喻的源域（本体对应）和目标域（喻体对应）仅使用一种模态来表征隐喻意义；多模态隐喻则被定义为其原域和目标域分别或主要通过不同模态方式表征的隐喻。在进行单模态和多模态研究之前，应明确一个概念：根隐喻。一个隐喻背后隐藏着一对本体和喻体的组合，自身不可再分解，则为根隐喻，例如"商场是战场"。但是，根隐喻可以通过一些机制（如整合机制）重新组成更加精致新颖的复杂概念隐喻。根隐喻的确定为多模态隐喻研究做好了铺垫，尤其对于非言语隐喻的多模态研究更是如此。因此，只要我们确定了研究所使用的根隐喻，就可以衍生出更多的多模态隐喻形式作为研究的材料和工具。

孤独症非字面语言加工的研究领域，有一个问题始终是研究者们关注的重点，即"导致孤独症者非字面语言缺陷的根本原因是仅仅存在于孤独症语言障碍本身还是存在于孤独症其他方面的缺陷？"对于这个问题的回答，我们必须对孤独症的感官知觉情况有所了解。孤独症儿童的感知觉有明显的受损情况。其主要表现有几个方面。

首先，在听觉、视觉和疼痛等感知觉异常。主要表现为感觉过于迟钝、过强或不同寻常。例如，很多孤独症如对听觉信息无反应，即使是很大的声音不产生吃惊的反应；当和其他人在一起时，对方呼唤他的名字，孤独症儿童也不反应。通常想引起他们的注意必须重复呼唤多次，他们似乎听不到人说话，以至于经常被怀疑他（她）有听力问题；此外，有的孤独症儿童对某些声音特别敏感，可能在听到某些声音时感到特别痛苦，甚至难以忍受，例如，听到摩托车发动机声音或者宠物狗的叫声时会捂上耳朵，畏缩不前或很容易受惊。

其次，孤独症儿童视觉辨别能力也存在一定的缺陷。很多孤独症会对一种物体的特征（如大小、颜色或位置等）的辨别能力较差。有的孤独症儿童在正常光线下斜眼、闭眼或皱眉，表现出对光线的过敏反应。但另外有些孤独症儿童则正相反，他们对相当强的光线直接照射时眼睛却不眨眼。正如上文所述，很多孤独症在视觉层面也会表现出 WCC 的认知风格，他们过度关注视觉刺激的细节，而忽略整体。

此外，孤独症的其他感知觉系统也存在异常。例如，温度觉和痛觉方面。他们对冷和疼痛的感觉不敏感，很多孤独症者在寒冷的冬天里，会不穿衣服就跑出门去；有的孤独症儿童对疼痛刺激反应迟钝，对注射、摔伤或自残没有反应或反应迟钝，在伤口很深或血流不止时，他们也许会毫无反应。这与普通儿童形成了鲜明的对比。年龄大的孤独症者可能对身体不舒适的感觉过分敏感，例如，他们可能会抓搔疼痛发炎的地方或者以各种方式伤害自己的身体，从而获得快感释放自己的心理焦虑。咬手或撞头是孤独症者当中经常发生的行为，这些自伤可能会很严重，但他们似乎感觉不到疼痛。另有些孤独症者特别能忍耐苦味、咸味或甜味，体现出嗅觉和味觉的异常。这些异常反应也表现出两个方面，一方面可能对某些难以忍受的气味、味道缺乏适当的反应，另一方面可能对某些气味产生偏好。

无论孤独症哪一种感知觉存在异常，都对我们传统的隐喻研究思路提出了挑战。因为，这些感知觉异常的存在使我们必须冲洗思考前文提出的问题，除了言语本身的加工缺陷之外，我们必须考虑非言语层面的因素对孤独症隐喻加工的影响。正因为如此，多模态隐喻的研究给我们提供了很好的契机。借助根隐喻衍生出来的跨越多个感觉通道的多模态隐喻，我们可以考察孤独症不同模态隐喻加工的特点，同时，我们也可以进一步从多维度探索孤独症隐喻加工缺陷的实质。因此，多模态隐喻的研究将成为未来孤独症隐喻研究的重要方向。

第三节 孤独症隐喻加工的认知神经科学探索

在行为层面，已经有大量研究表明孤独症存在隐喻加工的缺陷。虽然，少部分研究持相反的观点。但可以确定的是，孤独症是以一种特殊的非典型的方式对隐喻进行加工。对于孤独症隐喻加工的认知神经机制问题已经有研究进行了探索。例如，Gold、Faust 和 Goldstein（2010）采用"双词范式"结合 ERP 考察了孤独症者对隐喻理解和整合能力。结果发现，同对照组相比，孤独症者在隐喻的词对条件上都产生了更大的 N400 波幅，这表明他们对词对的理解和整合面临着更大的困难。该研究是以近似根隐喻的形式呈现隐喻材料的，没有加入足够的语境信息。因此，他们认为，导致这一结果的原因可能是因为语境支持的不足，在没有足够的语境信息参与时，他们在初级的语义加工中已经存在问题。因此，语境作为隐喻理解的重要支撑在孤独症隐喻理解过程中的作用可能是未来研究关注的重要问题。

同时，在脑结构和脑功能方面，已经有研究采用了先进的脑成像技术对孤独症一般语言加工的神经基础和脑激活情况进行了探索（Kana，Wadsworth，2012），但很少见到直接针对孤独症隐喻加工的脑成像研究。其主要原因可能在于脑成像研究对技术手段的高要求和高标准。一般的脑成像和脑功能研究主要通过 fMRI 和正电子断层扫描（Positron Emission Computed Tomography，PET）、脑磁图（Magnetoencephalography，MEG）等技术来实现。但这些技术有几个重要的原因使其在孤独症隐喻研究领域的应用受到了局限：其一，这些技术一般使用成本较高，这对于一般的个体研究者或规模较小的一般科研机构来说，经费方面是一个不小的挑战；其二，这些技术当中，有的需要注射追踪剂，很多孤独家长会从安全角度提出自己的担忧，即使比较安全，这种严格的要求也可能会使孤独症儿童出现情绪问题，不利于实验数据的搜集；其三，这些技术通常需要被试者主动配合，并对被试的行动进行一定的限制。例如，fMRI 要求被试平躺在扫描床上，推送到磁体中心，在实验过程中，被试的头部运动受到限制。众所周知，孤独症者通常存在一些行为和情绪问题，这些对躯体稳定性的高要求很难在孤独症者身上取得稳定的效果。这些都是摆在孤独症研究者面前的问题。

目前，研究对孤独症非字面语言理解的脑机制问题出现在初步的探索阶段。Wadsworth 等人（2009）采用 fMRI 技术考察了孤独症者双关语理解的脑激活模式。双关语是一种修辞技巧，讲话者通过一个词或短语故意引出多种意思。理解双关语是一项具有挑战性的认知任务，它涉及多个子任务，如识别单词的多重含义、破译双关语句子、理解笑话等。实际上，孤独症者可能在这些过程中都有加工困难。他们的研究目的是探讨解释比喻语言特别是双关语理解的脑神经基础和脑神经机制。为实现这一目标，他们选取了 7 名 HFA 青少年和成人以及 9 名年龄和智商匹配的对照组被试参与了这项功能磁共振成像研究。实验材料是包含双关语的句子（例如，用断了的铅笔写字是没有意义的）和结构一致的一般的陈述句。被试的任务是默读并理解每个句子中的一个意思（在字面条件下）或两个意思（在双关语条件下）。当他们认为自己理解了句子，就按下按钮，系统记录被试反应的行为和脑激活数据。在扫描结束后，参与者被要求指出每个句子中的两个意思。这项研究结果发现，孤独症被试者在理解双关语时，左额下回（枕部）和左颞中回的激活水平明显低于对照组。这表明孤独症被试者在词义判断和句法线索解读上存在困难。与此相反，孤独症被试者在右侧梭状回（视觉字型区域的一部分）和右侧颞中回有更多的激活。这表明他们使用了不同的方法来理解单词的意思。此外，孤独症者右侧眶额皮层的激活也较低，该区域被认为与理解幽默有关。根据这个发现，研究者们认为，孤独症者在理解双关语时，左半球语言区域（特别是额下回的脑盖部）的激活不足，表明孤独症者可能无法解读句子的句法线索或理解涉及的多重含义。孤独症中更大的右侧颞中回激活可能表明他们在理解句子含义时遇到了更大的困难。此外，孤独症者在阅读双关语时，皮层的视觉词形区更活跃，这说明他们可能关注图形水平而非词汇语义水平的信息。如果孤独症参与者不理解双关语的多重含义，他们可能不会察觉到幽默的语义，体现为额叶皮层的激活较少。这些发现表明孤独症者在理解双关语时存在非典型性皮层激活模式。这一具有代表性的研究给了我们一定的启示，对于孤独症非字面隐喻有关的研究并非无法实现，当合理地控制与实验无关的变量，确保孤独症能够顺利完成实验，是可以搜集到有关数据的。未来研究可以通过 fMRI 等技术尝试探索多个脑功能网络在孤独症隐喻加工中的作用和激活情况，也可以从语言模仿等角度做间接的探索，这对澄清包括隐喻加工在内的诸多孤独症社会交流障碍都将具有重要意义。

当然，为了使实验结果有更高的生态效度，很多脑成像技术在可行性和可操作性方面的弊端，另一种脑成像技术值得我们尝试。近红外光学脑功能成像（functional Near-infrared Spectroscopy: fNIRS）是一种较新的、非侵入式脑成像技术。该技术可以提供更为丰富的大脑皮层血氧代谢信息（包括含氧血红蛋白、脱氧血红蛋白和总血红蛋白等浓度变化信息）。较最为常用的 fMRI 而言，fNIRS 具有更高的时间采样率（以毫秒为单位），对被试者身体活动限制较小。fNIRS 在价格、操作便利性、设备的可移动性以及兼容性上均优于 fMRI。与 ERP 技术相比，fNIRS 具有更高的空间分辨率（厘米为单位）和更好的抗噪性，可以在任何时间、任何地点进行长时间不间断测量。

目前 fNIRs 技术的应用已经在孤独症的神经病理特征研究领域展开。且被试扩展到儿童。例如，Kikuchi 等人（2013）和 Zhu 等人（2014）分别研究了 3－7 岁和 8－11 岁孤独症儿童在静息态下的脑网络功能连接。发现 3－7 岁孤独症儿童左右脑的前额叶皮质功能连接较正常发育儿童更强，且功能连接的强度与其社交障碍程度成正比。而 8－11 岁孤独症儿童左右脑的颞叶功能连接较正常发育儿童更弱，且左右脑网络不对称。Li 和 Yu（2016）研究了 6 岁左右的孤独症儿童在观看动画片时的额-颞皮质功能连接的效率，发现孤独症儿童的额-颞网络的连接效率较正常发育儿童更弱。目前，孤独症的 fNIRs 研究分别从孤独症基本病理、面孔识别、韵律加工、等角度展开。这些 fNIRs 研究均在孤独症者自然清醒的状态下进行，得到的结果与传统 fMRI 的研究结果一致，很好地证明了 fNIRs 的有效性。虽然目前 fNIRs 在孤独症研究领域处于起步阶段，但是，由于 fNIRs 具备 fMIRI 及 EEG 技术所不具备的多种优点，这种技术在孤独症脑机制研究领域必将具有广泛的应用前景。

近红外超扫描（Hyperscanning）是近年来认知神经科学领域兴起的新技术，是通过 fNIRs 实验平台实现的双人或多人脑血流量红外光信号同时采集的脑认知研究手段。利用基于 fNIRs 技术和范式通过对比可以发现自闭症患者和同伴或普通人的脑同步关系，实现对自闭症认知功能的评价。例如，近期有研究者采用 fNIRs 超扫描技术考察了抑郁倾向对合作的影响（张丹丹、王驹、赵君、陈淑美、黄琰淋、高秋凤，2020）。一系列研究表明，这一技术在考察双人或多人互动过程的脑认知加工过程和认知神经机制具有很高的可靠性。fNIRS 超扫描技术可以提高实验的生态效度，实现双人互动场景中隐喻理解和生成双过程环路的认知神经机制探索，对于孤独症隐喻加工的认知神经机制研究具有很高可行性。

总体上，孤独症隐喻加工相关的研究可以从如下几个方面展开。

第一，从纵向的追踪角度来看，孤独症者隐喻加工的发展轨迹研究有待整合。目前，研究总体上集中在幼儿和青少年群体，且多考虑在某个年龄层内，关注该群体和外群体的隐喻加工差异及影响因素。Morrone、Declercq、Novella 和 Besche（2010）在对正常儿童的研究中指出，隐喻理解的言语复杂性在 4—7 岁显著增长，隐喻的加工与认知、科学知识、语言发展等变量都有紧密联系。与此同时，对孤独症者脑结构发展的研究报告了该群体的脑白质体积和白质纤维结构的发育异常（Just，et al.，2004、2012；Williams，et al.，2001、2013），这些结发育异常很可能使其隐喻加工也体现出异于常人的发展特点。因此，未来研究可以对该群体的不同年龄层抽取样本，采用纵向研究、追踪研究等方法结合孤独症的言语、社会技能等方面的发展情况对隐喻加工的发展特点进行探索，这也为不同年龄阶段的孤独症隐喻缺陷的干预训练提供必要依据。

第二，从横向的研究内容来看，研究可拓展到概念隐喻范畴。近期的一项研究比较了孤独症者和正常对照组的概念隐喻加工特点，结果发现，对于词汇化概念隐喻（例如，Susan is a warm person）和新异的词汇化概念隐喻（例如，Susan is a toasty person）的理解，孤独症者具有较好表现，他们能够利用现存的概念映射来帮助理解。只是对于概念隐喻的总体理解水平低于正常群体。可见，该群体在概念隐喻上的加工特点与一般隐喻有差别。正常群体的概念隐喻研究认为，具身认知与概念隐喻加工密不可分。基于具身认知的特点，概念隐喻存在多个类别（Amin，Jeppsson，Haglund，2015；Lachaud，2013）。孤独症群体为什么在概念隐喻加工上体现出与一般隐喻不同的特点，概念隐喻在多大程度上依赖其具身认知的发展将是值得探究的问题。因此，后续研究可以尝试对一般隐喻、概念隐喻、概念隐喻以及多模态隐喻的多个类别进行比较，为揭示该群体一般隐喻加工缺陷的理论假设提供依据。

第三，从认知神经科学视角来看，孤独症者隐喻加工的神经机制探索值得进一步加深。一方面，关于"社会脑假设"的观点指出，"社会脑"是在个体进行包括言语加工、情感认知、决策行为等社会交互中起到特定作用的脑区系统。近期在"社会脑"的研究中，Kennedy 和 Adolphs（2012）提出了 4 种功能上可分离的脑网络：杏仁核网络、心智网络、移情网络和镜像网络，分别与情绪认知、心智状态归因、对他人的痛苦的检测和情绪反应以及行为执行有关。不难发现，隐喻加工的完成要求个体对于他人心智状态及意图的体察及对语境信息的恰当使用，这些过程均需要"社会脑"的参与。而 Gotts 等（2012）的研究则发现，孤独症者负责调解语言和交流技能的"社会脑"区域存在激活不足的缺陷。另一方面，早期的研究发现镜像神经元会影响言语习模仿、执行功能、心理理论的发展（Williams，Whiten，Suddendorf，Perrett，2001），近期的脑成像研究则推测脑结构的异常可能影响孤独症的"镜像神经系统"从而造成其社交障碍（Chien，et al.，2015）。可见，孤独症隐喻加工存在诸多间接的影响因素。未来研究可以通过功能性磁共振成像等技术尝试探索多个脑功能网络在孤独症隐喻加工中的作用和激活情况，从而从功能上确定社会脑的隐喻加工机制。而对于"镜像神经系统"而言，则可以从语言模仿等角度做间接的探索，这对澄清包括隐喻加工在内的诸多孤独症社会交流障碍都将具有重要意义。

第四，从分子生物学角度来看，隐喻加工的潜在机理值得探究。虽然目前尚未见到具体的研究范例，但对孤独症的结构性语言、语用缺陷及社交技能方面的分子生物学探索已经展开。例如，Alarcón、Yonan、Gilliam、Cantor 和 Geschwind（2005）对 152 个孤独症者及家庭成员进行了定量基因组扫描，在 7q35 上发现了与口语能力有关的峰关联性。该染色体位点可能与孤独症语言发育延迟和口语能力缺陷有关。近期，也有研究对 79 个孤独症所属家庭进行了连锁分析，确立了两个新型的染色体位点：15q23－26 和 16p12，并指出这两个位点显示了孤独症口头语言能力和书写语言能力损伤的特异性与分子机理。研究还发现，孤独症者与其亲属具有较为一致的表型，体现出较高的遗传负荷，例如，在会话和讲故事中表现出特定的表达模式。此外，孤独症的语言能力在遗传上存在亚型之间的分化现象（Rudolph，Möhler，2014）。因此，未来可以在该问题亚型的区分上进行进一步研究，同时也可以采用分子生物学方法尝试从心理理论、社会动机等方面出发对隐喻的潜在机理做间接探讨，也可以逐步尝试引入其他非字面语义的类别，考察复杂语境、情绪韵律、语气、社会线索等因素对该群体非字面语义理解的影响。也可以尝试采用核磁共振等先进成像技术进一步挖掘孤独症隐喻语义加工特殊脑激活模式的脑内神经基础。

第五，从干预角度来看，开发多种干预工具辅助孤独症隐喻能力训练将是未来研究的热点。Mashal 和 Kasirer（2007）使用隐喻的思维地图强化 HFA 儿童对隐喻中的本体和喻体的形象化操作能力，并取得了一定效果。曾淑萍等人（2014）也探讨了孤独症者语言能力提高的必要性。为了辅助孤独症者更好地完成隐喻思维训练，未来研究可以开发生动形象的硬件和软件载体，如思维地图卡片、电脑及移动终端上的思维地图软件等，在实现人机互动便利性的同时也可以提高儿童的兴趣，有利于加强干预的实效性。此外，由于孤独症隐喻加工的影响因素可能涉及社会认知及脑神经关联等多个层面，因此今后的干预在重视概念学习的基础上也应考虑多种干预方法的配合使用。后续的干预研究可以尝试探索其他有效的途径，开发多角度、立体化的干预模式。

参考文献

[1]曹漱芹，方俊明.（2008）. 自闭症谱系儿童语言干预中的"视觉支持"策略. 中国特殊教育（5）：26-32.

[2]陈宏俊，哈斯，王慧莉，周莉，王艳，唐一源.（2010）. 隐喻加工复合模式的 ERP 研究. 现代生物医学进展，（1）：146-150.

[3]江爱世，陈煦海，杨玉芳.（2009）. 言语情绪韵律加工的时间进程. 心理科学进展，017（006）：1109-1115.

[4]李晓燕，周兢.（2006）. 自闭症儿童语言发展研究综述. 中国特殊教育，000（012）：60-66.

[5]疏德明，刘电芝.（2009）. 隐喻认知机制的 ERP 研究. 心理科学，32（1）：161-163.

[6]刘洁，徐胜（2018）. 自闭症谱系障碍儿童和特殊型语言障碍儿童的语言差异研究述评. 现代特殊教育（2）：47-52.

[7]刘静，徐秀.（2015）. 社交沟通问卷在孤独症谱系障碍一级筛查中的应用. 中国科学：生命科学，45（008）：739-747.

[8]郜丽娜.（2014）. 国内多模态隐喻研究现状及展望. 湖北经济学院学报（人文社会科学版）（07）：98-99.

[9]唐辉云.（2016）. 图形组织者——一种新的可视化学习工具. 教育现代化（10）：212-214.

[10]汤宜朗，郭延庆，Catherine E.Rice，王玉凤，Joseph F.Cubells.（2010）. 孤独症诊断的金标准之一《孤独症诊断观察量表》介绍. 国际精神病学杂志，037（001）：38-40.

[11]申灵灵，罗立群.（2008）. 思维地图及其在美国的应用. 上海教育科研（1）：58-61.

[12]王还，常宝儒，李宜生，林联合，刘杰，孙印录，李大鹏（编）.（1985）. 现代汉语频率词典. 北京：北京语言学院出版社.

[13]王小潞，郭晓群．（2016）．汉语非字面语言认知神经心理系统．浙江大学学报（人文社会科学版），046（006）：19-32.

[14]王小潞，冯骏．（2014）．隐喻加工脑区的关联因素．浙江大学学报（人文社会科学版），44（1）：134-146.

[15]吴铭．（2018）．汉语自闭症儿童的语言障碍．陕西教育学院学报，034（011）：109-112.

[16]徐晨红，蔡亚萍．（2010）．概念图、思维导图和思维地图的辨析．科教文汇，（033）：101-108.

[17]曾淑萍，周翔，胡惠金，李合意，冯秀娟，杨小红，林晓虹．（2004）．儿童孤独症及其语言训练探讨．中国儿童保健杂志，12（5）：373-375.

[18]张疏，罗本燕．（2012）．右脑在阅读中的作用机制研究进展．中华神经科杂志，45（008）：615-616.

[19]张文欣．（1987）．少年学生理解寓言时的思维活动．首都师范大学学报：自然科学版（04）：49-55.

[20]张丹丹，王驹，赵君，陈淑美，黄琰淋，高秋凤．（2020）．抑郁倾向对合作的影响：双人同步近红外脑成像研究．心理学报，52（5）：609.

[21]钟毅平，雷潇，屈卫国．（2011）．熟悉性对中文成语理解的影响：事件相关电位研究．湖南师范大学教育科学学报（04）：116-120.

[22]Aaron, Shield, Richard, P., Meier, Helen, et al. (2015). The use of sign language pronouns by native-signing children with autism. Journal of Autism & Developmental Disorders.

[23]Aberg, C. K., Doell, K., Schwartz, S. (2016). The "Creative Right Brain" Revisited: Individual Creativity and Associative Priming in the Right Hemisphere Relate to Hemispheric Asymmetries in Reward Brain Function.Cerebral Cortex: 1-14.

[24]Ackerman, B. P.. (1982). Contextual integration and utterance interpretation: the ability of children and adults to interpret sarcastic utterances. Child Development, 53(4): 1075-1083.

[25]Alarcón, M., Abrahams, B. S., Stone, J. L., Duvall, J. A., Perederiy, J. V., Bomar, J. M., ... & Nelson, S. F. (2008). Linkage, association, and gene-expression analyses identify CNTNAP2 as an autism-susceptibility gene. The

American Journal of Human Genetics, 82(1): 150-159.

[26]Alarcon, M., Yonan, A. L., Gilliam, T. C., Cantor, R. M., Geschwind, D. H. (2005). Quantitative genome scan and ordered-subsets analysis of autism endophenotypes support language QTLs. Molecular psychiatry, 10(8): 747-757.

[27]Allison, C., Baron-Cohen, S., Wheelwright, S., Charman, T., Richler, J., Pasco, G., et al. (2008). The q-chat (quantitative checklist for autism in toddlers): a normally distributed quantitative measure of autistic traits at 18–24months of age: preliminary report. Journal of Autism & Developmental Disorders, 38(8): 1414-1425.

[28]Amanzio, M., Geminiani, G., Leotta, D., Cappa, S. (2008). Metaphor comprehension in Alzheimer's disease: Novelty matters. Brain and language, 107(1): 1-10.

[29]Amin, T. G., Jeppsson, F., Haglund, J. (2015). Conceptual metaphor and embodied cognition in science learning: Introduction to special issue. International Journal of Science Education, 37(5-6): 745-758.

[30]Annaz, D., Karmiloff-Smith, A., Johnson, M. H., Thomas, M. S. (2009). A cross-syndrome study of the development of holistic face recognition in children with autism, Down syndrome, and Williams syndrome. Journal of experimental child psychology, 102(4): 456-486.

[31]Annaz, D., Van Herwegen, J., Thomas, M., Fishman, R., Karmiloff - Smith, A., Rundblad, G. (2009). Comprehension of metaphor and metonymy in children with Williams syndrome. International Journal of Language and Communication Disorders, 44(6): 962-978.

[32]Argyriou, P., Byfield, S., Kita, S. (2015). Semantics is crucial for the right-hemisphere involvement in metaphor processing: Evidence from mouth asymmetry during speaking. Laterality: Asymmetries of Body, Brain and Cognition, 20(2): 191-210.

[33]Arnold, J. E., Bennetto, L., Diehl, J. J.. (2009). Reference production in young speakers with and without autism: effects of discourse status and processing constraints. Cognition, 110(2): 131-146.

[34]Arzouan, Y., Goldstein, A., Faust, M. (2007). Brainwaves are stethoscopes: ERP correlates of novel metaphor comprehension. Brain research, 1160: 69-81.

〔35〕Asada, K., Tomiwa, K., Okada, M., Itakura, S.. (2010). Atypical verbal communication pattern according to others' attention in children with williams syndrome. Research in Developmental Disabilities, 31(2): 452-457.

〔36〕Astington, J. W., Jenkins, J. M. (1999). A longitudinal study of the relation between language and theory-of-mind development. Developmental psychology, 35(5), 1311.

〔37〕Attwood, T. (2003). Is there a difference between Asperger's Syndrome and high-functioning autism? Retrieved March 2, 2005, from http://www.tonyattwood.com.au/.

〔38〕Auyeung, B., Baron-Cohen, S., Wheelwright, S., Allison, C.. (2008). The autism spectrum quotient: children's version (aq-child). J Autism Dev Disord, 38(7): 1230-1240.

〔39〕Baddeley, A., Gathercole, S., Papagno, C. (1998). The phonological loop as a language learning device. Psychological review, 105(1), 158.

〔40〕Baek, S. T., Copeland, B., Yun, E. J., Kwon, S. K., Guemez-Gamboa, A., Schaffer, A. E., ... & Gleeson, J. G. (2015). An AKT3-FOXG1-reelin network underlies defective migration in human focal malformations of cortical development. Nature medicine.

〔41〕Baltruschat, L., Hasselhorn, M., Tarbox, J., Dixon, D. R., Najdowski, A. C., Mullins, R. D., Gould, E. R. (2011). Addressing working memory in children with autism through behavioral intervention. Research in Autism Spectrum Disorders, 5(1): 267-276.

〔42〕Baltruschat, L., Hasselhorn, M., Tarbox, J., Dixon, D. R., Najdowski, A. C., Mullins, R. D., et al. (2011). Addressing working memory in children with autism through behavioral intervention. Research in Autism Spectrum Disorders, 5(1): 267-276.

〔43〕Bambini, V., Bertini, C., Schaeken, W., Stella, A., Di Russo, F. (2016). Disentangling metaphor from context: an ERP study. Frontiers in psychology,7.

〔44〕Barnden, J. (2015). Metaphor, simile, and the exaggeration of likeness.Metaphor and Symbol, 30(1): 41-62.

〔45〕Baron-Cohen, S., Jolliffe, T., Mortimore, C., Robertson, M. (1997). Another advanced test of theory of mind: Evidence from very high functioning adults with autism or Asperger syndrome. Journal of Child psychology and Psychiatry, 38(7): 813-822.

[46] Barcelona, A. (2000). On the plausibility of claiming a metonymic motivation for conceptual metaphor. Metaphor and metonymy at the crossroads: A cognitive perspective: 31-58.

[47] Baron-Cohen, S., Leslie, A. M., Frith, U.. (1985). Does the autistic child have a "theory of mind" ?. Cognition, 21(1): 0-46.

[48] Baron-Cohen, S., Scott, F. J., Allison, C., Williams, J., Bolton, P., Matthews, F. E., et al. (2009). Prevalence of autism-spectrum conditions: uk school-based population study. The British journal of psychiatry: the journal of mental science, 194(6): 500-509.

[49] Baron-Cohen, S., Wheelwright, S., Skinner, R., Martin, J., Clubley, E.. (2001). The autism-spectrum quotient (aq): evidence from asperger syndrome/high-functioning autism, malesand females, scientists and mathematicians. J Autism Dev Disord, 31(1): 5-17.

[50] Beaty, R. E., Silvia, P. J. (2012). Why do ideas get more creative across time? An executive interpretation of the serial order effect in divergent thinking tasks. Psychology of aesthetics, creativity, and the arts, 6(4), 309.

[51] Beaty, R. E., Silvia, P. J. (2013). Metaphorically speaking: Cognitive abilities and the production of figurative language. Memory & cognition, 41(2): 255-267.

[52] Bee, L. S., Song, S. H., Hyun, H. J., Song, D. H., Keun-Ah, C.. (2015). Idiom comprehension deficits in high-functioning autism spectrum disorder using a korean autism social language task. Yonsei Medical Journal, 56(6): 1613-1618.

[53] Beeman, M., Chiarello, C. (1998). Right hemisphere language comprehension: Perspectives from cognitive neuroscience: Psychology Press.

[54] Benedek, M., Jauk, E., Fink, A., Koschutnig, K., Reishofer, G., Ebner, F., Neubauer, A. C. (2014). To create or to recall? Neural mechanisms underlying the generation of creative new ideas. NeuroImage, 88: 125-133.

[55] Bethune, K. S., Wood, C. L.. (2013). Effects of wh-question graphic organizers on reading comprehension skills of students with autism spectrum disorders. Education & Training in Autism & Developmental Disabilities,

48(2): 236-244.

[56]Bostanov, V., Kotchoubey, B.. (2010). Recognition of affective prosody: continuous wavelet measures of event-related brain potentials to emotional exclamations. Psychophysiology, 41(2): 259-268.

[57]Boucher, J. (1988). Word fluency in high-functioning autistic children. Journal of autism and Developmental Disorders, 18(4): 637-645.

[58]Bowdle, B. F., Gentner, D. (2005). The career of metaphor. Psychological review, 112(1), 193.

[59]Bigham, S., Boucher, J., Mayes, A., Anns, S.. (2010). Assessing recollection and familiarity in autistic spectrum disorders: methods and findings. Journal of Autism & Developmental Disorders, 40(7): 878-889.

[60]Blasko, D. G. (1999). Only the tip of the iceberg: Who understands what about metaphor?. Journal of Pragmatics, 31(12): 1675-1683.

[61]Bloom, P., German, T. P. (2000). Two reasons to abandon the false belief task as a test of theory of mind. Cognition, 77(1), B25-B31.

[62]Bonnaud, V., Gil, R., Ingrand, P. (2002). Metaphorical and non-metaphorical links: a behavioral and ERP study in young and elderly adults.Neurophysiologie Clinique/Clinical Neurophysiology, 32(4): 258-268.

[63]Bonnie, Auyeung, Simon, Baron-Cohen, Sally, WheelwrightCarrie, et al. (2008). The autism spectrum quotient: children's version (aq-child). Journal of Autism & Developmental Disorders, 38(7): 1230-1240.

[64]Booth, R., Happé, F. (2010). "Hunting with a knife and ... fork": Examining central coherence in autism, attention deficit/hyperactivity disorder, and typical development with a linguistic task. Journal of Experimental Child Psychology, 107(4): 377-393.

[65]Booth, R., Wallace, G. L., Happé, F. (2011). Connectivity and the corpus callosum in autism spectrum conditions: Insights from comparison of autism and callosal agenesis. Progress in Brain Research, 189: 303-317.

[66]Boucher, J., Mayes, A.. (2012). Memory in asd: have we been barking up the wrong tree?. Autism, 16(6): 603-611.

[67]Brady, N. C., Anderson, C. J., Hahn, L. J., Obermeier, S. M., Kapa, L. L. (2014). Eye tracking as a measure of receptive vocabulary in children with autism spectrum disorders. Augmentative and Alternative

Communication,30(2): 147-159.

[68] Bálint F., Ágnes L.,&Csaba P. (2014). Lateralized processing of novel metaphors: Disentangling figurativeness and novelty. Neuropsychologia,1(3), 1-9.

[69] Briskman, J., Frith, U., Happe, F. (2001). Exploring the cognitive phenotype of autism: weak "central coherence" in parents and siblings of children with autism: II. Real-life skills and preferences. The Journal of Child Psychology and Psychiatry and Allied Disciplines, 42(3): 309-316.

[70] Burnette, C. P., Mundy, P. C., Meyer, J. A., Sutton, S. K., Vaughan, A. E., Charak, D. (2005). Weak central coherence and its relations to theory of mind and anxiety in autism. Journal of autism and developmental disorders,35(1): 63-73.

[71] Brynskov, C., Eigsti, I. M., M Jørgensen, Lemcke, S., P Krøjgaard. (2016). Syntax and morphology in danish-speaking children with autism spectrum disorder. Journal of Autism & Developmental Disorders, 47(2): 1-11.

[72] Cacciari, C., Bolognini, N., Senna, I., Pellicciari, M. C., Miniussi, C., Papagno, C. (2011). Literal, fictive and metaphorical motion sentences preserve the motion component of the verb: A TMS study. Brain and Language, 119(3): 149-157.

[73] Cafiero, J. (1998). Communication power for individuals with autism. Focus on Autism & Other Developmental Disabilities, 13(2): 113-121.

[74] Caillies, S., Le Sourn-Bissaoui, S. (2008). Children's understanding of idioms and theory of mind development. Developmental Science, 11(5): 703-711.

[75] Channon, S., Pellijeff, A., Rule, A.. (2005). Social cognition after head injury: sarcasm and theory of mind. Brain & Language, 93(2): 123-134.

[76] Chien, H. Y., Gau, S. S. F., Hsu, Y. C., Chen, Y. J., Lo, Y. C., Shih, Y. C., Tseng, W. Y. I. (2015). Altered cortical thickness and tract integrity of the mirror neuron system and associated social communication in autism spectrum disorder. Autism Research,1-15.

[77] Chouinard, B., Cummine, J. (2016). All the world'sa stage: Evaluation of two stages of metaphor comprehension in people with autism spectrum disorder. Research in Autism Spectrum Disorders, 23: 107-121.

[78]Colich, N. L., Wang, A. T., Rudie, J. D., Hernandez, L. M., Bookheimer, S. Y., Dapretto, M. (2012). Atypical neural processing of ironic and sincere remarks in children and adolescents with autism spectrum disorders. Metaphor and Symbol, 27(1): 70-92.

[79]Chiappe, D. L., Chiappe, P. (2007). The role of working memory in metaphor production and comprehension. Journal of Memory and Language, 56(2): 172-188.

[80]Chien, Y. L., Gau, S. F., Shang, C. Y., Chiu, Y. N., Tsai, W. C., Wu, Y. Y. (2015). Visual memory and sustained attention impairment in youths with autism spectrum disorders. Psychological medicine, 45(11): 2263-2273.

[81]Colle, L., Baron-Cohen, S., Wheelwright, S., Lely, H.. (2008). Narrative discourse in adults with high-functioning autism or asperger syndrome. Journal of Autism & Developmental Disorders, 38(1), 28.

[82]Colston, H. L., Gibbs, R. W.. (2002). Are irony and metaphor understood differently?. Metaphor & Symbol, 17(1): 57-80.

[83]Coulson, S., King, J. W., Kutas, M. (1998). Expect the unexpected: Event-related brain response to morphosyntactic violations. Language and cognitive processes, 13(1): 21-58.

[84]Coulson, S., Van Petten, C. (2007). A special role for the right hemisphere in metaphor comprehension?: ERP evidence from hemifield presentation.Brain Research, 1146: 128-145.

[85]Coulson, Van Petten.(2002). Conceptual integration and metaphor: An event-related potenti. Memory & Cognition, 30 (6): 958-968.

[86]Craig, J., Baron-Cohen, S.. (1999). Creativity and imagination in autism and asperger syndrome. Journal of Autism & Developmental Disorders, 29(4): 319-326.

[87]Deliens, Gaetane, Papastamou, Fanny, Ruytenbeek, Nicolas, et al. (2018). Selective pragmatic impairment in autism spectrum disorder: indirect requests versus irony. journal of autism and developmental disorders, 48(9): 2938-2952.

[88]Delis, D. C., Massman, P. J., Butters, N., Salmon, D. P., Shear, P. K., Demadura, T., Filoteo, J. V. (1992). Spatial cognition in Alzheimer's disease: Subtypes of global-local impairment. Journal of clinical and experimental

neuropsychology, 14(4): 463-477.

[89] Dettmer, Sarah, Simpson, Richard, L., Myles, Smith, B., et al. (2000). The use of visual supports to facilitate transitions of students with autism. Focus on Autism & Other Developmental Disabilities.

[90] Dews, S., Winner, E., Kaplan, J., Rosenblatt, E., Hunt, M., Lim, K., et al. (1996). Children\"s understanding of the meaning and functions of verbal irony. Child Development, 67(6): 3071-3085.

[91] Diehl, J. J., Bennetto, L., Young, E. C.. (2006). Story recall and narrative coherence of high-functioning children with autism spectrum disorders. Journal of Abnormal Child Psychology, 34(1): 83-98.

[92] Dietrich, A. (2004). The cognitive neuroscience of creativity. Psychonomic bulletin & review, 11(6): 1011-1026.

[93] Dunston, P. J.. (1992). A critique of graphic organizer research. Literacy Research & Instruction, 31(2): 57-65.

[94] Ehlers, S., Gillberg, C. (1993). The epidemiology of Asperger syndrome. A total population study. Journal of Child Psychology and Psychiatry, 34: 1327-1350.

[95] Eigsti, I. M., Marchena, A., Schuh, J. M., Kelley, E.. (2011). Language acquisition in autism spectrum disorders: a developmental review. Research in Autism Spectrum Disorders, 5(2): 681-691.

[96] Eppler, M. J., Burkhard, R. A.. (2007). Visual representations in knowledge management: framework and cases. Journal of Knowledge Management, 11(4): 112-122.

[97] Ernst, E.. (2004). Acupuncture: who is missing the point?. Pain, 109(3): 203-204.

[98] Eyler, L. T., Pierce, K., Courchesne, E. (2012). A failure of left temporal cortex to specialize for language is an early emerging and fundamental property of autism. Brain, 135(3): 949-960.

[99] Fan, Y. T., Chen, C., Chen, S. C., Decety, J., Cheng, Y. (2014). Empathic arousal and social understanding in individuals with autism: evidence from fMRI and ERP measurements. Social cognitive and affective neuroscience,9(8): 1203-1213.

[100] Faust, M., Kenett, Y. N. (2014). Rigidity, chaos and integration:

Hemispheric interaction and individual differences in metaphor comprehension. Frontiers in Human Neuroscience, 8,511.

[101]Fay, W. H.. (1979). Personal pronouns and the autistic child. Journal of Autism & Developmental Disorders, 9(3): 247-260.

[102]Ferreira, L. C. (2016). Metaphor in Use: Context, Culture, and Communication edited by F. MacArthur, J.-L. Oncins-Martínez, M. Sánchez-García and A. María Piquer-Píriz. METAPHOR AND SYMBOL, 31(2): 126-130.

[103]F Happé, Vital, P.. (2009). What aspects of autism predispose to talent?. Philosophical Transactions of the Royal Society B: Biological Sciences, 364(1522).

[104]Fitzgerald, M.. (2004). Humour in autism and asperger's syndrome. Journal of Autism and Developmental Disorders, 34(5): 521-531.

[105]Fletcher, P. T., Whitaker, R.T., Tao, R., DuBray, M. B., Froehlich, A., Ravichandran, C., …Janet, E. (2010). Microstructural connectivity of the arcuate fasciculus in adolescents with high-functioning autism. Neuroimage, 51(3): 1117-1125.

[106]Fishman, I., Yam, A., Bellugi, U., Lincoln, A., Mills, D. (2011). Contrasting patterns of language-associated brain activity in autism and Williams syndrome. Social cognitive and affective neuroscience, 6(5): 630-638.

[107]Forgács, B., Lukács, Á., Pléh, C. (2014). Lateralized processing of novel metaphors: disentangling figurativeness and novelty. Neuropsychologia, 56: 101-109.

[108]Forceville, C. (1996). Pictorial Metaphor in Advertising. London: Rout-ledge, .109-145.

[109]Forceville, C., Urios-Aparisi, E.. (2009). Multimodal metaphor. Mouton de Gruyter.

[110]Friihholz, S., Ceravolo, L.,&Grandjean, D. (2012). Specific brain networks during explicit and implicit decoding of emotional prosody. Cerebral Cortex, 22(5): 1107-1117.

[111]Frith, U. (1972). Cognitive mechanisms in autism: Experiments with color and tone sequence production. Journal of Autism and Childhood Schizophrenia, 2(2): 160-173.

[112] Frith, U. (1989). Autism and "theory of mind". In Diagnosis and treatment of autism . Springer, Boston, MA: 33-52

[113] Gabig, C. S.. (2008). Verbal working memory and story retelling in school-age children with autism. Language Speech & Hearing Services in Schools, 39(4): 498-511.

[114] Gaffrey, M. S., Kleinhans, N. M., Haist, F., Akshoomoff, N., Campbell, A., Courchesne, E., et al. (2007). Atypical [corrected] participation of visual cortex during word processing in autism: an fmri study of semantic decision. Neuropsychologia, 45(8): 1672-1684.

[115] Gardner, H.. (1974). Metaphors and modalities: how children project polar adjectives onto diverse domains. Child Development, 45(1): 84-91.

[116] Garfield, J. L., Peterson, C. C., Perry, T. (2001). Social cognition, language acquisition and the development of the theory of mind. Mind & Language, 16(5): 494-541.

[117] Gathercole, S. E., Baddeley, A. D. (1990). Phonological memory deficits in language disordered children: Is there a causal connection?. Journal of memory and language, 29(3): 336-360.

[118] Gengoux, G. W., Berquist, K. L., Salzman, E., Schapp, S., Phillips, J. M., Frazier, T. W., ... & Hardan, A. Y. (2015). Pivotal response treatment parent training for autism: Findings from a 3-month follow-up evaluation. Journal of autism and developmental disorders, 45(9): 2889-2898.

[119] Gent, T. V., Heijnen, C. J., Treffers, P.. (2010). Autism and the immune system. Journal of Child Psychology & Psychiatry, 38(3).

[120] Gernsbacher, M. A., Pripas-Kapit, S. R. (2012). Who's missing the point? A commentary on claims that autistic persons have a specific deficit in figurative language comprehension. Metaphor and symbol, 27(1): 93-105.

[121] Ge, Z., Fan, L. (2017). Social Development for Children with Autism Using Kinect Gesture Games: A Case Study in Suzhou Industrial Park Renai School. In Simulation and Serious Games for Education: 113-123.

[122] Giora, R., Zaidel, E., Soroker, N., Batori, G., Kasher, A. (2000). Differential effects of right-and left-hemisphere damage on understanding sarcasm and metaphor. Metaphor and Symbol, 15(1-2): 63-83.

[123]Glessner, J. T., Wang, K., Cai, G., Korvatska, O., Kim, C. E., Wood, S., Imielinski, M. (2009). Autism genome-wide copy number variation reveals ubiquitin and neuronal genes. Nature, 459(7246): 569-573.

[124]Glucksberg, S., Gildea, P., Bookin, H. B. (1982). On understanding nonliteral speech: Can people ignore metaphors?. Journal of Verbal Learning and Verbal Behavior, 21(1): 85-98.

[125]Glucksberg, S., Keysar, B., McGlone, M. S. (1992). Metaphor understanding and accessing conceptual schema: Reply to Gibbs (1992).

[126]Gocmen, R., Guler, E., Kose, I. C., Oguz, K. K. (2015). Power of the metaphor: Forty signs on brain imaging. Journal of Neuroimaging, 25(1): 14-30.

[127]Gold, R., Faust, M. (2010). Right hemisphere dysfunction and metaphor comprehension in young adults with Asperger syndrome. Journalof Autismand Developmental Disorders, 40(7): 800-811.

[128]Gold, R., Faust, M., Ben-Artzi, E. (2012). Metaphors and verbal creativity: the role of the right hemisphere. Laterality: Asymmetries of Body. Brain and Cognition, 17(5): 602-614.

[129]Gold, R., Faust, M., Goldstein, A. (2010). Semantic integration during metaphor comprehension in Asperger syndrome. Brain Language, 113(3): 124-134.

[130]Gotts, S. J, Simmons, W. K., Milbury, L. A, Wallace, G. L., Cox, R. W., Martin, A. (2012). Fractionation of social brain circuits in autism spectrum disorders. Brain, 135(9): 2711-2725.

[131]Greer, T., Potter, H. (2008). Turn-taking practices in multi-party EFL oral proficiency tests. Journal of Applied Linguistics, 5(3).

[132]Grice.(1975). Logic and conversation. Syntax and semantics, 3: 41-58.

[133]Gould, J., Ashton-Smith, J. (2011). Missed diagnosis or misdiagnosis? Girls and women on the autism spectrum. Good Autism Practice (GAP),12(1): 34-41.

[134]Greer, R. D., Yuan, L.. (2008). How kids learn to say the darnedest things: the effect of multiple exemplar instruction on the emergence of novel verb usage. The Analysis of Verbal Behavior, 24(1): 103-121.

［135］Gillott, A., Furniss, F., Walter, A. (2004). Theory of mind ability in children with specific language impairment. Child Language Teaching and Therapy, 20(1): 1-11.

［136］Gotts, S. J., Simmons, W. K., Milbury, L. A., Wallace, G. L., Cox, R. W., Martin, A. (2012). Fractionation of social brain circuits in autism spectrum disorders. Brain, 135(9): 2711-2725.

［137］Gould, E., Tarbox, J., O'Hora, D., Noone, S., Bergstrom, R.. (2011). Teaching children with autism a basic component skill of perspective‐taking. Behavioral Interventions, 26(1): 50-66.

［138］Gutiérrez, E. D., Shutova, E., Marghetis, T., Bergen, B. K. (2016). Literal and metaphorical senses in compositional distributional semantic models. InProceedings of the 54th Meeting of the Association for Computational Linguistics . 160-170.

［139］Hamilton, A. F. D. C. (2013). Reflecting on the mirror neuron system in autism: a systematic review of current theories. Developmental cognitive neuroscience, 3: 91-105.

［140］Hans Asperger. (1944). Die autistischen psychopathen" im kindesalter. Archiv für Psychiatrie und Nervenkrankheiten, 117(1): 76-136.

［141］Happé, F. G. E. (1993). Communicative competence and theory of mind in autism: A test of relevance theory. Cognition, 48(2): 101-119.

［142］Happé, F. G.E. (1995). The role of age and verbal ability in the theory of mind task performance of subjects with autism. Child Development, 66(3): 843-855.

［143］Happé, F., Ehlers, S., Fletcher, P., Frith, U., Johansson, M., Gillberg, C., Frith, C. (1996). 'Theory of mind'in the brain. Evidence from a PET scan study of Asperger syndrome. Neuroreport, 8(1): 197-201.

［144］Hargreaves, I. S., Pexman, P. M., Johnson, J. C., Zdrazilova, L. (2012). Richer concepts are betterremembered: number of features effects in free recall. Frontiers in Human Neuroscience, 6(73), 1–11.

［145］Hermann, I., Haser, V., van Elst, L. T., Ebert, D., Müller-Feldmeth, D., Riedel, A., Konieczny, L.(2013). Automatic metaphor processing in adults with Asperger syndrome: A metaphor interference effect task. European Archives of Psychiatry and Clinical Neuroscience, 263(2): 177-187.

［146］Highnam, C., Wegmann, J., Woods, J.. (1999). Visual and verbal metaphors among children with typical language and language disorders. Journal of Communication Disorders, 32(1): 25-35.

［147］Ho, B. P., Stephenson, J., Carter, M. (2017). Cognitive-behavioural Approaches for Students with Autism Spectrum Disorder: A Teacher Survey.International Journal of Disability, Development and Education: 1-20.

［148］Hsu, C. F. (2013). Cross-modal contextual coherence of information integration in people with Williams syndrome. Research in developmental disabilities, 34(12): 4319-4327.

［149］Hughes, C., Russell, J. (1993). Autistic children's difficulty with mental disengagement from an object: Its implications for theories of autism. Developmental psychology, 29(3), 498.

［150］Hughes, G. E., Cresswell, M. J., Cresswell, M. M. (1996). A new introduction to modal logic. Psychology Press.

［151］Huang, S. F., Oi, M., Taguchi, A. (2015). Comprehension of figurative language in Taiwanese children with autism: The role of theory of mind and receptive vocabulary. Clinical Linguistics and Phonetics, 29(8-10): 764-775.

［152］Hyerle, D., Okada, A., Shum, S. B., Sherborne, T.. (2008). Thinking Maps: A Visual Language for Learning. Springer London.

［153］Janus, R. A., Bever, T. G. (1985). Processing of metaphoric language: An investigation of the three-stage model of metaphor comprehension. Journal of Psycholinguistic research, 14(5): 473-487.

［154］Jarrold, C., Butler, D. W., Cottington, E. M., Jimenez, F. (2000). Linking theory of mind and central coherence bias in autism and in the general population. Developmental psychology, 36(1), 126.

［155］Jeffrey H T, Philip D J, Kelly P. Children's comprehension of critical and complimentary forms of verbal irony. Journal of Cognition and Development, 2000, 1(2):227-248

［156］Jeppsson, F., Haglund, J., A., Tamer G. (2015). Varying use of conceptual metaphors across levels of expertise in thermodynamics. International Journal of Science Education, 37(5-6): 780-805.

［157］Jiang, J., Liu, F., Wan, X., Jiang, C. (2015). Perception of melodic contour and intonation in autism spectrum disorder: Evidence from mandarin speakers. Journal of autism and developmental disorders, 45(7): 2067-2075.

[158] Jolliffe, T., Baron-Cohen, S. (1999). A test of central coherence theory: linguistic processing in high-functioning adults with autism or Asperger syndrome: is local coherence impaired?. Cognition, 71(2): 149-185.

[159] Jones, J., Stone, C. A. (1989). Metaphor comprehension by language learning disabled and normally achieving adolescent boys. Learning Disability Quarterly, 12(4): 251-260.

[160] Just, M. A., Cherkassky, V. L., Keller, T.A, Minshew, N. J. (2004). Cortical activation and synchronization during sentence comprehension in high-functioning autism: Evidence of underconnectivity. Brain, 127(8): 1811-1821.

[161] Just, M. A., Keller, T. A., Malave, V. L., Kana, R. K., Varma, S. (2012). Autism as a neural systems disorder: A theory of frontal-posterior underconnectivity. Neuroscience and Biobehavioral Reviews, 36(4): 1292-1313.

[162] Kaland, N., Mortensen, E. L., Smith, L. (2011). Social communication impairments in children and adolescents with Asperger syndrome: Alow response time and the impact of prompting. Research in Autism Spectrum Disorders, 5(3): 1129-1137.

[163] Kanner, L.. (1943). Autistic disturbance of affective contact. Child's Nervous System, 2(3): 217-250.

[164] Kanner, L. (1946). Irrelevant and metaphorical language in early infantile autism. American journal of Psychiatry, 103(2): 242-246.

[165] Kana, R. K., Wadsworth, H. M. (2012). "The archeologist's career ended in ruins": Hemispheric differences in pun comprehension in autism. Neuroimage, 62(1): 77-86.

[166] Kaland, N., Annette Møller‐Nielsen, Callesen, K., Mortensen, E. L., Gottlieb, D., Smith, L.. (2010). A new 'advanced' test of theory of mind: evidence from children and adolescents with asperger syndrome. J Child Psychol Psychiatry, 43(4): 517-528.

[167] Kanne, S. M., Gerber, A. J., Quirmbach, L. M., Sparrow, S. S., Cicchetti, D. V., Saulnier, C. A. (2011). The role of adaptive behavior in autism

spectrum disorders: Implications for functional outcome. Journal of autism and developmental disorders, 41(8): 1007-1018.

[168] Kasirer, A., Mashal, N. (2014). Verbal creativity in autism: Comprehension and generation of metaphoric language in high-functioning autism spectrum disorder and typical development. Frontiers in Human Neuroscience, 8, 615.

[169] Kazmerski, V. A., Blasko, D. G., Dessalegn, B. G. (2003). ERP and behavioral evidence of individual differences in metaphor comprehension. Memory & cognition, 31(5): 673-689.

[170] Kder, F., Falkum, I. L.. (2019). Children's metonymy comprehension: evidence from eye- tracking and picture selection. Journal of Pragmatics, 156.

[171] Keller, T. A., Just, M. A. (2009). Altering cortical connectivity: Remediation-induced changes in the white matter of poor readers. Neuron, 64(5): 624-631.

[172] Kennedy, D. P., Adolphs, R. (2012). The social brain in psychiatric and neurological disorders. Trends in Cognitive Sciences, 16(11): 559-572.

[173] Kennedy, D. P., Adolphs, R. (2012). Perception of emotions from facial expressions in high-functioning adults with autism. Neuropsychologia, 50(14): 3313-3319.

[174] Kerbel, D., Grunwell, P.. (1998). A study of idiom comprehension in children with semantic-pragmatic difficulties. part i: task effects on the assessment of idiom comprehension in children. International Journal of Language & Communication Disorders.

[175] Ketelaars, M. P., Van Weerdenburg, M., Verhoeven, L., Cuperus, J. M., Jansonius, K. (2010). Dynamics of the theory of mind construct: A developmental perspective. European Journal of Developmental Psychology, 7(1): 85-103.

[176] Kiefer, M. (2002). The N400 is modulated by unconsciously perceived masked words: Further evidence for an automatic spreading activation account of N400 priming effects. Cognitive Brain Research, 13(1): 27-39.

[177] Kikuchi, M., Shitamichi, K., Yoshimura, Y., Ueno, S., Hiraishi, H.,

Hirosawa, T., Minabe, Y. (2013). Altered brain connectivity in 3-to 7-year-old children with autism spectrum disorder. NeuroImage: Clinical, 2: 394-401.

[178] Kissine, M. (2012). Pragmatics, cognitive flexibility and autism spectrum disorders. Mind & language, 27(1): 1-28.

[179] Kjelgaard, M. M., Tager-Flusberg, H.. (2001). An investigation of language impairment in autism: implications for genetic subgroups. Language & Cognitive Processes, 16(2-3): 287-308.

[180] Kloosterman, P. H., Kelley, E. A., Parker, J. D. A., Craig, W. M. (2014). Executive functioning as a predictor of peer victimization in adolescents with and without an autism spectrum disorder. Research in Autism Spectrum Disorders, 8(3): 244-254.

[181] Koster-Hale, J., Saxe, R.. (2013). Theory of mind: A neural prediction problem. Neuron, 79(5): 836-848.

[182] Kumar, A., Sundaram, S. K, Sivaswamy, L., Behen, M. E., Makki, M. I, Ager, J.,…Chugani, D. C. (2010). Alterations in frontal lobe tracts and corpus callosum in young children with autism spectrum disorder. Cerebral Cortex, 20(9): 2103-2113.

[183] Kutas, M., Hillyard, S. A. (1980). Reading senseless sentences: Brain potentials reflect semantic incongruity. Science, 207(4427): 203-205.

[184] Kutas, M., Federmeier, K. D. (2011). Thirty years and counting: finding meaning in the N400 component of the event-related brain potential (ERP).Annual review of psychology, 62: 621-647.

[185] Köper, M., im Walde, S. S. (2016). Distinguishing Literal and Non-Literal Usage of German Particle Verbs. In Proceedings of NAACL-HLT: 353-362.

[186] Lee, S. S., Dapretto, M. (2006). Metaphorical vs. literal word meanings: fMRI evidence against a selective role of the right hemisphere. NeuroImage,29(2): 536-544.

[187] Lifshitz-Vahav, H., Shnitzer, S., Mashal, N. (2016). Participation in recreation and cognitive activities as a predictor of cognitive performance of adults with/without Down syndrome. Aging & mental health, 20(9): 955-964.

[188] Liu, B., Jin, Z., Wang, Z., Xin, S. (2011). An ERP study on whether the P600 can reflect the presence of unexpected phonology. Experimental brain

research, 212(3): 399-408.

[189] López, B., Leekam, S. R. (2003). Do children with autism fail to process information in context?. Journal of child psychology and psychiatry, 44(2): 285-300.

[190] Lachaud, C. M. (2013). Conceptual metaphors and embodied cognition: EEG coherence reveals brain activity differences between primary and complex conceptual metaphors during comprehension. Cognitive Systems Research, 22: 12-26.

[191] Laghi, F., Lonigro, A., Levanto, S., Ferraro, M., Baumgartner, E., Baiocco, R. (2016). The role of nice and nasty theory of mind in teacher-selected peer models for adolescents with autism spectrum disorders. Measurement and Evaluation in Counseling and Development, 49(3): 207-216.

[192] Lakoff, Johnson.(1980).Metaphors we live by. Chicago: The University of Chicago Press.

[193] Lakoff, G., Turner, M. (2009). More than cool reason: A field guide to poetic metaphor. University of Chicago Press.

[194] Landa, R. J., Goldberg, M. C. (2005). Language, social, and executive functions in high functioning autism: A continuum of performance. Journal of autism and developmental disorders, 35(5): 557-573.

[195] Langdon, R., Coltheart, M. (2004). Recognition of metaphor and irony in young adults: the impact of schizotypal personality traits. Psychiatry research, 125(1): 9-20.

[196] Leslie, A. M. (1987). Pretense and representation: The origins of" theory of mind.". Psychological review, 94(4), 412.

[197] Leonard, L. B., Weismer, S. E., Miller, C. A., Francis, D. J., Tomblin, J. B., Kail, R. V. (2007). Speed of processing, working memory, and language impairment in children.

[198] Lewis, V., Boucher, J. (1995). Generativity in the play of young people with autism. Journal of Autism and Developmental Disorders, 25(2): 105-121.

[199] Leyfer, O. T., Folstein, S. E., Ba Calman, S., Davis, N. O., Dinh, E., Morgan, J., et al. (2006). Comorbid psychiatric disorders in children with autism: interview development and rates of disorders. J Autism Dev Disord,

36(7): 849-861.

[200]Li, S., Guo, Z., Ioffe, J. B., Y Hu, Zhou, X.. (2021). Autism_genepheno: Text mining of gene-phenotype associations reveals new phenotypic profiles of autism-associated genes.

[201]Liu, D., Chen, X. P., Yao, X. (2011). From autonomy to creativity: a multilevel investigation of the mediating role of harmonious passion. Journal of Applied Psychology, 96(2), 294.

[202]Lord, C., Risi, S., Lambrecht, L., Cook, E. H., Leventhal, B. L., Dilavore, P. C., et al. (2000). The autism diagnostic observation schedule—generic: a standard measure of social and communication deficits associated with the spectrum of autism. J Autism Dev Disord, 30(3): 205-223.

[203]Lundgren, K., Brownell, H., Roy, S., Cayer-Meade, C.. (2006). A metaphor comprehension intervention for patients with right hemisphere brain damage: a pilot study. Brain and Language, 99(1-2): 59-60.

[204]Lungba, R. M., Khan, S., U Ajibawo-Aganbi, Bastidas, M., Cancarevic, I.. (2020). The role of the gut microbiota and the immune system in the development of autism. Cureus, 12(10).

[205]Lyons, V., Fitzgerald, M.. (2005). Early memory and autism. Journal of Autism & Developmental Disorders, 35(5): 683-683.

[206]LSSSY Yan. (2012). Towards a convergent account of pragmatic language deficits in children with high-functioning autism: depicting the phenotype using the pragmatic rating scale. Research in Autism Spectrum Disorders.

[207]Mackay, G., Shaw, A.. (2004). A comparative study of figurative language in children with autistic spectrum disorders. Child Language Teaching & Therapy, 20(1): 13-32.

[208]Martin, I., McDonald, S. (2004). An exploration of causes of non-literal language problems in individuals with Asperger syndrome. Journal of autism and developmental disorders, 34(3): 311-328.

[209]Mashal, N., Faust, M., Hendler, T., Jung-Beeman, M. (2007). An fMRI investigation of the neural correlates underlying the processing of novel metaphoric expressions. Brain and language, 100(2): 115-126.

[210]Mashal, N. (2013). The role of working memory in the

comprehension of unfamiliar and familiar metaphors. Language and Cognition, 5(4): 409-436.

[211]Mashal, N., Kasirer, A. (2011). Thinking maps enhance metaphoric competence in children with autism and learning disabilities. Research in Developmental Disabilities, 32(6): 2045-2054.

[212]Mashal, N., Kasirer, A. (2012). Principal component analysis study of visual and verbal metaphoric comprehension in children with autism and learning disabilities. Research in Developmental Disabilities, 33(1): 274-282.

[213]Mashal, N., Vishne, T., Laor, N. (2014). The role of the precuneus in metaphor comprehension: evidence from an fMRI study in people with schizophrenia and healthy participants. Frontiers in human neuroscience, 8.

[214]McGuinty, E., Armstrong, D., Nelson, J., Sheeler, S. (2012). Externalizing metaphors: Anxiety and high‐functioning autism. Journal of Child and Adolescent Psychiatric Nursing, 25(1): 9-16.

[215]Melogno,S., D'Ardia, C., Pinto, M. A., Levi, G. (2012). Explaining metaphors in high-functioning autism spectrum disorder children: a brief report. Research in Autism Spectrum Disorders, 6(2): 683-689.

[216]Melogno, S., Pinto, M. A. (2014). Enhancing metaphor and metonymy comprehension in children with high-functioning autism spectrum disorder. Psychology, 05(11): 1375-1383.

[217]Melogno, S., Pinto, M. A., Orsolini, M. (2016). Novel Metaphors Comprehension in a Child with High-Functioning Autism Spectrum Disorder: A Study on Assessment and Treatment. Frontiers in Psychology, 7.

[218]MD Rosnay, F Pons, Harris, P. L., Morrell, J.. (2011). A lag between understanding false belief and emotion attribution in young children: relationships with linguistic ability and mothers' mental-state language. British Journal of Developmental Psychology, 22(2).

[219]Mesibov, G. B., Shea, V.. (2010). The teacch program in the era of evidence-based practice. Journal of Autism & Developmental Disorders, 40(5): 570-579.

[220]Mikita, N., Simonoff, E., Pine, D. S., Goodman, R., Artiges, E., Banaschewski, T., ... & Conrod, P. J. (2016). Disentangling the autism− anxiety overlap: fMRI of reward processing in a community-based longitudinal study.

Translational psychiatry, 6(6), e845.

[221]Misra, V. (2014). The social brain network and autism. Annals of Neuroscience, 21(2): 69-73.

[222]Monk, C. S., Weng, S. J., Wiggins, J. L., Kurapati, N., Louro, H. M. C., Carrasco, M., ... Lord, C. (2010). Neural circuitry of emotional face processing in autism spectrum disorders. Journal of Psychiatry and Neuroscience, 35(2), 105.

[223]Morrone, I., Declercq, C., Novella, J. L., Besche, C. (2010). Aging and inhibition processes: The case of metaphor treatment. Psychology and Aging, 25(3), 697.

[224]Morton Ann Gernsbacher, Sarah R. Pripas-Kapit (2012). Who's missing the point? a commentary on claims that autistic persons have a specific deficit in figurative language comprehension. Metaphor Symb, 27(1): 93-105.

[225]Moses, L. J. (2001). Executive accounts of theory‐of‐mind development. Child development, 72(3): 688-690.

[226]Moseley, R. L., Shtyrov, Y., Mohr, B., Lombardo, M. V., Baron-Cohen, S., Pulvermüller, F. (2015). Lost for emotion words: What motor and limbic brain activity reveals about autism and semantic theory. NeuroImage, 104: 413-422.

[227]Mottron, L., Belleville, S. (1993). A study of perceptual analysis in a high-level autistic subject with exceptional graphic abilities. Brain and cognition, 23(2): 279-309.

[228]Melogno, S., C D'Ardia, Pinto, M. A., Levi, G.. (2012). Explaining metaphors in high-functioning autism spectrum disorder children: a brief report. Research in Autism Spectrum Disorders, 6(2): 683-689.

[229]Melogno, S., Pinto, M. A.. (2014). Enhancing metaphor and metonymy comprehension in children with high-functioning autism spectrum disorder. Psychology, 05(11): 1375-1383.

[230]Melogno, S., Pinto, M. A., Filippo, G. D.. (2017). Monitoring developmental trajectories in novel metaphor comprehension in children with asd: a case study. Neuropsychological Trends, 22(22): 57-71.

[231]Moran, C. A., Nippold, M. A., Gillon, G. T.. (2006). Working memory and proverb comprehension in adolescents with traumatic brain injury:

a preliminary investigation. Brain Injury, 20(4), 417.

[232] Morrone, I., Declercq, C., Novella, J. L., Besche, C. (2010). Aging and inhibition processes: The case of metaphor treatment. Psychology and Aging, 25(3), 697.

[233] Morsanyi, K., Handley, S. J., Evans, J.. (2010). Decontextualised minds: adolescents with autism are less susceptible to the conjunction fallacy than typically developing adolescents. Journal of Autism and Developmental Disorders, 40(11): 1378-1388.

[234] Mottron, Laurent, Burack, Jacob, A. (1999). Perceptual processing among high-functioning persons with austism. Journal of Child Psychology & Psychiatry & Allied Disciplines, 40(2): 203-203.

[235] Nagase, K. (2016). The developmental characteristics of the experience of humor in autism spectrum disorder. International Journal of Psychology, 51, 418.

[236] Navon, D., Norman, J. (1983). Does global precedence reality depend on visual angle?. Journal of Experimental Psychology: Human Perception and Performance, 9(6), 955.

[237] Neumann, M. F., Mohamed, T. N., Schweinberger, S. R. (2011). Face and object encoding under perceptual load: ERP evidence. NeuroImage, 54(4): 3021-3027.

[238] Nikolaenko, N. N. (2003). Study of metaphoric and associative thinking in children of different age groups and in patients with childhood autism. Journal of Evolutionary Biochemistry and Physiology, 39(1): 77-83.

[239] Norbury, C. F. (2005). The relationship between theory of mind and metaphor: Evidence from children with language impairment and autistic spectrum disorder. British Journal of Developmental Psychology, 23(3): 383-399.

[240] Nelson, K. E., Welsh, J. A., Trup, E., Greenberg, M. T.. (2011). Language delays of impoverished preschool children in relation to early academic and emotion recognition skills. First Language, 31(2): 164-194.

[241] Ninio, A., Snow, C. E.. (1996). Pragmatic development: essays in developmental science. PsycCRITIQUES, 42(1).

[242] Ninio, A., Wheeler, P., Snow, C. E., Pan, B. A., Rollins, P. R. (1990).

Inventory of Communicative Acts-Abridged (INCA-A): a coding manual. Unpublished manuscript, Harvard Graduate School of Education, Cambridge.

[243] Norbury, Frazier, C.. (2004). Factors supporting idiom comprehension in children with communication disorders. Journal of Speech Language & Hearing Research Jslhr, 47(5): 1179-1193.

[244] Novogrodsky, Rama. (2013). Subject pronoun use by children with autism spectrum disorders (asd). Clin Linguist Phon, 27(2): 85-93.

[245] O'Hare, A. E., Bremner, L., Nash, M., Happé, F., Pettigrew, L. M. (2009). A clinical assessment tool for advanced theory of mind performance in 5 to 12 year olds. Journal of autism and developmental disorders, 39(6): 916-928.

[246] Olofson, E. L., Casey, D., Oluyedun, O. A., Van Herwegen, J., Becerra, A., Rundblad, G. (2014). Youth with autism spectrum disorder comprehend lexicalized and novel primary conceptual metaphors. Journal of Autism and Developmental Disorders, 44(10): 2568-2583.

[247] Ortiz, M. J., Murcia, M. G., Fernandez, E. (2017). Brain processing of visual metaphors: An electrophysiological study. Brain and cognition, 113: 117-124.

[248] Osterhout, L., Holcomb, P. J. (1992). Event-related brain potentials elicited by syntactic anomaly. Journal of memory and language, 31(6): 785-806.

[249] Ozono Ff, S., Miller, J. N.. (1996). An exploration of right-hemisphere contributions to the pragmatic impairments of autism. Brain & Language, 52(3): 411-434.

[250] Ozonoff, S., Strayer, D. L. (1997). Inhibitory function in nonretarded children with autism. Journal of autism and developmental disorders, 27(1): 59-77.

[251] Pardini, M., Elia, M., Garaci, F. G, Guida, Silvia, C., Filadelfo, C., .. .Gialloreti, L. E. (2012). Long-term cognitive and behavioral therapies, combined with augmentative communication, are related to uncinate fasciculus integrity in autism. Journal of Autism and Developmental Disorders, 42(4): 585-592.

[252] Paulmann, S., Titone, D., MD Pell. (2012). How emotional prosody

guides your way: evidence from eye movements. Speech Communication, 54(1): 92-107.

[253] Pennington, B. F., Ozonoff, S. (1996). Executive functions and developmental psychopathology. Journal of child psychology and psychiatry, 37(1): 51-87.

[254] Perner, J. (1991). Understanding the representational mind. The MIT Press.

[255] Persicke, A., Tarbox, J., Ranick, J., St. Clair, M. (2012). Establishing metaphorical reasoning in children with autism. Research in Autism Spectrum Disorders, 6(2): 913-920.

[256] Persicke, A., Tarbox, J., Ranick, J., Clair, M. S.. (2013). Teaching children with autism to detect and respond to sarcasm. Research in Autism Spectrum Disorders.

[257] Pexman, P. M., Glenwright, M.. (2007). How do typically developing children grasp the meaning of verbal irony?. Journal of Neurolinguistics, 20(2): 178-196.

[258] Philofsky, A., Fidler, D. J., Hepburn, S.. (2007). Pragmatic language profiles of school-age children with autism spectrum disorders and williams syndrome. Am J Speech Lang Pathol, 16(4): 368-380.

[259] Peñagarikano, O., Lázaro, M. T., Lu, X. H., Gordon, A., Dong, H., Lam, H. A., ... & Golshani, P. (2015). Exogenous and evoked oxytocin restores social behavior in the Cntnap2 mouse model of autism. Science translational medicine, 7(271), 271ra8-271ra8.

[260] Pierce, R. S., MacLaren, R., Chiappe, D. L. (2010). The role of working memory in the metaphor interference effect. Psychonomic Bulletin & Review, 17(3): 400-404.

[261] Pijnacker, J., Geurts, B., Van Lambalgen, M., Buitelaar, J., Hagoort, P. (2010). Exceptions and anomalies: An ERP study on context sensitivity in autism. Neuropsychologia, 48(10): 2940-2951.

[262] Pynte, J., Besson, M., Robichon, F. H., Poli, J. (1996). The time-course of metaphor comprehension: An event-related potential study. Brain and Language, 55(3): 293-316.

[263] Pouscoulous, N., Noveck, I. A.. (2009). Going Beyond Semantics:

The Development of Pragmatic Enrichment. Palgrave Macmillan UK.

[264]Pouscoulous, N.. (2014). "The elevator's buttocks": Metaphorical abilities in children.

[265]Prizant, B. (1982). Gestalt processing and gestalt language in autism. Topics in Language Disorders, 3, 16 - 23.

[266]Qualls, C. D., Harris, J. L. (2003). Age, working memory, figurative language type, and reading ability: Influencing factors in African American adults' comprehension of figurative language. American Journal of Speech-Language Pathology, 12(1), 92.

[267]Qualls, C. D., Lantz, J. M., Pietrzyk, R. M., Blood, G. W., Hammer, C. S.. (2004). Comprehension of idioms in adolescents with language-based learning disabilities compared to their typically developing peers. Journal of Communication Disorders, 37(4): 295-311.

[268]Qualls, L. R., Hartmann, K., Paulson, J. F., Wells, N. K.. (2021). Testing a model of sexual minority orientation in individuals with typical development, the broad autism phenotype, and autism spectrum disorder. Journal of Autism and Developmental Disorders: 1-15.

[269]Quill, K. A. (1997). Instructional considerations for young children with autism: The rationale for visually cued instruction. Journal of Autism and Developmental Disorders, 27(6), 697 - 714.

[270]Quill, K. A. (1998). Environmental supports to enhance social-communication. Seminars in Speech and Language, 19(4): 407- 423.

[271]Rao, S. M., Gagie, B.. (2006). Learning through seeing and doing: visual supports for children with autism. Teaching Exceptional Children, 38(6): 26-33.

[272]Rapin, I., Dunn, M.. (2003). Update on the language disorders of individuals on the autistic spectrum. Brain and Development, 25(3): 166-172.

[273]Rapp, A. M., Mutschler, D. E., Erb, M. (2012). Where in the brain is nonliteral language? A coordinate-based meta-analysis of functional magnetic resonance imaging studies. Neuroimage, 63(1): 600-610.

[274]Rajesh K. Kanal Timothy A. Keller1 Vladimir L. Cherkassky1 Nancy J. Minshew2 and Marcel Adam Just1. (2006). Sentence comprehension in autism: thinking in pictures with decreased functional connectivity. Brain,

129(Pt 9): 2484-2493.

[275]Rataj, K. (2014). Surfing the brainwaves of metaphor comprehension. Poznan Studies in Contemporary Linguistics, 50(1): 55-73.

[276]Ravattinen, J., Niemi, J.. (2008). idiom and joke comprehension in autism: pragmatic experiments on finnish speakers with ASD. International Meeting for Autism Research 2008.

[277]Rodriguez, J. I., Kern, J. K. (2011). Evidence of microglial activation in autism and its possible role in brain underconnectivity. Neuron glia biology,7(2-4): 205-213.

[278]Rubin, E., Lennon, L. (2004). Challenges in social communication in Asperger syndrome and high-functioning autism. Topics in Language Disorder, 24(4): 271-285.

[279]Rudolph, U., Möhler, H. (2014). GABAA receptor subtypes: therapeutic potential in Down syndrome, affective disorders, schizophrenia, and autism.Annual review of pharmacology and toxicology, 54: 483-507.

[280]Rumsey, J. M., Andreason, P., Zametkin, A. J., Aquino, T., King, A. C., Hamburger, S. D., ... & Cohen, R. M. (1992). Failure to activate the left temporoparietal cortex in dyslexia: An oxygen 15 positron emission tomographic study. Archives of Neurology, 49(5): 527-534.

[281]Rundblad, G., Annaz, D. (2010). The atypical development of metaphor and metonymy comprehension in children with autism. Autism, 14(1): 29-46.

[282]Rusner, C., Todt, A., Knörgen, M., Spielmann, R. P., Auhagen, W. (2015). Differences in the activation of superficial brain structures by popular dance and art music: An fMRI study. Clinical Neurophysiology, 126(8): 104-105.

[283]Russell, J. Ed. (1997). Autism as an executive disorder: Oxford University Press.

[284]Rinehart, N. J., Bradshaw, J. L., Moss, S. A., Brereton, A. V., Tonge, B. J. (2000). Atypical interference of local detail on global processing in high-functioning autism and Asperger's disorder. The Journal of Child Psychology and Psychiatry and Allied Disciplines, 41(6): 769-778.

[285]Rispoli, M. J.. (2014). Verbal Behavior Milestones Assessment and

Placement Program VB–MAPP. American Cancer Society.

[286] Ritvo, R., Ritvo, E., Guthrie, D., Yuwiler, A., Ritvo, M., Weisbender, L. (2008). A scale to assist the diagnosis of Autism and Asperger's disorder in Adults (RAADS): A pilot study. Journal of Autism and Developmental Disorders, 38(2), 213–223.

[287] Robinson, S., Goddard, L., Dritschel, B., Wisley, M., Howlin, P. (2009). Executive functions in children with autism spectrum disorders. Brain and cognition, 71(3): 362-368.

[288] Roberts, Richard M., Kreuz, Roger J. (1994). Why do people use figurative language?. Psychological Science, 5, 159–163.

[289] Ropar, D., Mitchell, P. (1999). Are individuals with autism and Asperger's syndrome susceptible to visual illusions?. The Journal of Child Psychology and Psychiatry and Allied Disciplines, 40(8): 1283-1293.

[290] Rudolph, U., Möhler, H. (2014). GABAA receptor subtypes: Therapeutic potential in Down syndrome, affective disorders, schizophrenia, and autism. Annual review of pharmacology and toxicology, 54: 483-507.

[291] Rumsey, J. M., Hamburger, S. D. (1988). Neuropsychological findings in high-functioning men with infantile autism, residual state. Journal of clinical and experimental neuropsychology, 10(2): 201-221.

[292] Rundblad, G., Annaz, D.. (2010). The atypical development of metaphor and metonymy comprehension in children with autism. Autism the International Journal of Research & Practice, 14(1), 29.

[293] Russell, J. E. (1997). Autism as an executive disorder. Oxford University Press.

[294] Russell, T. A., Schmidt, U., Doherty, L., Young, V., Tchanturia, K. (2009). Aspects of social cognition in anorexia nervosa: affective and cognitive theory of mind. Psychiatry research, 168(3): 181-185.

[295] Rutter, M., Bailey, A., Lord, C., Rutter, M., Bailey, A. O., Lord, C., et al. (2003). The Social Communication Questionnaire Manual.

[296] Shutova, E. (2016). Design and evaluation of metaphor processing systems.Computational Linguistics.

[297] Skinner, B F. Verbal behavior. New York: Appleton Century Crofts, 1957

[298]Smith, A. D., Kenny, L., Rudnicka, A., Briscoe, J., Pellicano, E. (2016). Drawing firmer conclusions: autistic children show no evidence of a local processing bias in a controlled copying task. Journal of Autism and Developmental Disorders, 46 (11): 3481-3492.

[299]Saban-Bezalel, R., Mashal, N. (2015). Hemispheric processing of idioms and irony in adults with and without pervasive developmental disorder. Journal of Autism and Developmental Disorders, 45(11): 3496-3508.

[300]Samson, A. C., Huber, O., Ruch, W. (2013). Seven decades after Hans Asperger's observations: A comprehensive study of humor in individuals with Autism Spectrum Disorders. Humor, 26(3): 441-460.

[301]Sahyoun, C. P., Belliveau, J. W., Soulières, I., Schwartz, S., Mody, M. (2010). Neuroimaging of the functional and structural networks underlying visuospatial vs. linguistic reasoning in high-functioning autism. Neuropsychologia, 48(1): 86-95.

[302]Sah, W. H., Torng, P. C.. (2015). Narrative coherence of mandarin-speaking children with high-functioning autism spectrum disorder: an investigation into causal relations. First Language, 35(3): 27-28.

[303]Sauter, D. A., Eisner, F., Calder, A. J.,&Scott, S. K. (2010). Perceptual cues in nonverbal vocal expressions of emotion. The Quarterly Journal of Experimental Psychology, 63(11): 2251-2272.

[304]Schirmer, A., Kotz, S. A.. (2006). Beyond the right hemisphere: brain mechanisms mediating vocal emotional processing. Trends in Cognitive Sciences, 10(1): 24-30.

[305]Schmitz, N., Rubia, K., Van Amelsvoort, T., Daly, E., Smith, A., Murphy, D. G. M. (2008). Neural correlates of reward in autism. The British Journal of Psychiatry, 192(1): 19-24.

[306]Schneider, S., Rapp, A. M., Haeußinger, F. B., Ernst, L. H., Hamm, F., Fallgatter, A. J., Ehlis, A. C. (2014). Beyond the N400: Complementary access to early neural correlates of novel metaphor comprehension using combined electrophysiological and haemodynamic measurements. Cortex,53: 45-59.

[307]Schopler, E., Reichler, R. J., Devellis, R. F., Daly, K.. (1980). Toward objective classification of childhood autism: childhood autism rating

scale (cars). Journal of Autism and Developmental Disorders, 10(1): 91-103.

[308] Schreibman, L., Dawson, G., Stahmer, A. C., Landa, R., Rogers, S. J., McGee, G. G., ... & McNerney, E. (2015). Naturalistic developmental behavioral interventions: Empirically validated treatments for autism spectrum disorder. Journal of Autism and Developmental Disorders, 45(8): 2411-2428.

[309] Scott, K.. (2021). You won't believe what's in this paper! clickbait, relevance and the curiosity gap. Journal of Pragmatics, 175: 53-66.

[310] Semrud-Clikeman, M., Glass, K.. (2010). The relation of humor and child development: social, adaptive, and emotional aspects. Journal of Child Neurology, 25(10): 1248-60.

[311] Silvia, P. J., Beaty, R. E., Nusbaum, E. C. (2013). Verbal fluency and creativity: General and specific contributions of broad retrieval ability (Gr) factors to divergent thinking. Intelligence, 41(5): 328-340.

[312] Skinner, B. F.. (1957). Verbal behavior. New York: Appleton-Century-Crofts.

[313] Shutova, Ekaterina. (2015). Design and evaluation of metaphor processing systems. Computational Linguistics, 41(1): 579-623.

[314] Shutova, E. (2016). Design and evaluation of metaphor processing systems. Computational Linguistics.

[315] Siegel, J., Minshew, N. & Goldstein, G. (1996). Weschler IQ profiles in diagnosis of high-functioning autism. Journal of Autism and Developmental Disorders, 26, 389 - 406.

[316] So, W. C., Wong, M. K. Y., Lam, K. Y. (2016). social and communication skills Predict imitation abilities in children with autism. InFrontiers in Education, 1(3).

[317] Solomon, M., Olsen, E., Niendam, T., Ragland, J. D., Yoon, J., Minzenberg, M., Carter, C. S. (2011). From lumping to splitting and back again: atypical social and language development in individuals with clinical-high-risk for psychosis, first episode schizophrenia, and autism spectrum disorders. Schizophrenia research, 131(1): 146-151.

[318] Sotillo, M., Carretié, L., Hinojosa, J. A., Tapia, M., Mercado, F., López-Martín, S., Albert, J. (2004). Neural activity associated with metaphor comprehension: spatial analysis. Neuroscience letters, 373(1): 5-9.

[319] Sperber, D. & Wilson, D. (1986) Relevance: Communication and cognition.Harvard University Press.

[320] Spinelli, G., Micocci, M., Ajovalasit, M. (2016). Actualizing agency through smart products: Smart materials and metaphors in support of the ageing population.

[321] Stadnick, N. A., Stahmer, A., Brookman-Frazee, L. (2015). Preliminary effectiveness of project impact: A parent-mediated intervention for children with autism spectrum disorder delivered in a community program. Journal of autism and developmental disorders, 45(7): 2092-2104.

[322] Stankovic, M., Lakic, A., Ilic, N.. (2012). Autism and autistic spectrum disorders in the context of new dsm-v classification, and clinical and epidemiological data. Srpski arhiv za celokupno lekarstvo, 140(3-4): 236-243.

[323] Sterck, E. H., Begeer, S. (2010). Theory of mind: specialized capacity or emergent property?. European Journal of Developmental Psychology, 7(1): 1-16.

[324] Steele, S., Joseph, R. M., Tager-Flusberg, H.. (2003). Brief report: developmental change in theory of mind abilities in children with autism. Journal of Autism & Developmental Disorders, 33(4): 461-467.

[325] Stewart, I., McElwee, J., Ming, S. (2013). Language generativity, response generalization, and derived relational responding. The Analysis of verbal behavior, 29(1), 137.

[326] Stringfield, S. G., Luscre, D., Gast, D. L.. (2011). Effects of a story map on accelerated reader postreading test scores in students with high-functioning autism. Focus on Autism and Other Developmental Disabilities, 26(4): 218-229.

[327] Sullivan, K., Zaitchik, D., Tager-Flusberg, H. (1994). Preschoolers can attribute second-order beliefs. Developmental psychology, 30(3), 395.

[328] Sun, X., Allison, C., Matthews, F. E., Sharp, S. J., Auyeung, B., Baron-Cohen, S., Brayne, C. (2013). Prevalence of autism in mainland China, Hong Kong and Taiwan: a systematic review and meta-analysis. Molecular autism, 4(1), 7.

[329] Sweller, J.. (2008). Cognitive load theory and the use of educational technology. Educational Technology the Magazine for Managers of Change in

Education, 48: 32-35.

[330] Swinkels, S., Dietz, C., Daalen, E. V., Kerkhof, I., Engeland, H. V., Buitelaar, J. K.. (2006). Screening for autistic spectrum in children aged 14 to 15 months. i: the development of the early screening of autistic traits questionnaire (esat). Journal of Autism & Developmental Disorders, 36(6): 723-732.

[331] Spek, A. A., Scholte, E. M., Berckelaer-Onnes, I.. (2010). Theory of mind in adults with hfa and asperger syndrome. Journal of Autism & Developmental Disorders, 40(3): 280-289.

[332] Tager‐Flusberg, H. (1991). Semantic processing in the free recall of autistic children: Further evidence for a cognitive deficit. British Journal of Developmental Psychology, 9(3): 417-430.

[333] Tager‐Flusberg, H., Joseph, R., Folstein, S. (2001). Current directions in research on autism. Mental retardation and developmental disabilities research reviews, 7(1): 21-29.

[334] Tager-Flusberg, H., Sullivan, K. (1994). A second look at second-order belief attribution in autism. Journal of autism and developmental disorders, 24(5): 577-586.

[335] Tarbox, J., CK Zuckerman, M. R. Bishop, M. L. Olive, D. P. O'Hora (2011). Rule-governed behavior: teaching a preliminary repertoire of rule-following to children with autism. Analysis of Verbal Behavior, 27(1), 125.

[336] Tartter, V. C., Gomes, H., Dubrovsky, B., Molholm, S., Stewart, R. V. (2002). Novel metaphors appear anomalous at least momentarily: Evidence from N400. Brain and Language, 80(3): 488-509.

[337] Taylor, R. B. (2017). Medical Metaphor, Simile, and Onomatopoeia. In The Amazing Language of Medicine (pp. 97-119). Springer International Publishing.

[338] Thierry, G., Wu, Y. J. (2007). Brain potentials reveal unconscious translation during foreign-language comprehension. Proceedings of the National Academy of Sciences, 104(30): 12530-12535.

[339] Thornhill, D. E., Van Petten, C. (2012). Lexical versus conceptual anticipation during sentence processing: Frontal positivity and N400 ERP components. International Journal of Psychophysiology, 83(3): 382-392.

[340]Titchkosky, T. (2015). Life with dead metaphors: Impairment rhetoric in social justice praxis. Journal of Literary & Cultural Disability Studies, 9(1): 1-18.

[341]Titchkosky, T. (2015). Life with dead metaphors: Impairment rhetoric in social justice praxis. Journal of Literary & Cultural Disability Studies, 9(1): 1-18.

[342]Toichi, M., Kamio, Y.. (2001). Verbal association for simple common words in high-functioning autism. Journal of Autism & Developmental Disorders, 31(5): 483-490.

[343]Treffert, D. A.. (2009). Autism and talent ‖ the savant syndrome: an extraordinary condition. a synopsis: past, present, future. Philosophical Transactions Biological Sciences, 364(1522): 1351-1357.

[344]Tsai,L.,&Scott-Miller, D. (1988). Higher-functioning autistic disorder. Focus on Autistic Behavior, 2: 1-8.

[345]Tsai, L. Y. (1992). Diagnostic issues in high-functioning autism. In High-functioning individuals with autism (pp. 11-40). Springer US.

[346]Tager-Flusberg, H. (2000). Language and understanding minds: Connections in autism. Understanding other minds: Perspectives from developmental cognitive neuroscience, 2: 124-149.

[347]Tsiopela, D., Jimoyiannis, A. (2016). Pre-vocational skills laboratory: designing interventions to improve employment skills for students with autism spectrum disorders. Universal Access in the Information Society: 1-19.

[348]Van der Hallen, R., Evers, K., Brewaeys, K., Van den Noortgate, W., Wagemans, J. (2015). Global processing takes time: A meta-analysis on local–global visual processing in ASD.

[349]van Duin, E. D., Zinkstok, J., McAlonan, G., Van Amelsvoort, T. (2014). White Matter Brain Structure in Asperger's Syndrome. In Comprehensive Guide to Autism (pp. 1905-1927). Springer New York.

[350]Van Herwegen, J., Dimitriou, D., Rundblad, G. (2013). Development of novel metaphor and metonymy comprehension in typically developing children and Williams syndrome. Research in developmental disabilities,34(4): 1300-1311.

[351] Varga, E., Schnell, Z., Tényi, T., Németh, N., Simon, M., Hajnal, A., &Fekete, S. (2014). Compensatory effect of general cognitive skills on non-literal language processing in schizophrenia: A preliminary study. Journal of Neurolinguistics, 29: 1-16.

[352] Veale, T. (2014, June). A service-oriented architecture for metaphor processing. In Proceedings of the Second Workshop on Metaphor in NLP(pp. 52-60).

[353] Volden, J., Coolican, J., Garon, N., White, J., Bryson, S.. (2009). Brief report: pragmatic language in autism spectrum disorder: relationships to measures of ability and disability. J Autism Dev Disord, 39(2): 388-393.

[354] Vulchanova, M., Saldana, D., Chahboun, S., Vulchanov, V. (2015). Figurative language processing in atypical populations: The ASD perspective. Frontiers in Human Neuroscience, 9, 24.

[355] Wadsworth, H. M., Maximo, J. O., Lemelman, A. R., Clayton, K., Sivaraman, S., Deshpande, H. D., ... & Kana, R. K. (2017). The Action Imitation network and motor imitation in children and adolescents with autism. Neuroscience, 343: 147-156.

[356] Weber, K., Lavric, A. (2008). Syntactic anomaly elicits a lexico - semantic (N400) ERP effect in the second language but not the first.Psychophysiology, 45(6): 920-925.

[357] Weng, S. J., Wiggins, J. L., Pelier, S. J., Carrasco, M., Risi, S., Lord, C., Monk, C. S. (2010). Alterations of resting state functional connectivity in the default network in adolescents with autism spectrum disorders. Brain Research, 1313: 202-214.

[358] Wellman, H. M., Cross, D., Watson, J. (2001). Meta - analysis of theory - of - mind development: The truth about false belief. Child development, 72(3): 655-684.

[359] Wetherby, A. M., Prizant, B. M., Carpenter, M., Tomasello, M.. (2000). Joint attention, cultural learning, and language acquisition: implications for autism. neuroscience.

[360] Westby, C. (2015). Assessing Pragmatics in Autism Spectrum Disorders.Word of Mouth, 27(1): 1-4.

[361] White, S. W., Mazefsky, C. A., Dichter, G. S., Chiu, P. H., Richey, J.

A., Ollendick, T. H. (2014). Social-cognitive, physiological, and neural mechanisms underlying emotion regulation impairments: Understanding anxiety in autism spectrum disorder. International Journal of Developmental Neuroscience, 39: 22-36.

[362]Whyte, E. M., Nelson, K. E., Khan, K. S.. (2013). Learning of idiomatic language expressions in a group intervention for children with autism. Autism the International Journal of Research & Practice, 17(4): 449-464.

[363]Whyte, E., Elbich, D., Behrmann, M., Minshew, N., &Scherf, K. S.. (2015). Altered functional connectivity in the core and extended face-processing network in adolescents with autism. Journal of Vision, 15(12): 1209-1215.

[364]Williams, J. H., Whiten, A., Suddendorf, T., Perrett, D. I. (2001). Imitation, mirror neurons and autism. Neuroscience and Biobehavioral Reviews, 25(4): 287-295.

[365]Williams, K., Brignell, A., Randall, M. Silove, N., Hazell, P. (2013). Selective serotonin reuptake inhibitors (SSRIs) for autism spectrum disorders (ASD). Cochrane Database Syst Rev, 8(8).

[366]Williams, M. E., Hastings, R., Charles, J. M., Evans, S., Hutchings, J. (2017). Parenting for Autism, Language, And Communication Evaluation Study (PALACES): protocol for a pilot randomised controlled trial. BMJ open,7(2), e014524.

[367]Wimmer, H., Perner, J. (1983). Beliefs about beliefs: Representation and constraining function of wrong beliefs in young children's understanding of deception. Cognition, 13(1): 103-128.

[368]Yang, J. (2014). The role of the right hemisphere in metaphor comprehension: A meta-analysis of functional magnetic resonance imaging studies. Human Brain Mapping, 35(1): 107-122.

[369]Cognitive deficits and symbolic play in preschoolers with autism. Research in Autism Spectrum Disorders, 6(1): 560-564.

[370]Yang, J., Shu, H. (2016). Involvement of the motor system in comprehension of non-literal action language: a meta-analysis study. Brain topography, 29(1): 94-107.

[371] Yliherva, A., Loukusa, S., Vaisanen, R., Pyper, A., Moilanen, I.. (2009). Development of communication skills in finnish pre-school children examined by the children's communication checklist (ccc). Child Language Teaching & Therapy, 25(2): 235-249.

[372] Young, E. C., Diehl, J. J., D Morris, Hyman, S. L., Bennetto, L.. (2005). The use of two language tests to identify pragmatic language problems in children with autism spectrum disorders. Language Speech and Hearing Services in Schools, 36(1): 62-72.

[373] Yu, Y., Lu, S., Zhu, W., Li, C., Lin, Z., Wu, J. (2016). Application of ERP in Neurolinguistics: A Review of Recent Studies. Neuroscience and Biomedical Engineering, 4(3): 195-201.

[374] Zachi, E. C., Ventura, D. F. (2014). Visual Perception and Visual Memory Differences between Asperger Syndrome and High Functioning Autism. Investigative Ophthalmology & Visual Science, 55(13): 790-790.

[375] Zhao, Z., Yang, Y. H., Lu, C. M., Zhou, A. H., Li, K. C. (2014). A structural MRI study on semantic dementia. Chinese Journal of Contemporary Neurology and Neurosurgery, 14 (4): 298-302.

[376] Zhou, P., Crain, S., Gao, L., Tang, Y., Jia, M.. (2015). The use of grammatical morphemes by mandarin-speaking children with high functioning autism. J Autism Dev Disord, 45(5): 1428-1436.

[377] Zhu, H., Fan, Y., Guo, H., Huang, D., He, S. (2014). Reduced interhemispheric functional connectivity of children with autism spectrum disorder: evidence from functional near infrared spectroscopy studies. Biomedical optics express, 5(4): 1262-1274.